Leben LERNEN
Klett-Cotta

Zu diesem Buch

Traumatherapie kann nicht nur aus »Techniken« bestehen. Dreh- und Angelpunkt der Verarbeitung einer Traumatisierung ist die Wiederherstellung von Vertrauen in die Welt und die Menschen. Auf dieses Prinzip baut das Manual zur Behandlung der Posttraumatischen Belastungsstörung seine Interventionen auf wie Aufmerksamkeits- und Wahrnehmungsübungen, Rollenspiele, Wiederaufbau des Selbstgefühls und der Bindung zu anderen. Der Ansatz verbindet einen gestalttherapeutischen Rahmen mit verhaltenstherapeutischen Elementen.

Die Reihe »Leben Lernen« stellt auf wissenschaftlicher Grundlage Ansätze und Erfahrungen moderner Psychotherapien und Beratungsformen vor; sie wendet sich an die Fachleute aus den helfenden Berufen, an psychologisch Interessierte und an alle nach Lösung ihrer Probleme Suchenden.

Alle Bücher aus der Reihe ›Leben Lernen‹ finden Sie unter:
www.klett-cotta.de/lebenlernen

Willi Butollo
Regina Karl

Dialogische Traumatherapie

Manual zur Behandlung der Posttraumatischen Belastungsstörung

Klett-Cotta

Leben Lernen 256

Klett-Cotta
www.klett-cotta.de

Printed in Germany
Umschlag: Klett-Cotta Design
unter Verwendung eines Bildes von © A. Boll
Gesetzt aus der Minion von Eberl & Koesel Studio, Altusried-Krugzell
Gedruckt und gebunden von Esser printSolutions GmbH, Bretten
ISBN 978-3-608-89131-7

Fünfte Auflage, 2022

Bibliografische Information der Deutschen Nationalbibliothek
Die Deutsche Nationalbibliothek verzeichnet diese Publikation in der Deutschen Nationalbibliografie; detaillierte bibliografische Daten sind im Internet über <http://dnb.d-nb.de> abrufbar.

Inhalt

Vorwort

> *»Wenn Du vor mir stehst und mich ansiehst, was weißt Du von den Schmerzen, die in mir sind und was weiß ich von den Deinen. Und wenn ich mich vor Dir niederwerfen würde und weinen und erzählen, was wüsstest Du von mir mehr als von der Hölle, wenn Dir jemand erzählt, sie ist heiß und fürchterlich. Schon darum sollten wir Menschen voreinander so ehrfürchtig, so nachdenklich, so liebend stehen wie vor dem Eingang zur Hölle.«*
>
> *Franz Kafka in einem Brief an Oskar Pollak, 8. 11. 1903:*

Dieses Buch ist das Ergebnis von drei Jahrzehnten Entwicklungsarbeit in Richtung einer integrativen, dialogischen Traumatherapie. Es vertieft u. a. die in den folgenden Büchern des Erstautors entwickelten Positionen einer humanistisch fundierten Traumatherapie: »Leben nach dem Trauma. Kreativität und Destruktion posttraumatischer Bewältigung« sowie »Trauma, Selbst und Therapie«. Es bietet vor allem aber eine erhebliche Ausarbeitung und Präzisierung der praktischen Anleitungen für therapeutisches Vorgehen, die in früheren Arbeiten noch nicht so detailliert ausgeführt werden konnten.

Es ist kein Manual im üblichen Sinne geworden, in dem jeder Therapieschritt explizit festgelegt wird und das keine Abweichung vom vorgegebenen Prozedere erlaubt. Es ist eher eine Veranschaulichung und auch Begründung von Arbeitsheuristiken für spezifische Therapiesituationen, eher lose geordnet in vier Therapiephasen. Wesentlich ist dabei der rote Faden eines allmählichen Überganges von hoch strukturierter verhaltenstherapeutischer Arbeit an der Symptomreduktion über die den humanistischen Verfahren innewohnenden Prinzipien des Gewahrseins (»Awareness«), der Ressourcenorientierung, der Selbstakzeptanz und -verantwortung. Gewissermaßen alles durchdringend ist das Ziel der Wiederherstellung der Kontakt- und Dialogfähigkeit von Menschen, die sich, erst einmal durchaus zu ihrem eigenen Schutz, von der Welt und den Menschen zurückziehen mussten.

Selbst wenn nach einer so konzipierten Traumatherapie keine substanzielle Verbesserung im Bereich der Traumasymptome erzielt würde – was aber in der Praxis ohnehin nie geschieht – aber die Dialogfähigkeit und Bereitschaft des betroffenen Menschen wieder hergestellt werden konnte, hätte sich die Therapie gelohnt.

Warum also bedurfte es eines weiteren Therapiemanuals? Um die Traumatherapien aus ihrer Fixierung auf die sogenannten Leitsymptome der PTBS und aus der Gefangenschaft zu befreien, die sich durch die ausschließliche Bewertung der Qualität der Traumatherapien an der Reduktion dieser Symptome ergibt.

Außerdem wollten wir den Versuch machen, einen grundsätzlich humanistischen Therapieansatz, der ja ganz erheblich auch von Intuition und Kreativität der Therapeutinnen lebt, so zu präzisieren, dass diese wichtigen Aspekte neben den rein technischen Hilfsmitteln spezifiziert und damit auch entmystifiziert werden. Das gilt in besonderer Weise auch für die zwischenmenschlichen Prozesse innerhalb einer Therapie, die Therapeut-Patient-Beziehung, die minutiös freigelegt und so fassbarer werden kann.

Basis dieser Arbeit in den Jahren der Therapieentwicklung, die den Jahren der empirischen Evaluation vorausgegangen ist, war die Traumaambulanz am Lehrstuhl für Klinische Psychologie und Psychotherapie am Department Psychologie der LMU. Sie hat eine lange Tradition im Bereich der Entwicklung von Therapien zur Behandlung von Angststörungen, woraus sich Mitte der 80er Jahre der Schwerpunkt Traumaforschung / Traumatherapien, verknüpft mit einer zehnjährigen Präsenz des Teams in Bosnien ergab (1993 – 2003).

Seit Erscheinen der ersten Auflage des Buches 2012 hat es große Veränderungen hinsichtlich einer Gender-gerechten Sprache in Publikationen gegeben. Eine Anpassung nach heutigen Standards war leider vom Verlag aus nicht möglich. Wir bitten deshalb um Nachsicht für die Beibehaltung der früher üblichen Form.

Danksagung

Wir bedanken uns besonders bei allen Patientinnen und Patienten, die sich vertrauensvoll an unsere Ambulanz gewandt haben und bereit waren, unser Therapiekonzept anzunehmen und bereitwillig mehrfach Rückmeldung gegeben haben. Wir bedanken uns auch bei unseren Therapeutinnen und Therapeuten, die über die Jahre bereit waren, sich auf ihre z. T. sehr belasteten Patienten in zum Dialog bereiter Weise einzulassen und ihre Erfahrungen in die Evaluation der Therapie haben einfließen lassen. Es sind dies Dr. Lars Auszra, Frau Hilke Ganzert, Dr. Imke Herrmann, Dr. Christiane Kelwing, Dipl. Psych. Armin Landes, Dipl. Psych. Anna Russo, Dipl. Psych. Barbara Spatzl und Dipl. Psych. Ulrike Lippoldmüller.

Allen voran gilt unser besonderer Dank Herrn PD Dr. Markos Maragkos, der wertvolle Vorarbeit für die Erstellung des Manuals geleistet hat und die Autoren auch in den weiteren Phasen der Entwicklung der jetzt vorliegenden Version unterstützt hat.

Ein besonderer Dank gilt unserer Kollegin Dr. Julia König, die als »leidenschaftliche Verhaltenstherapeutin« immer offen für kritische und anregende Diskussionen war und uns so Gelegenheit gab, fachlich fundierte Anregungen zu erhalten.

Schließlich geht ein großes Dankeschön an Frau Birgit Rösl in der Schaltzentrale der Traumaambulanz, die mit ihrer Geduld, Unterstützung und ihrem Engagement stets die Übersicht und Organisation behalten hat und den geordneten Ablauf des Ambulanzgeschehens erst möglich macht.

Und schließlich an Frau Dr. Christine Treml vom Klett-Cotta Verlag, die uns mit ihren Anregungen immer wohlwollend unterstützt hat.

Prolog

Der 45-jährige Mann hat eine lange Anfahrt von Nordbayern nach München hinter sich. Er hatte per Mail, in der er seine Schicksalsschläge geschildert hatte, um einen einmaligen Gesprächstermin gebeten. Er hat in der Nähe seines Heimatortes schon eine vollständige Psychotherapie »erhalten« und wüsste nun gerne, ob es Sinn macht, an seiner ihn immer noch quälenden tiefen Einsamkeit, die ihn seit dem Tod seiner Frau und seiner Tochter erfasst hatte, doch noch einmal zu arbeiten. Die damals aufgetretenen Symptome, wie sie nach einem schweren Schicksalsschlag in der Regel auftreten, konnten weitgehend entschärft werden. Doch die sein Leben durchdringende Resignation, die er förmlich in jeder Zelle seines Körpers spürt und die sein bewusstes Erleben bei Tag und bei Nacht einnimmt, ist eher stärker geworden seit damals, als ihn die Katastrophe ereilte.

Vor sechs Jahren ist es geschehen. Anfangs war es ihm rasch besser gegangen, unterstützt durch die Therapie, doch dann stagnierte sein Zustand. Und nach Beendigung der Therapie begann sich sein Zustand wieder zu verschlechtern. Eher die gesamte Einstellung zum Leben und sein damit korrespondierendes Lebensgefühl waren es, die ihn auf der Stelle treten ließen.

Nun sitzt er mir (W. B.) gegenüber. Ich eröffne das Gespräch, indem ich an den Inhalt seiner Mail anknüpfe und ihm versichere, dass das, was er erleben musste, den wohl schlimmsten Albtraum eines Vaters und Ehemannes noch übertrifft und dass es mir sehr leidtäte, dass er das alles ertragen musste und muss. Ich teile ihm auch mit, dass ich zwar auch schon einige schwierige Vorfälle in meinem Leben zu bewältigen hatte, doch etwas derart Entsetzliches zum Glück nicht erleben musste. Ich bestätige ihm, wie extrem schwierig es ist, mit so einer Last weiterzuleben. Er nickt mir bestätigend zu und sagt, dass er auch froh wäre, dass ich so etwas nicht aus eigener Erfahrung kennengelernt hatte und mir auch wünsche, dass es nie dazu kommen möge. Ich danke ihm.

Es ist mir von Anfang an wichtig, nicht in den Fehler zu verfallen, aus Schreck über sein Schicksal zu versuchen, die Wucht dieses Ereignisses kleinzureden. Das Ereignis muss bleiben dürfen, was es ist – riesig, wuchtig, schier übermenschlich. Therapie soll meiner Ansicht nach niemals versuchen, den Menschen die Einmaligkeit und das seelische Gewicht ihrer Schicksalsschläge zu nehmen. Manche Menschen vermeiden Therapie genau aus dem Grund, da sie fürchten, Therapeuten würden ihnen ihre Trauer, ihr Entsetzen, ihre Verletztheit ausreden wollen. Sie wollen ihr Leid nicht auf Traumasymptome reduziert bekommen, die man wegtherapieren kann, so als wäre dann alles wieder gut. Menschen mit traumatischen Erfahrungen kämpfen um die Anerkennung ihres Leids. Und dafür, dass dieses Leid ihrem Leben, ihrem Wesen ein Gewicht geben darf, das, würde man es mittels therapeutischer Methoden oder mit medikamentösen Mitteln eliminieren, ihnen einen Teil ihrer Würde nimmt. Also anerkennen, dass das Erlebte existenziell ist. Die Ausgeliefertheit des menschlichen Seins im Kontakt mit dem Klienten annehmen. Die Abhängigkeit dessen würdigen, der Liebe und Bindung riskiert hat.

Ich interessiere mich zuerst einmal dafür, wie es ihm jetzt, in diesen Wochen, geht. Was bewegt ihn, jetzt dieses Gespräch zu suchen?

Er berichtet in einfachen, wohl formulierten Sätzen über seine Beschwerden. Vor allem seine Distanz zum Leben macht ihm zu schaffen. Es ist, als wäre zwischen ihm und der Welt eine Art Trennwand, durch die er zwar alles mitbekommt, was da draußen geschieht, aber berühren würde ihn nichts mehr so richtig. Und interessieren würde ihn das, was den Menschen so Freude macht, auch nicht.

»… Ich selbst habe gar keine richtige Lust mehr. Bin sehr müde.

Ich kann nicht verstehen, was da passiert ist. Ich bin in einer anderen Welt. Nichts ist wichtig. Es gibt keine Regeln, kein Ziel, keine Moral. Mir ist alles egal …«

Daneben die üblichen Symptome in eher abgeschwächter Form, Wiederkehren der Erinnerung an den Unfall, Selbstvorwürfe, Grübeln darüber, was er hätte anders machen können. Er schläft schlecht, schreckt aus quälenden Träumen auf, wünscht sich zu sterben.

Welche Träume ihn quälen? Einzelne Passagen des Unfalls, manchmal entstellt, manchmal klar so, wie es geschehen ist.

Ich lade ihn ein, mir den Ablauf der Ereignisse zu schildern. Er erzählt, wie er mit seiner sechsjährigen Tochter und seiner Frau in einer Gruppe von Freunden an einem verlängerten Wochenende eine an sich nicht gefährliche Bergwanderung machte. Seine Tochter stolperte am Wegrand, rutschte dann einen Abhang hinunter und verschwand im Wildbach. Seine Frau wollte hinterherspringen, er hinderte sie, bat die Freunde, sie festzuhalten, damit er an einer einfacheren Stelle zum Bach absteigen konnte. Als er weg war, riss sich seine Frau los und sprang in den Wildbach, um ihr Kind zu suchen. Auch sie verschwand in den Fluten. Beide wurden später tot geborgen, seine Frau noch am selben Tag, seine Tochter erst nach etlichen Tagen 25 km flussabwärts.

Er erzählt diese Begebenheit nüchtern, distanziert, als würde er einen Polizeireport vorlesen. Als wäre ein Paket zu übergeben, das längst geschnürt ist. So, als hätte er mit der ganzen Sache nichts zu tun, als wollte er die Wucht des Geschehenen nicht mehr an sich heranlassen. Das Ereignis liegt sechs Jahre zurück. Er hatte in der Zwischenzeit mehrere Versuche gemacht, im Leben wieder Fuß zu fassen, auch eine neue Partnerin gefunden, die gerne einen unbelasteten Mann an ihrer Seite hätte. Den kann er ihr, so meint er lakonisch, leider nicht bieten, obwohl er sich das, für sie in erster Linie, schon sehr wünschen würde.

Ich frage ihn, wie oft er an seine Frau und seine Tochter denken würde. Er sieht mich entgeistert an. Ständig, natürlich. Na ja, sie sind irgendwie latent präsent, doch richtig an sie denken würde er weniger. Es wären immer dieselben Bilder vom Unfall, die ihn einholen. Und da lenke er sich lieber ab und denke an etwas anderes.

Ich resümiere, dass er wohl nicht nur seine Frau und sein Kind verloren hätte, sondern auch die guten Erinnerungen an sie. Er sieht mich wieder konsterniert an, so als würde er sich um die Geordnetheit meines Verstandes Sorgen machen. Ich bitte ihn, mir etwas über die guten Zeiten davor zu erzählen. Als er damit beginnt, mischt sich zunehmend tiefer werdende Trauer in seine Schilderung gemeinsamer Schlüsselerlebnisse. Davon hatte er seit dem Unfall nicht mehr gesprochen.

Ich frage ihn, ob er seiner Frau und seiner Tochter noch gerne etwas sagen würde. Da gäbe es viel, meint er, doch dazu wäre es ja zu spät.

»Stellen Sie sich vor, ihre Frau sitzt hier«, schlage ich vor, »da, direkt vor Ihnen. Sprechen Sie zu ihr, sagen Sie ihr, was Sie auf dem Herzen haben.«

Erst windet er sich, sucht nach Ausflüchten. Das wäre doch nicht real, sie könne ihn doch nicht wirklich hören und Ähnliches. Ich helfe mir mit etwas Theorie: »Sie wollen das Geschehene bewältigen, indem Sie sich intuitiv von den beiden geliebten Menschen entfernen wollen, die bei dem Unfall gestorben sind. Gleichzeitig fühlen Sie sich schuldig für den Versuch und bleiben auf halber Strecke hängen. Ich schlage Ihnen das Gegenteil vor: Holen Sie die beiden geliebten Menschen, die Sie verloren haben, zuerst einmal wieder ganz nahe zu sich heran. Sprechen Sie direkt zu ihnen.«

Ich ermuntere ihn wieder, sie in seiner Vorstellung hierherzuholen und sie direkt anzusprechen. Ich schlage vor, sich zuerst an seine Frau zu wenden.

Viele Menschen versuchen Trauernde zu trösten, indem sie diese ablenken und ihnen empfehlen, die verlorene Person »gehen« zu lassen. So gut gemeint diese Ratschläge sein mögen, sie bewirken oft das Gegenteil. Wir sind vermutlich besser beraten, wenn wir den INNEREN KONTAKT zu einem verlorenen Menschen intensivieren und dadurch das innere Bild dieses Menschen stärken. Indem wir den INNEREN KONTAKT vertiefen, wird das Bild zu einem inneren Gegenüber, das dem Menschen insgesamt entspricht. Wir werden in unseren Erinnerungen frei von der – zugegeben schrecklichen – Fixierung auf den Moment des Unglücks. Wir erkämpfen uns inneres Beziehungsterritorium zurück, indem wir die positiven Seiten der traumatisch unterbrochenen Beziehung in der Vorstellung wieder aufnehmen. Wissend, dass wir zu Toten sprechen, doch indem wir sprechen, ersetzen wir damit das Verstummen, die Ohnmacht, die Agonie. In Anlehnung an Pedro Almodovars Film: Hable con ella!

Ich mache eine Handbewegung, die ihn einlädt, mit seiner Frau Kontakt aufzunehmen. Als er es tut, öffnet sich erst langsam, dann fast explosiv seine tiefste Traurigkeit, die er nun, ohne sich um seine Contenance zu kümmern, in sehr berührender Weise zum Ausdruck bringen kann.

Er spricht zu ihr von seiner Einsamkeit, seinen Schuldgefühlen, seiner Verzweiflung. Und davon, wie sehr er sie vermisst.

Als er schweigt und sich von ihr innerlich verabschiedet, ist er tief berührt und zugleich sehr erleichtert und froh. Nach sechs Jahren der Anspannung ist er erstmals wieder richtig froh und locker. Die innere Begegnung mit seiner toten Frau, die Erlaubnis, ihr innerlich wieder nahe zu sein, hat ihn sehr befreit.

Am Ende unseres Gesprächs blieben noch viele Fragen offen, doch entscheidend war die geänderte Richtung seiner gedanklichen und emotionalen Auseinandersetzung mit dem Unfall. Er konnte die innere

Beziehung zu seiner Frau und im späteren Verlauf der Sitzung auch zu seinem Kind wieder aufnehmen. Obwohl beide tot sind.

Die posttraumatische Depression ist ein angesichts der Fixierung der Fachwelt auf die sogenannten Leitsymptome der Posttraumatischen Belastungsstörung vernachlässigter Problembereich, der jedoch klinisch und sozial bedeutsamer erscheint als die Leitsymptome. Ihre Bearbeitung erfordert die Aufhebung der Entfremdung (»Dissoziation«), die nach dem Trauma erlebt wird. Sie wird durch die Zuwendung zum Kern der Entfremdung möglich, sobald die Beziehung zu dem Menschen innerlich wieder riskiert wird, von dem man meint, sich distanzieren zu müssen. Dabei kann es sich um einen Verlustprozess handeln, aber auch um die Entfremdung nach erlebter Gewalt. Es können Menschen dieses innere Gegenüber bilden, aber auch Naturgewalten, staatliche Instanzen und viele andere Quellen von Unheil. In diesem Prozess wird das Selbst des Menschen wieder handlungsfähig, es kann sich wieder ausdrücken und so wieder finden. Unterstützt wird dieser Prozess durch die DIALOGISCHE EXPOSITION, ein aus den Arbeiten von Jacob Moreno und Fritz Perls abgeleitetes Vorgehen, das wir speziell für die Arbeit mit traumatisierten Menschen modifiziert haben.

1. Grundprinzipien der Dialogischen Traumatherapie

Die hohe Prävalenz traumatischer Ereignisse und das hohe Risiko, infolge eines traumatischen Erlebnisses an einer (chronischen) Posttraumatischen Belastungsstörung (PTBS) zu erkranken, erfordern Konzepte, traumatisierte Menschen effektiv zu behandeln. Zur Behandlung der PTBS stehen Psychotherapeuten zahlreiche Interventionsmöglichkeiten zur Verfügung, wobei kognitiv-verhaltenstherapeutische Ansätze in ihrer Wirksamkeit am besten erforscht und belegt sind (z. B. Ehlers, 1999; Ehlers & Clark, 2000; Resick & Schnicke, 1992, 1993). Einen Überblick über die Effektivität von Traumatherapien zeigen Metaanalysen (z. B. Bradley, Greene, Russ, Dutra & Westen, 2005).

Allerdings konzentrieren sich verhaltenstherapeutische Maßnahmen primär auf die Behandlung der Symptomatik. In der Praxis werden der Schweregrad und die Häufigkeit von Traumasymptomen häufig mithilfe von Fragebogen ermittelt, sodass die Erfolge der Therapie anhand von Mittelwerten im Vergleich zur Kontrollgruppe dargestellt werden. Abgesehen von den Fehlerquellen bei der Datengewinnung werden weitere Konsequenzen der posttraumatischen Entwicklung zu wenig berücksichtigt.

Dabei seien neben Aspekten von Sicherheit und Vertrauen insbesondere Aspekte der Kontakt- und Beziehungsgestaltung genannt, die in der Folge einer Traumatisierung in der Regel erheblich gestört wurden. Wir benutzen den Begriff »Kontakt« in einem gestalttherapeutischen Sinne, in dem Kontakt die Grenze zwischen »ich« und »nicht ich« aufzeigt. In diesem Verständnis formieren alle Erfahrungen, die wir machen – auch traumatische Ereignisse –, unser Selbst und damit die Beziehungen zu anderen und zur Welt im Allgemeinen. Trauma bedeutet somit in erster Linie eine Störung der Selbstprozesse, da sich diese an konkreten Kontaktprozessen bzw. der verinnerlichten Kontaktvor- und -nachbereitung konfigurieren.

Traumatherapie will neben den sogenannten Leitsymptomen Intrusion, Übererregung und Vermeidung auch die zentralen Prozesse der

Selbstformierung erreichen, muss somit die Möglichkeiten der realen und der internalisierten Kontaktgestaltung vorrangig bearbeiten. Das heißt, Traumatherapie muss in erster Linie eine Beziehungstherapie sein, in der die Beziehungsprozesse in den Therapiesitzungen aktualisiert werden.

In der Literatur hat sich die Einteilung traumatischer Erfahrungen in Typ-I- (einmalige, kurze) und Typ-II- (wiederholte, lang andauernde, vorhersehbare) Traumatisierungen sowie in von Menschen verursachte (z. B. Gewaltereignisse, Krieg, Folter) und »schicksalhafte«, zufällige Ereignisse (z. B. Unfälle, Naturkatastrophen) weitgehend durchgesetzt (Terr, 1991) und impliziert die Annahme, dass je nach Art der traumatischen Erfahrung unterschiedliche Verarbeitungsprozesse ablaufen müssten. Der dialogische Ansatz geht davon aus, dass der traumatisierte Mensch peritraumatisch, also während der akuten traumatisierenden Erfahrung, eine Ohnmacht erlebt, die angesichts der realen Bedrohung erhebliche Angst, Hilflosigkeit und das Gefühl von Lähmung aktiviert. Das in diesem Prozess wahrgenommene Gegenüber, das kann ein Gewalttäter, eine bedrohliche Riesenwelle, ein Erdbeben oder auch ein aggressiver Verkehrsteilnehmer sein, formiert die traumabezogene Beziehungsgestaltung. Sie wird dann später, wenn Erinnerungsreize auftreten, reaktualisiert. Traumatisierte Menschen schaffen somit bei jeder Reaktivierung der traumatischen Erinnerungen eine Beziehung »zur Welt«, in der sie hilflose Opfer sind. In dieser Beziehung wird dann ihr Selbst als »Traumaselbst« aktiviert, das eben ohnmächtig, hilflos und schwach ist. Ein in der peritraumatischen Situation für das Überleben besonders wichtiger Unterwerfungsreflex schafft aber dann die Einprägung einer Beziehungsgestaltung, die durch bedingungslose Unterwerfung gekennzeichnet ist. Sie wird, außer es gelingt, sie erfolgreich zu behandeln, zu einem durchgängigen Merkmal der posttraumatischen Persönlichkeit.

Die so postulierten Prozesse gelten zwar auch für Typ-I-Traumatisierungen, in besonderem Maße aber auch für die Folgen von Langzeittraumatisierung (Typ II). Die Therapie wird die Reaktualisierung des Trauma-Selbst in den Alltagssituationen identifizieren, den Prozessen der Selbst-Schwächungen nachspüren, die ihnen zugrunde liegenden Überzeugungen überprüfen und alternative Fertigkeiten erarbeiten. Gegenwärtige Beziehungen werden danach neu justiert werden müssen, um dann erst, so von den Patienten auch gewünscht, die alten

Traumata im Rollenspiel in die Gegenwart der Therapiesitzung zu holen und zu bearbeiten – ähnlich wie es zuvor mit den im Alltag gegenwärtigen Spuren des Traumas geschehen ist.

Auf dem Hintergrund gestalttherapeutischer Annahmen haben wir das Konzept der Dialogischen Traumatherapie entwickelt. Das Modell geht von der Annahme aus, dass die menschliche Psyche ständig für das eigene Selbst einen Interaktionspartner konfiguriert und dass die aggregierte Lebens-Interaktionserfahrung den Rahmen und das Erwartbare dazu bereitstellt. Das Selbst schafft sich im Gegenüber, es konfiguriert sich jeweils im Rahmen des Bekannten an den wechselnden Interaktionspartnern neu und stets etwas anders. Zu »Interaktionspartnern« können neben Menschen auch nichtmenschliche Inhalte werden, Tiere, die Natur, das Meer, die Erde usw.

In und nach der traumatischen Erfahrung stimmt nichts mehr von dem, was zuvor an Interaktionserfahrung gesammelt wurde. Die akute Bedrohlichkeit der neuen Erfahrung führt zur absoluten Dominanz des neuen Erlebens. Durch die extreme Selbsterfahrung im Trauma – Selbstauflösung, Unterwerfung, Wertlosigkeit – werden somit auch gewachsene Selbstwertprozesse durch die akute Stressbelastung quasi »überschrieben«. Das traumatisierte Selbst ist ein chaotisches, aufgelöstes Selbst, das sich erst wieder als »underdog« zu konfigurieren versucht. Bestenfalls bleibt ein gespaltetes Selbst. Die Therapie versucht nun, das überbordende traumatisierte Selbst auf ein realistisches Maß zurechtzustutzen und das prätraumatische Selbst wieder zu aktualisieren und mit der neuen Erfahrung zu integrieren. Die Dialogische Traumatherapie behandelt folgende Themen:

- Symptomreduzierung unter Berücksichtigung der interaktionellen Aspekte der Symptomatik sowie der traumabedingten Selbst- und Selbstwertstörung.
- Ressourcenorientierung, vor allem Reaktivierung der Selbst-stärkenden prätraumatischen Beziehungserfahrungen.
- Kontaktprozess- und Beziehungsgestaltung durch Aktualisieren von Kontakt- und Social-Skills bei gradueller Annäherung an die traumatische Beziehungserfahrung im Rollenspiel (»Dialogische Exposition«).
- Selbstakzeptanz.

In der Psychotherapeutischen Hochschulambulanz (Traumaambulanz) der LMU München werden traumatisierte Menschen mit einem auf diese Menschen zugeschnittenen Therapiekonzept behandelt. Unser Ansatz verbindet einen gestalttherapeutischen Rahmen mit verhaltenstherapeutischen Elementen. Klinisch relevante, positive Ergebnisse dieses Behandlungskonzepts zeigen sich bereits in der Arbeit mit Angststörungen (Butollo, Rosner & Wentzel, 1999). In einer Pilotstudie mit N = 21-Patienten (Butollo, Karl, Henkel, König & Rosner, in Vorb.) wurden hohe signifikante Veränderungen in der posttraumatischen Symptomatik sowie in der allgemeinen Psychopathologie gefunden. Derzeit wird der Ansatz in einer randomisierten Studie an Patienten mit der Diagnose einer PTBS evaluiert (erste Zwischenergebnisse in Kap. 13). Der Ansatz wird ebenfalls erfolgreich bei Patienten mit komplexen Traumafolgestörungen angewandt, jedoch außerhalb des Studiendesigns.

1.1 Notwendigkeit einer Humanistischen Traumatherapie

Die Fachliteratur und neuerdings auch populärwissenschaftliche Organe berichten zunehmend über schnelle Erfolge durch Traumatherapien. Betrachtet man die diesen Berichten zugrunde liegenden wissenschaftlichen Untersuchungen etwas kritischer, werden leider sehr viele Mängel offenkundig, und die Verallgemeinerungen der AutorInnen erscheinen häufig voreilig.

Traumatherapie wird zu oft auf die durchschnittliche Behandlung der sogenannten Leitsymptome der Posttraumatischen Belastungsstörung (PTBS) reduziert, also das exzessive Wiedererinnern der erlebten Ereignisse, die Tendenz, diese Erinnerung nach Möglichkeit zu vermeiden, und die anhaltende physiologische Übererregung.

Häufig kommen kognitive Verfahren zum Einsatz, die mit Techniken zur Änderung des Denkens über die traumatischen Prozesse und die Bewertung derselben eine Besserung der Symptomatik erzielen. Diese Verfahren sind häufig überprüft und gelten als wissenschaftlich anerkannt. Eine andere Gruppe von Interventionen sind Techniken der Stabilisierung, deren unmittelbare Wirkungen sich leicht überprüfen lassen. Diese Verfahren sind sinnvoll und notwendig, aber in vielen Fällen zu kurz gegriffen.

Leider werden nur wenige Studien unter Einbeziehung von Patienten mit schweren, chronischen Traumafolgestörungen durchgeführt, und noch viel weniger Studien enthalten langfristige Nachkontrollen.

Die meisten Untersuchungen über die Wirksamkeit einer Therapie, nicht nur für den Bereich der Traumatherapien, werden in Instituten durchgeführt, die diese Therapien propagieren und in gewissem Sinne dann auch vermarkten. Da können dann leicht Fehlerquellen entstehen, die international unter den Begriffen Alliance-Effekt, Allegiance-Effekt oder Affiliations-Effekt beschrieben werden. Anders gesagt, findet man extrem selten Befunde publiziert, die gegen die in dem jeweiligen Institut entwickelte Intervention sprechen. Leider nur selten wird heute die alte und wesentliche Tradition der Replikation von Ergebnissen aus dem einen Institut in einem anderen, konkurrierenden Institut umgesetzt. Wahrscheinlich würde so eine Studie schon bei der Beantragung der Forschungsmittel durchfallen.

Es führt aber an dieser Stelle zu weit, auf die Schwächen und Fehlerquellen der Wirksamkeitsforschung bei Traumatherapien einzugehen, es sollte nur kurz auf die Fragilität von Forschungsbefunden in der Therapieforschung hingewiesen werden. Allerdings spricht die Fragilität der Therapieforschung nicht grundsätzlich gegen die Forschung, sondern gegen eine vorschnelle Verallgemeinerung der Ergebnisse dieser Forschung im Sinne von Affirmationen bestimmter Therapietechniken oder -heuristiken.

Wichtig ist vielmehr zu erwähnen, dass auch den als wissenschaftlich anerkannten Therapieansätzen gemeinsam ist, dass sie ein schnelles Verschwinden der Trauma-Leitsymptome suchen (und versprechen – manchmal auf durchaus suggestive Weise). Das ist legitim, gleichsam uralte medizinische Praxis – wenn es uns irgendwo wehtut, dann wünschen wir natürlich, dass das möglichst umgehend gelindert werden kann. Das zu vermitteln macht seit Jahrhunderten den erfolgreichen Arzt aus. Und es entspricht dem legitimen Bedürfnis des Patienten nach rascher Besserung.

Und im Falle der Mainstream-Traumatherapien gibt es tatsächlich eine ganze Reihe von Verfahren, die kurz- bis mittelfristige Linderung fördern – im Durchschnitt. Nicht für alle Patienten zwar und nicht für alle gleich stark. Und leider kann auch zu selten eine komplette Heilung erreicht werden. Doch die unmittelbaren Effekte sind ziemlich gut belegt. Diese Interventionen sind für viele Betroffene hilfreich.

Doch reicht das im Fall der Probleme traumatisierter Menschen wirklich aus? Die Verfahren des wissenschaftlichen Mainstreams übergehen dabei einige wesentliche Punkte, die sich in der Patient-Therapeut-Beziehung von Therapien allgemein, in besonderem Maße aber in der Traumatherapie ereignen. Nur einige können hier kurz angedeutet werden:

1. Dem Therapeuten folgen oder Selbstakzeptanz?
   Traumasymptome sind protektiv, sie sind eine enorme Leistung des menschlichen biosozialen Systems und sollten in ihrer Schutzfunktion anerkannt werden. Sie als störende Symptomatik zu definieren, führt zu einer Vertiefung der Spaltung zwischen dem schutzbedürftigen, verletzten Selbstanteil und dem Selbstanteil, der sich erst wieder gut fühlt, wenn er die soziale Norm wieder erfüllen kann. Anpassung an Erwartungen anderer um jeden Preis unterdrückt die Bedürfnisse des schutzbedürftigen Selbstanteiles, des traumatisierten Selbstes. Traumatisierte Menschen fürchten, aus der Gemeinschaft zu kippen. Oft ist die Tat, das traumatische Ereignis selbst ja ein Akt des Ausschlusses, man denke an Folter, an durch Menschen ausgeübte Gewalt und ähnliche Erlebnisse der Verletzung, Demütigung und Ohnmacht. Aber im Grunde kann auch eine Naturkatastrophe von den Betroffenen als eine Art von Eliminierung aus der Gemeinschaft der lebenden Menschen verstanden werden. In diesem Zustand drohenden Ausschlusses ist der Betroffene nur allzu gern bereit, dem Angebot der Therapeuten zu folgen und eine »normalisierende«, die Erwartung des Therapeuten erfüllende Symptomreduktion anzustreben. Und als guter, angepasster Patient wird er manchmal auch seine Besserung in schönerem Licht darstellen, als es vielleicht der Realität entspricht. Er will ja nicht wieder durch den Raster der Normalität fallen … Umfassende, nicht nur auf kurze Entlastung ausgerichtete Traumatherapie wird versuchen, zusätzlich auch das Selbst der Patienten so zu stärken, dass sie widersprechen können, dass sie ihre gegenwärtige, vielleicht entstellte, verletzte und nicht voll funktionierende Art zu sein unterstützen und verteidigen können und wollen. Dass sie sich annehmen, auch wenn sie unter dem So-Sein ihres psychischen Zustandes schwer zu tragen haben.

2. Negative sozioökonomische Spirale:
Traumatisierte Menschen zeigen, oft mit verzögertem Beginn und gerade dann, wenn die ärgste Leit-Symptomatik zu schwinden beginnt, eine Verschlechterung in ihren sozialen und ökonomischen Lebensbedingungen. Sie werden scheuer, vermeiden Konflikte, auch in relativ zum Trauma unwesentlichen Auseinandersetzungen, vor allem aber in den für sie so wichtigen Konflikten mit Arbeitgebern und Versicherungen. Dies kann durchaus mit einer Erhöhung der Belastung im Binnenverhältnis familiärer Beziehungen einhergehen. Erhöhte Reizbarkeit, Misstrauen, emotionale Explosivität, Aggression, um nur einige Beispiele zu nennen. Die Betroffenen laufen Gefahr, eine »Opfer- Identität« zu entwickeln, mit allen Vor- und Nachteilen.

Man könnte also mit gutem Grund zusätzlich zu den drei Leitsymptomen der PTBS die Schaffung einer weiteren Gruppe von Traumafolgen einfordern, diesmal aber als Leit-SYNDROM: den sukzessiven Verlust der Beziehungsfähigkeit, der sozialen Fertigkeiten und der sozialen Motivation. In einer umfassenden, der Komplexität posttraumatischer Störung gerecht werdenden und die Langzeitwirkung sichernden Therapie ist die Berücksichtigung dieser Prozesse von großer Bedeutung.

3. Traumafolgen im scheinbar unbelasteten Lebenskontext:
Wenn die These stimmt, dass die Traumatisierung sich primär als Problem im Bereich der sozialen Interaktionen kristallisiert, stellt sich die Frage, wie die Veränderung der interaktionalen Prozesse in ihrer Wirkung sichtbar und für die Betroffenen erfahrbar gemacht werden können. Wenn sich das traumatische Ereignis z. B. am Arbeitsplatz ereignete, wie wirken sich dann die psychischen Folgen z. B. auf die Gestaltung familiärer Interaktionen aus? Wie werden Kontakte im »ungestörten« Fall geplant, durchgeführt und durch Lernen modifiziert? Und wie stört die Repräsentation des Traumas diese Prozesse? Anders gesprochen, wie ändert sich die Gestaltung zwischenmenschlicher Kontakte und wie ändern sich die intrapsychischen Repräsentationen dieser Kontakte nach dem Trauma, wenn das Geschehen, das jetzt stattfindet, inhaltlich räumlich und zeitlich weit entfernt von dem traumatischen Ereignis stattfindet? Wie wird z. B. ein nervöser, fahriger, vergesslicher Patient in der Fa-

milie erlebt? Wie verändern sich dann die Bezugspersonen in der Folge auf das geänderte Verhalten des traumatisierten Familienmitgliedes? Traumatisierte Menschen erleben nicht nur die relativ leicht feststellbaren Hauptsymptome unmittelbar nach dem belastenden Ereignis, sondern sie verändern sich häufig in ihrem gesamten Verhalten, oft auch in ihrer Persönlichkeit. Das geschieht schrittweise, für sie selbst unmerklich, bis das soziale Umfeld alarmiert ist und nach Hilfe ruft bzw. auf Trennung drängt.

4. Symptombelastung und Menschenwürde:
   Symptome und Defizite sind kein Makel des Menschen, den er zusätzlich zu der Erinnerung an das erlebte Trauma zu verstecken hat, um für »voll« genommen zu werden. Von vielen Überlebenden entsetzlicher Geschehnisse, nicht zuletzt von Überlebenden der Konzentrationslager aus der Zeit des Nationalsozialismus, haben wir gelernt, wie Menschen ihre Würde wiederfinden können, obwohl sie ihre Traumafolgestörungen nicht so verändern konnten, dass sie nicht mehr darunter zu leiden hatten. Der Aufbau neuer Qualität von Beziehungen steht im Vordergrund ihres Bemühens und nicht die Wiedererlangung einer »Normalität«, die über Symptomfreiheit definiert ist. Das bedeutet natürlich nicht, dass Symptomfreiheit nicht ein ganz wesentliches Ziel bleibt. Natürlich wird dies jede Therapie auch anstreben müssen. Aber die Symptomfreiheit kann Selbstsicherheit nicht gewährleisten. Diese gilt es von der Verknüpfung mit den Symptomen freizulegen um sie dann bearbeiten zu können, quasi ohne den Druck der nur über Perfektion wiedererlangten Selbstsicherheit. Das Ziel könnte demnach sein, ein entspanntes Verhältnis zur Traumasymptomatik zu gewinnen. Die Menschen nehmen sich auch als Verletzte an, seelisch und körperlich, statt sich möglichst schnell wieder an Normen anzupassen, die sie nicht selbst gewählt hatten.

5. Intrapsychische Balance zwischen Selbst und Nicht-Selbst:
   Die menschliche Psyche, das kognitiv-emotionale System, auch Selbst genannt, entwirft ständig eine Repräsentation von sich und dem, womit es im weitesten Sinne kommuniziert, also dem Umfeld einschließlich anderer Personen. Es bedient sich dazu der Wahrnehmung gegenwärtiger Inhalte ebenso wie der Erinnerung und der

Vorstellung von gegenwärtig nicht anwesenden Inhalten, Personen etc. Im günstigsten Fall ist die Repräsentation von sich selbst und der Welt »draußen« in guter, flexibler Balance. Gestalttherapeuten, wie etwa Yontef (1999) oder Polster & Polster (2001), haben diese Selbst-Prozesse als das System der Kontaktgestaltung detailliert beschrieben.

Nach traumatischen Erlebnissen, insbesondere nach durch Menschen ausgeübter Gewalt, gerät dieses System in Unordnung. Die Repräsentation des »Außen« wird übermächtig und bedrohlich, die des eigenen Ichs wird unklar und brüchig, unterwirft sich gleichsam. In der posttraumatischen Phase besteht die Gefahr, dass diese Imbalance zementiert wird, der Täter durch seine Repräsentation im Selbstprozess in zahllosen Wiederholungen immer stärker vertreten ist und dabei die Ohnmacht und Schwäche der Selbst-Repräsentation mit zementiert. Die Dialogfähigkeit geht verloren, was auf andere Interaktionsrepräsentationen generalisiert.

Dieser Prozess wäre zu unterbrechen, wenn es gelingt, die Repräsentation des eigenen Selbstes wieder zu stabilisieren. Dazu ist eine Selbstaktualisierung erforderlich, was grundsätzlich in der Gestaltung neuer Kontakte angestrebt wird. So verstandene Traumatisierung erfordert demnach Selbstaktualisierung in realen und vorgestellten Interaktionen. Ein schrittweise gestärktes Selbst wird dann dazu imstande sein, die Konfrontation mit dem »Täter« zu riskieren, sei es vorerst in der Vorstellung bzw. im Rollenspiel.

6. Gegenwärtigkeit:
Eine traumatische Erfahrung mit großer Intensität an Erregung absorbiert nach dem Ereignis die für einen geordneten Bewusstseinsablauf benötigten psychischen Kräfte. Der Betroffene muss sich vorrangig mit dem befassen, was er im Zuge der Traumatisierung erlebt hat, und hat keine Kraft und auch kein Interesse für gegenwärtige unbedrohliche Lebensereignisse.

Humanistische Therapien haben diese »Gefangenschaft im Vergangenen« aufgegriffen und die Notwendigkeit unterstrichen, Gegenwärtiges wieder unbelastet wahrnehmen zu können. Sie verfügen über Methoden, um diese Konzentration auf die Gegenwart wieder zu fördern und so das Handeln der Menschen auf die real vorhandenen Situationen abzustimmen. Sie sind dann mehr bei sich und in ihrer Situation und werden weniger von Befürchtungen und Erinnerungen getrieben. Fähigkeit zu Gegenwärtigkeit ist somit ein wesentliches Ziel einer humanistischen Traumatherapie. Sie zielt primär darauf ab, den Menschen wieder eine realistische Wahrnehmung ihrer gegenwärtigen Situation zu ermöglichen und sich nicht mehr von dominanten Katastrophenfantasien steuern zu lassen. Im Therapieraum beginnen sie, obwohl noch angstvoll erregt, zu erkennen, wo sie sich befinden, wer ihnen gegenübersitzt, wie die Mauern, der Vorhang, Teppich, Sitzmöbel und Tisch beschaffen sind. Sie realisieren die Ruhe, die Sicherheit der realen Situation und die Irrationalität ihres erhöhten Angstzustandes. Schrittweise lassen sie die Sicherheit der gegenwärtigen Situation in ihr Bewusstsein einsickern und beginnen allmählich, auch selbst zur Ruhe zu kommen. Gegenwart in Sicherheit vermittelt Ruhe auch dann, wenn man Schlimmes erlebt hat. Vorausgesetzt, man kann diese Gegenwart wieder wahrnehmen.

1.2 Dialogische Exposition und Gestalttherapie

Gestalttherapie hat eine lange Tradition in der Arbeit mit traumatisierten Menschen. Die Methode der Bearbeitung sogenannter »offener Gestalten« (unfinished businesses), die mit starken Emotionen einhergehen, kann mit gestalttherapeutischen Techniken die Wahrnehmung und den Ausdruck von Emotionen fördern, die in der traumatischen Erfahrung gebunden sind.

Die allen humanistischen Therapieverfahren zugrunde liegende Trennung zwischen therapeutischer Arbeit und empirischer Forschung hat zur Folge, dass gestalttherapeutische Verfahren sowohl im universitären Setting wie auch im Praxisalltag wenig Anerkennung finden und ein Wirksamkeitsnachweis der Methode bei der Behandlung der PTBS nicht konsequent verfolgt wurde. Dennoch kann in den wenigen Studien gezeigt werden, dass gestalttherapeutische Ansätze in der Behandlung der PTBS effektiv sein können (z. B. Elliott, Greenberg & Lietaer, 2004). Greenberg und Kollegen haben die emotionsfokussierte Therapie (EFT) entwickelt, eine Therapieform, die gestalttherapeutische Methoden verwendet, z. B. die auf Moreno zurückgehende Technik des Leeren Stuhls: Man stellt sich vor, gegenüber sitzt die Person, zu der man seine Kontaktprobleme erforschen möchte, und beginnt sie anzusprechen.

Gestalttherapie ist ein weites Feld, in dem es vermutlich so viele Gestalttherapien wie Gestalttherapeuten gibt. Der besondere Charme dieses Therapieansatzes liegt in der Bedeutung der Kreativität der Therapeuten, für ihre Patienten Situationen zu gestalten, in denen sie sich mit ihrem Problem erfahren und mit möglichen Veränderungen experimentieren können. Er liegt auch in der Betonung der Kreativität der Patienten bei der Exploration und Veränderung ihrer Kontaktprozesse.

Gestalttherapie ist ebenso vielfältig wie das menschliche Leben und hat sich daher der wissenschaftlichen Untersuchung mittels empirischer Methodik, teils mit eher ideologischer denn sachlicher Argumentation, widersetzt. Eine RCT-Studie über Gestalttherapie scheint undenkbar, da diese Therapie wegen ihres Prozesscharakters nicht manualisierbar, also nicht auf ihre einzelnen Techniken reduzierbar ist. Sie lebt unter anderem von der Stimulation von Lebendigkeit im therapeutischen Kontakt, vom genuinen Interesse des Therapeuten am So-Sein seiner Patienten und an der Förderung der Fähigkeit zu genuinem Kontakt bei seinen Patienten. In der Therapie findet dialogische Begegnung statt, nicht nur Gespräche über das Problem des Patienten, also über ihn und sein Erleben. Der Patient bestimmt auch, woran er wie arbeiten will, wobei er vom Therapeuten mit Interesse begleitet und unterstützt wird, im Grunde aber selbst arbeitet.

Anders als in den meisten anderen Therapien aktualisiert sich in diesem Augenblick das Problem in Form von Limitierungen des eigenen Selbst und kann so, quasi in flagranti, erfahren, ausgedrückt und verändert werden.

In der Arbeit mit traumatisierten Patienten macht es jedoch Sinn, die völlige Weite des gestalttherapeutischen Ansatzes etwas zu strukturieren: Ausgehend von der Annahme, dass Traumata grundsätzlich soziale Traumata sind und intrapsychisch als entstellte Interaktionen repräsentiert und fixiert werden, bietet es sich an, diese Entstellung in einer Rollenspielsituation zu bearbeiten. Das Vorgehen muss demnach viel strukturierter sein, als es üblicherweise in einer nicht störungsspezifischen Gestalttherapie der Fall wäre. Wir denken allerdings auch, dass es der Gestalttherapie nicht geschadet hätte, viel früher »klinischer« zu werden, also für bestimmte Störungsbereiche spezifischere

Erfahrungen zu sammeln, und zwar systematisch! Dem Gros der Gestalttherapeuten ein Unwort, obwohl Gestalttherapie vielleicht die erste systemische, wenn auch eher selten systematische, Therapie überhaupt gewesen ist.

Dabei muss die Prozessorientierung der Therapie nicht zwangsläufig zu kurz kommen. Prozessorientierung meint zweierlei: Einmal versteht man darunter die Konzentration auf die im Hier und Jetzt ablaufenden Prozesse, besonders in der Patient-Therapeut-Interaktion. Es geht dann weniger um den Inhalt des Erlebten, sondern stärker noch um die Interaktionsabläufe, die den Inhalt gleichsam tragen: WIE machst du jetzt gerade dein Gefühl der Gekränktheit oder den Zorn? Diese Frage tritt an die Stelle der Warum-Frage.

Die andere, weitere Form, wie Prozessorientierung verstanden werden kann, ist die Haltung des Therapeuten in der Sitzung: Er lässt die Patienten bei dem Inhalt bleiben, der dem Patienten wichtig ist, nimmt aber Anteil an dem Prozess, indem er sein eigenes Interesse bekundet und sich selbst, mit seinem Prozess in angemessener, dosierter Form mit einbringt,

Diese beiden Aspekte der Prozessorientierung können durchaus in der Traumatherapie zur Geltung kommen, selbst wenn die Therapie in ihren größeren Abläufen stärker strukturiert ist als eine völlig offene Gestalttherapie, wie sie ohne klinischen Leidensdruck vielleicht durchgeführt würde.

Wir planen also die Konfrontation mit dem für die Traumasituation bedeutsamen Interaktionspartner, das kann eine verlorene Bezugsperson, ein Täter oder ein sonst irgendwie bedeutsam gewordener Helfer sein, und explorieren die behutsame Annäherung an die emotional heißen Themen, die von den Patienten im Alltag gerne vermieden werden.

Die Details dazu werden unten beschrieben. Die Vorgehensweise ist also deutlich strukturierter als in der rein prozessorientierten Gestalttherapie, und um hier keine Verwechslungen aufkommen zu lassen, nennen wir diese Arbeitsweise auch »DIALOGISCHE EXPOSITION« – die behutsame Annäherung an die im traumatischen Geschehen verletzende Situation im Rollenspiel. Sie aktualisiert zuerst die beschädigten Selbstprozesse, erkennt die Schwächen an, akzeptiert sie und fördert dann schrittweise den Aufbau neuer Möglichkeiten, sich auszudrücken, sich zu artikulieren. Und sei es die erlebte Ohnmacht.

Wer seine Ohnmacht ausdrückt, ist ja in diesem Augenblick bereits nicht mehr ganz ohnmächtig. Die Dialogsituation nutzt zuerst unverfängliche, relativ zum Trauma periphere Konflikte, um sich dann bei erstarkendem Selbst den »Hot Spots« (Ehlers, 1999) zu nähern.

Das kann in frühen Phasen dazu führen, dass wir zuerst einmal vor der dialogischen Konfrontation warnen und eine »Objektorientierte Konfrontation« vorschlagen. Der Patient spricht mit einer vertrauten Person – der neben ihm sitzenden Therapeutin – ÜBER den Problemfall. Dies soll sichere Distanz herstellen helfen, dort, wo die direkte Begegnung, selbst im Rollenspiel, noch viel zu bedrohlich wäre. Wenn diese Form der indirekten Kontaktaufnahme sicher geworden ist, wird der Patient eingeladen, in die Beziehung mit seinem »virtuellen« Gegenüber einzutreten. Die Details der Vorgehensweise werden im weiteren Verlauf des Textes an entsprechender Stelle beschrieben.

1.3 Das Therapiekonzept: Dialogische Exposition in der Traumatherapie

Der Mensch geht normalerweise davon aus, dass die Welt hinreichend geordnet und gerecht ist und die individuelle Sicherheit gewährleistet ist. Er kann mit seinen Entscheidungen Situationen beeinflussen und kontrollieren und bei Bedrohungen Auswege finden. Eine traumatische Erfahrung zu erleben gilt als existenzielle Erfahrung, bei der das Selbst des Menschen betroffen ist. Das Selbst als eine sich permanent formende Struktur in der Interaktion – auch Selbstprozesse genannt – benötigt ein gewisses Maß an Sicherheit, um auf Bedrohung reagieren zu können. Traumatische Erfahrungen liegen in der Regel außerhalb des Erwartbaren. Das traumatische Erleben ist mit bereits bekannten Informationen und bestehenden Erfahrungen nicht mehr in Einklang zu bringen. Das Selbst kann infolgedessen nicht auf die Erfahrung reagieren, d. h., es hat keine »Selbst-Antwort«, es kollabiert: Der Organismus sucht möglichst schnell nach Bewältigungsmechanismen als Versuch, die Erfahrung in das bestehende Selbst zu integrieren. Erinnerungsreize reaktivieren jedoch die peritraumatisch erlebte Konfusion in der posttraumatischen Entwicklung, wobei die Vermeidung der Erinnerungsreize die entstehende Symptomatik fixiert: Posttraumatische Belastungsstörung als konditionierter »Selbstkollaps«.

Die sogenannte posttraumatische Anpassung findet sich in Form der bekannten Symptome der Akuten und später Posttraumatischen Belastungsstörung wieder. Die traumatisierte Person sieht sich als verletzt und zukünftig verletzbare Person, die Welt gilt als feindlich und unkontrollierbar. Das Selbst wird als beschädigt und vielfach als wertlos betrachtet (Janoff-Bulman, 1985). Es kann seine Kontakte nicht mehr befriedigend gestalten, insbesondere nicht unter Belastung. Das gilt auch dann, wenn die Belastung keine direkte Beziehung zum Trauma hat, z. B. bei Alltagskonflikten, die vor dem Trauma gut lösbar waren.

Durch eine Traumatisierung verändert sich die Kontinuität des Erlebens der betroffenen Person dergestalt, dass es durch das Entsetzen in der traumatischen Erfahrung zu einem Bruch im Erleben des Betroffenen kommt. Dieser Bruch, der sich in Dissoziation, Panik, Angst und Selbstabwertungen äußert, wird konditioniert und wird damit als ein Teil des Geschehens auch ein Teil des Erlebens. Bei jeder Wiedererinnerung an das Trauma wird der Abbruch erneut aktiviert und damit Teil des Selbst. Der Abbruch beinhaltet ein Stoppen der Narration und ein »Einfrieren« der Response-Ability mit dem Ergebnis, dass in der innerpsychischen Repräsentation ein Nicht-Selbst hypertrophiert, während die Repräsentation des Selbstes, der eigenen Person immer mehr in den Hintergrund tritt. D. h., der Kontaktabbruch ist der Teil des Erlebens, an dem der Mensch gleichsam innerlich »stehen bleibt und einfriert« – seine Antwortfähigkeit, also die Fähigkeit, angemessen auf sich und seine Umwelt zu reagieren (»Selbstantwort«), ist nicht mehr gegeben. Die konditionierte Ohnmachtsreaktion (»Selbstkollaps«) weitet sich immer mehr auf andere Situationen aus, je länger eine Traumatisierung bestehen bleibt. Sie chronifiziert. Sie wird zudem als sehr aversiv und bedrohlich erlebt. Mit dem Auftreten des Nicht-Selbst (z. B. einem Täter in einer Gewalterfahrung, »Gewaltintrusion«) wird der Lähmungsreflex (Nicht-Antwortfähigkeit) in Bezug auf die Intrusion und in Bezug auf die Aufregung konditioniert, sodass er in Zukunft unabhängig von Erinnerungen auftritt. Patienten berichten daher häufig, dass sie sich vermehrt über Kleinigkeiten aufregen, sich nicht mehr im Griff oder unter Kontrolle haben, berichten von Schreckhaftigkeit, Reizbarkeit und Aufgeregtheit. Die daraus folgende Imbalance des Selbstwertgefühls (»ich kann gar nichts mehr«) mündet in eine Agonie, die den Menschen in den völligen Rückzug treten lässt, indem er über die Vermeidung der Erinnerung versucht, den erlebten Kontaktabbruch aus seinem Gedächtnis »zu streichen«. Das bewirkt in der Folge dann wieder die oben genannten Symptome wie Intrusion, Panik, Anspannung und Ähnliches. Es entsteht ein Kreislauf, der sich in seiner Dysfunktionalität immer mehr aufschaukelt. Diese progrediente Zerstörung der Selbstprozesse ist es, was den Menschen entsetzt und letztlich seine Symptomatik weiter bestehen lässt. Dennoch: Selbstkollaps, Unterwerfungsreflex, Agonie, das sind peritraumatisch prinzipiell protektive Prozesse. Ihre Dysfunktionalität entwickelt sich erst in der posttraumatischen Entwicklung, wenn sie zum dominierenden Bewältigungsmuster mutieren und differenzierten Umgang mit selbst peripheren Erinnerungsreizen unmöglich machen.

Die Dialogische Exposition in der Traumatherapie fokussiert daher in jeder Phase die Selbstprozesse des Patienten, indem er unterstützt wird, wieder mit sich und der Welt in Kontakt zu treten, zu antworten und eine Grenze zum Nicht-Selbst zu ziehen. Das Vorgehen während der ganzen Therapie ist einem interaktionellen und dialogischen Konzept verpflichtet, um so die Kontaktabbrüche zu identifizieren und aufzulösen, sodass wieder eine Kontinuität im Erleben des Betroffenen möglich wird und er seiner Selbstantworten fähig ist.

Die »Dialogische Traumatherapie« greift die dialogische Natur der Selbstprozesse auf und stellt ins Zentrum der Interventionen: die Konfrontation mit der Täterrepräsentanz in der sogenannten »Dialogischen Exposition«. Sie ermöglicht eine Kontaktaufnahme und beziehungsorientierte Auseinandersetzung zum einen mit verschiedenen Selbstanteilen, zum anderen mit inneren Repräsentationen des Aggressors. In Vorbereitung auf die Dialogische Exposition arbeitet die Dialogische Traumatherapie zunächst an der Peripherie, d. h., Übungen zur Kontaktaufnahme und Wiederherstellung der Beziehungsfähigkeit sowie Übungen zur Vertrauensbildung werden an Alltagserlebnissen durchgeführt, bevor man sich den traumatischen Inhalten zuwendet. So kann die betroffene Person Möglichkeiten erlernen – letztendlich sind dies ausreichende Selbstunterstützungsmaßnahmen –, um sich mit dem traumatischen Erlebnis auseinanderzusetzen. Wie nach einem physikalischen Gesetz sollte die traumatisierte Person in der Lage sein, vor der Konfrontation ein Gleichgewicht und damit auch Gegengewicht zur Massivität des Traumas herzustellen. Dazu muss sie über Techniken zur Wahrnehmung und zum Ausdruck ihrer Befindlichkeit verfügen sowie Distanzierungs- und Entspannungstechniken erlernen.

Dialogische Traumatherapie verbindet verhaltenstherapeutische Methoden in einem gestalttherapeutischen Rahmen. Verhaltenstherapeutische Methoden kommen insbesondere zur Symptomreduzierung zum Einsatz, während gestalttherapeutische Verfahren den beziehungsorientierten Aspekt der Traumatisierung aufgreifen. Ziel der Therapie sind sowohl die Reduzierung der posttraumatischen Symptomatik als auch die (Wieder-)Herstellung der Kontaktfähigkeit, um dann die traumatischen Erfahrungen und deren Folgen in den gegenwärtigen Lebenskontext integrieren zu können.

Die Dialogische Traumatherapie beinhaltet somit zwei Ebenen: Die Ebene der Symptombehandlung ist sehr spezifisch, und die Methoden orientieren sich an verhaltenstherapeutischen Vorgehensweisen. Die Ebene der Interaktion ist eher unspezifisch, da sie die subjektive Verarbeitung der Traumatisierung in den Mittelpunkt stellt. Die beziehungsorientierte Ausrichtung – also der Kontakt und die Kontaktfähigkeit – stellen den Fokus der Therapie dar, wobei Kontakt die Beziehungsgestaltung nach außen (soziales Netzwerk) sowie nach innen (Dialogfähigkeit zwischen den Repräsentationen von Selbst und Tätern, im weitesten Sinne von Selbstanteilen) meint.

Die Dialogische Traumatherapie postuliert einen phasenhaften Verlauf, wobei sich die einzelnen Phasen überlappen und je nach Traumatisierung unterschiedliche Schwerpunkte aufweisen.

Phase I steht unter dem Aspekt der Sicherheit. Hier gilt es wieder zu lernen, zwischen Wahrnehmung (gegenwärtig mit gegenwärtigen Inhalten) und Vorstellung (gegenwärtiger Vorgang mit vergangenen oder zukünftigen Inhalten – Erinnerungen, Befürchtungen, Erwartungen) zu unterscheiden. Der Fokus richtet sich auf die Außenwahrnehmung und Differenzierung von Sicherheitsaspekten sowie ein (Wieder-) Akzeptieren von Gefühlen der Unsicherheit. Die Prozesse im Inneren werden lediglich wahrgenommen und dann konstatiert bzw. akzeptiert.

Die Phase der Stabilität (Phase II) dreht sich um Innenwahrnehmung, Selbststabilisierung, Konflikt- und Kontaktfähigkeit im Nicht-Traumabereich und um ein Herstellen der Kontaktfunktionen außerhalb der extremen Stresserfahrung: Selbstwahrnehmung vs. negatives Selbstkonzept.

Phase III beinhaltet die Traumakonfrontation. Zum einen eine objektorientierte Konfrontation, d.h., es wird über das Erlebte gesprochen und, soweit möglich, der Ort des Geschehens in sensu und wenn möglich auch in vivo aufgesucht und in Teilaspekten behandelt. Zum anderen erfolgt eine imaginierte interaktionelle Konfrontation mit dem Erlebten, z. B. mit dem Täter, mit dem Suizidanten, der (Natur-)Katastrophe etc. Entscheidend dabei ist die aktualisierte Konfiguration des Selbst im traumatischen Geschehen, um so Alternativen zum Selbstkollaps zu erarbeiten.

In der Integrationsphase (Phase IV) geht es dann schließlich um das Annehmen der Erfahrung, das Akzeptieren der Veränderung und die Vorbeugung von Rückfällen. Die Integration des Traumas in die eigene Biografie und die Einstellung auf nun gegebene Möglichkeiten und Erschwernisse sind die Aufgaben in dieser Phase. Dazu gehört auch die Unterstützung des Abschieds von bisherigen Lebenszielen und dem bisherigen Selbstbild, verbunden mit der Annahme der Verwundbarkeit im physischen, sozialen und psychischen Leben. Phase IV legt auch besonderen Wert auf die Umsetzung der in den Therapiestunden entwickelten sozialen Fertigkeiten, z. B. hinsichtlich Selbstausdruck, Kontaktaufnahme, -abwicklung und -beendigung.

Die Erfahrungen mit neuen Kontakten und neuen Verhaltensweisen in der freien Wildbahn des Sozial- und Wirtschaftslebens werden in den verbleibenden, allmählich ausblendenden Therapiesitzungen bearbeitet, Verhalten und Bewertung desselben je nach Bedarf modifiziert. Ziel ist ein auch im Alltag stabilerer Umgang mit den Kontaktgrenzen und dadurch ein Gewinn an posttraumatischer Selbstsicherheit, die eine reale, erfahrbare Basis hat und nicht nur das Ergebnis von auf tönernen Füßen stehender Auto- und Fremdsuggestion ist. Posttraumatisches Wachstum der posttraumatischen Persönlichkeit wird so in dieser Phase nicht nur beschworen, sondern in realistischer Weise erarbeitet.

2. Posttraumatische Anpassung

In den zuvor dargestellten Argumenten über die Notwendigkeit humanistischer Traumatherapie wurde erwähnt, dass Gestalttherapie – und ergänzend wäre zu sagen: auch andere Formen humanistischer Therapien – auf die systematische klinische Anwendung ihrer Therapieform und damit verbunden auf die empirische Überprüfung ihrer Wirksamkeit weitestgehend verzichtet haben. Möglicherweise lag das an ihrer Sorge vor Stigmatisierung der Patienten, vielleicht wollte man vermeiden, die Ressourcenorientierung der Therapie – eine Erfindung humanistischer Therapien, die heute auch in vielen anderen Verfahren Anwendung findet – aus den Augen zu verlieren. »Klinisch« wurde fast synonym mit Defizitorientierung, Problemfixierung und negativer Aufmerksamkeit für Symptomatik verwendet. Zugunsten einer Mobilisierung der Selbstprozesse haben humanistische Therapien vielleicht zu wenig Aufmerksamkeit auf klinische Aspekte gelegt wie z. B. eine klinische Angststörung, Depression oder eben eine Posttraumatische Belastungsstörung.

In der hier vertretenen Herangehensweise wird die Notwendigkeit einer sorgfältigen Diagnose unterstrichen. Die Qualität von Studien zur Wirkung von Therapien hängt ganz wesentlich von der Qualität der dabei verwendeten Diagnosekriterien und -verfahren ab. Das muss die spätere Therapie nicht einengen, doch man sollte vorher wissen, ob die behandelten Menschen tatsächlich die klinischen Störungen hatten, die das Therapieverfahren zu heilen vorgibt. Und selbst wenn die zu überprüfende Therapie nicht dem wissenschaftlichen Mainstream folgt, sollte die Beforschung dieser Therapie sich der allgemeinen Sprache der herrschenden wissenschaftlichen Methoden bedienen.

Zu quälend sind die Versuche für den Außenstehenden, wenn Therapierichtungen Insidersprachen entwickeln, die den Sprung zur allgemeinen, theorieunbefangenen Kommunikation unmöglich machen. Dann ist der Weg bis zur »Therapiesekte« nicht mehr weit.

Um dieser Gefahr zu entgehen, erhält in unserer Arbeit die klinische Diagnostik große Bedeutung. Im nächsten Abschnitt wird auf die

Grundzüge der Traumadiagnostik eingegangen, besonders auf die Diagnostik der Posttraumatischen Belastungsstörung. So hoffen wir die Begriffsverwirrung aufzuheben, die im Vorfeld klinischer Arbeit nach wie vor blüht.

2.1 Posttraumatische Belastungsstörung

Die potenziell schädlichen Auswirkungen auf die physische und psychische Gesundheit und die Entwicklung charakteristischer Symptome nach der Konfrontation mit traumatischen Ereignissen ist seit Jahrhunderten bekannt (Malt, 1993). Die historische Betrachtung zeigt, dass unterschiedliche traumatische Ereignisse ähnliche Belastungsreaktionen hervorrufen. Die typischen Symptomcluster wurden unter einer Fülle verschiedener Bezeichnungen in der Geschichte beschrieben. Schließlich wurden erst 1980 die psychischen Folgen traumatischer Erlebnisse in der heute gültigen Definition der Posttraumatischen Belastungsstörung (PTBS; Posttraumatic Stress Disorder: PTSD) in das Diagnostische und Statistische Manual Psychischer Störungen in seiner dritten und vierten Auflage aufgenommen (DSM-III-R, APA, 1987; DSM-IV, APA, 1994).

Als Posttraumatische Belastungsstörung wird dabei die chronifizierte Form der vorausgegangenen Akuten Belastungsreaktion (ICD-10) bzw. der Akuten Belastungsstörung (DSM-IV) bezeichnet.

2.1.1 Diagnostische Kriterien

Posttraumatische Belastungsstörung ist die Folge körperlicher und/oder seelischer Stressfaktoren und gilt als extreme Reaktion auf eine extreme Situation. Das Erscheinungsbild traumatischer Folgen zeigt sich in den drei Hauptsymptomgruppen der Intrusion/Wiedererleben, der Vermeidung/Betäubung und des Hyperarousals (Übererregung).

Die Posttraumatische Belastungsstörung ist eine mögliche Folgereaktion eines oder mehrerer traumatischer Ereignisse (wie z. B. Erleben von körperlicher und sexualisierter Gewalt, auch in der Kindheit [sexueller Missbrauch], Vergewaltigung, gewalttätige Angriffe auf die eigene Person, Entführung, Geiselnahme, Terroranschlag, Krieg, Kriegsgefangenschaft, politische Haft, Folterung, Gefangenschaft in einem Konzentrationslager, Natur- oder durch Menschen verursachte Katastrophen, Unfälle oder die Diagnose einer lebensbedrohlichen Krankheit), die an der eigenen Person, aber auch an fremden Personen erlebt werden können. In vielen Fällen kommt es zum Gefühl von Hilflosigkeit und durch das traumatische Erleben zu einer Erschütterung des Selbst- und Weltverständnisses.

Das syndromale Störungsbild ist geprägt durch:

- sich aufdrängende, belastende Gedanken und Erinnerungen an das Trauma (Intrusionen) oder Erinnerungslücken (Bilder, Albträume, Flashbacks, partielle Amnesie)
- Übererregungssymptome (Schlafstörungen, Schreckhaftigkeit, vermehrte Reizbarkeit, Affektintoleranz, Konzentrationsstörungen)
- Vermeidungsverhalten (Vermeidung traumaassoziierter Stimuli) und
- emotionale Taubheit (allgemeiner Rückzug, Interesseverlust, innere Teilnahmslosigkeit)
- im Kindesalter teilweise veränderte Symptomausprägungen (z. B. wiederholtes Durchspielen des traumatischen Erlebens, Verhaltensauffälligkeiten, z. T. aggressive Verhaltensmuster).

Die Symptomatik kann unmittelbar oder auch mit (z. T. mehrjähriger) Verzögerung nach dem traumatischen Geschehen auftreten (verzögerte PTBS) (S3-Leitlinien, Flatten, Gast, Hofmann et al., 2011, S. 4). Die ausführlichen Diagnosekriterien nach DSM-IV sind in Kapitel 14.8 dargestellt.

Vonseiten vieler Kliniker werden die geforderten Kriterien zur Erlangung einer PTBS-Diagnose als zu strikt bezeichnet. Sie begegnen einer Vielzahl an Patienten, die an einer Reihe von PTBS-Symptomen leiden, aber nicht alle Symptome erfüllen (Davidson & Foa, 1993). Die Einführung eines Konzeptes einer Partial-PTBS oder einer subsyndromalen PTBS beschreibt Symptomatiken, die nicht alle Symptome erfüllen, die zur Diagnose einer »Vollbild-PTBS« erforderlich wären. Die Definitionen sind eher uneinheitlich (Blanchard, Hickling, Taylor et al., 1994; Weiss, Marmar, Schlenger et al., 1992; Schützwohl & Maercker, 1998).

Die Bedingungen der Symptomentwicklung nach einmaliger Traumatisierung (Typ I) sind mittlerweile relativ gut untersucht, ganz anders, als es im Fall wiederkehrender bzw. multipler Traumatisierung der Fall ist (Typ II). Das hat primär forschungspragmatische Gründe, denn einmalige Traumatisierung kann besser mit objektiven Verfahren untersucht werden, die Stichproben sind leichter homogen zu halten und die Zeitabläufe sind insgesamt kürzer.

In der klinischen Praxis sind jedoch die multiplen, wiederkehrenden Traumatisierungen viel bedeutender, da viel mehr Patienten in Kliniken und Praxen diese Art von Belastung zeigen. Auch ist die Symptomatik dieser Patienten schwerer fassbar, da uneinheitlicher, und die Verstrickung situativer mit dispositionalen Variablen hier viel schwerer zu entwirren ist.

Neben dem Stressor als unausweichlicher Voraussetzung gelten prä- und peritraumatische Faktoren und Symptome als Prädiktoren für die Typ-I-Symptomentwicklung. Ein wichtiger Faktor ist das Ausmaß der Dissoziation nach der traumatischen Erfahrung. Peritraumatische Dissoziation ist das Resultat einer veränderten Informationsverarbeitung im Gehirn unter Extremstress und kann als Rückzugsmechanismus aus einer unerträglichen Realität gesehen werden (Kapfhammer, Dobmeier, Ehrentraut & Rothenhäusler, 2001; Krüsmann & Müller-Cyran, 2005).

Das Ausmaß dissoziativer Reaktionen wird in einer Reihe von Untersuchungen (z. B. Cardena & Spiegel, 1993; Ehlers, Mayou & Bryant, 1998) als guter Prädiktor für die Entwicklung einer PTBS bezeichnet. In einer Untersuchung erklärte peritraumatische Dissoziation 29,4 % der Varianz der PTBS-Symptomatik (Shalev, Peri, Canetti & Schreiber, 1996). Andere Autoren geben hingegen die Akute Belastungsstörung – also die Gesamtsymptomatik – als Prädiktor für eine chronische PTBS an (z. B. Brewin, Andrews, Rose & Kirk, 1999), d. h., wer eine Akute Belastungsstörung zeigt, entwickelt mit hoher Wahrscheinlichkeit eine PTBS.

2.1.2 Verlauf

Nach dem Erleben einer traumatischen Situation treten normalerweise Symptome als unmittelbare Reaktion auf das Trauma auf. Diese gelten eher als angemessene Reaktion auf das Erleben und stellen zunächst keine Pathologie dar. In den meisten Fällen klingen die Symptome in den folgenden Wochen und Monaten vollständig ab, und nur ein geringer Teil der Betroffenen mit ähnlichen Ereignissen leidet langfristig unter psychischen Belastungen und/oder bildet eine PTBS aus. Im Laufe von drei Monaten ist in der Hälfte der Fälle eine Spontanheilung eingetreten (DSM-IV, APA, 1996; Foa, Riggs, Dancu & Rothbaum, 1993). Prinzipiell können Menschen in jedem Lebensalter an einer Posttraumatischen Belastungsstörung erkranken.

Die PTBS-Symptomatik tritt in den meisten Fällen unmittelbar nach dem Ereignis auf, ein verzögerter Beginn ist eher selten der Fall. Drei Monate nach dem Ereignis spricht man von einer chronifizierten Belastungsreaktion, sie kann über Jahre und Jahrzehnte andauern. Nach einer Untersuchung von Grace, Green, Lindy & Leonard (1993) litten zwölf Jahre nach einer Dammbruch-Katastrophe noch 28 % der Fälle an einer PTBS. Breslau, Kessler, Chilcoat et al. (1998) fanden eine durchschnittliche Störungsdauer von über zwei Jahren; etwa ein Drittel der Fälle hatte länger als fünf Jahre PTBS. Die Ergebnisse zeigen, dass sich auch ohne therapeutische Behandlung in vielen Fällen die Symptomatik kontinuierlich verbessert. Je länger das Ereignis jedoch zurückliegt, umso weniger kann man von (weiteren) Symptomverbesserungen ausgehen.

2.1.3 Begleitende Störungsbilder (Komorbiditäten)

In der Folge eines traumatischen Ereignisses kommt es neben dem Auftreten einer PTBS zu einem erhöhten Risiko für andere psychische Störungen. Die Werte reichen von 62 % bis zu 92 % (Davidson, Hughes, Blazer & George, 1991; Deering, Glover, Ready, Eddleman & Alarcon, 1996), am häufigsten werden Depressionen, Angststörungen, Somatisierungsstörungen und Substanzmissbrauch beobachtet. Für das gemeinsame Auftreten psychischer Störungen wird eine bereits vorliegende psychische Störung als Vulnerabilitätsfaktor für die Entwicklung einer PTBS nach einem traumatischen Ereignis diskutiert (Metaanalyse von Brewin, Andrews & Valentine, 2000). Andere Autoren belegen, dass die traumatische Erfahrung selbst eine Vulnerabilität darstellt und die Entwicklung verschiedener psychischer Störungen nach sich ziehen kann (z. B. Yehuda, McFarlane & Shalev, 1998). Deering et al. (1996) stellen anhand der aktuellen Forschungsergebnisse einen Zusammenhang her zwischen der Art des begleitenden Störungsbildes und der Art des Traumas und legen statt Einzelbetrachtung »PTBS« mehr Gewicht auf die Verwobenheit der PTBS mit weiteren klinischen

Störungen. Insgesamt sind Komorbiditäten eher die Norm als die Ausnahme.

Die S3-Leitlinien (Flatten, Gast, Hofmann et al., 2011, S. 7) empfehlen, die PTBS vorrangig zu behandeln. Es wird davon ausgegangen, dass es in vielen Fällen bei den komorbiden sekundären Störungen der PTBS (z.B. bei Depressionen, Angsterkrankungen, Alkohol und Substanzmissbrauch) durch traumafokussierte Psychotherapie auch zur Besserung der komorbiden Symptome kommt (z.B. Blanchard, Hickling, Malta et al., 2003).

Bei PatientInnen mit einer langen, chronischen PTBS-Anamnese und multiplen traumatischen Erfahrungen und Verlusten gehen die Giudelines allerdings davon aus, dass die Depression und andere komorbide Symptomatik ein so schweres Ausmaß annehmen können, dass die Komorbidität vorrangig behandelt werden muss. In den meisten Studien zur PTBS-Behandlung, die nicht gezielt auf die Komorbidität eingehen, zählen viele psychische Störungen, die häufig bei einer PTBS bestehen, als Ausschlusskriterium, was die Generalisierbarkeit der Ergebnisse stark beeinträchtigt (Spinazzola, Blaustein & van der Kolk, 2005).

2.1.4 Epidemiologie

Die Erhebung der National Comorbidity Survey (NCS: Kessler, Sonnega, Bromet, Hughes & Nelson, 1995) finden Prävalenzraten in der US-amerikanischen Allgemeinbevölkerung (N = 5877, Alter 15–54 Jahre) von ca. 8 %; Breslau et al. (1998) finden sogar 9,2 %. Damit gehört PTBS zu den häufigsten psychischen Störungen. Die Zahlen aus USA sind nicht direkt auf europäische Verhältnisse übertragbar, da in USA häufiger Naturkatastrophen, Gewaltdelikte und Kriegseinsätze vorkommen. Wie die groß angelegte European Study of the Epidemiology of Mental Disorders (ESEMeD; N = 21 435) (Alonso, Angermeyer, Bernert et al., 2004) zeigt, ergeben sich in Europa überraschend kleine Lebenszeitprävalenzen für PTBS: 0,9 % für Männer und 2,9 % für Frauen (für alle Altersklassen). Für Jugendliche und junge Erwachsene in Deutschland (N = 3021, 14–24 Jahre) liegen Zahlen aus der epidemiologischen Studie von Perkonigg, Kessler, Storz und Wittchen (2000) vor. Danach haben 25,2 % der männlichen und 17,7 % der weiblichen Untersuchungsteilnehmer bereits mindestens ein traumatisches Ereignis erlebt. Die daraus resultierende PTBS-Lebenszeitprävalenz beträgt 1,0 % bei Männern und 2,2 % bei Frauen. Die vorliegenden Ergebnisse dieser Studie belegen, dass junge Menschen in Deutschland weniger traumatischen Ereignissen ausgesetzt sind als US-amerikanische Menschen in der entsprechenden Altersgruppe und dementsprechend weniger häufig an PTBS erkranken.

2.1.5 Diagnostik der PTBS

Für die Diagnostik der PTBS steht eine Reihe von Verfahren zur Verfügung. Im Folgenden sind diejenigen aufgeführt, die wir an der Traumaambulanz der LMU München einsetzen.

SKID-I

Das SKID-I (Wittchen, Zaudig & Fydrich, 1997) ist ein klinisches Interview zur Diagnosestellung. Der zeitliche Aufwand für die Durchführung des Interviews ist relativ gering, und die Auswertung ist schnell und problemlos. Das Interview liegt auch in einer Computerversion vor (DIA-X, Wittchen & Pfister, 1997), sodass bereits während des Interviews die Daten eingegeben werden können und die Diagnosen sofort vom Computer erstellt werden.

Posttraumatische Diagnose-Skala (PDS-Fragebogen)

Der PDS-Fragebogen – eine deutsche Übersetzung der »Posttraumatic Diagnostic Scale« (dt. Fassung von Ehlers, Steil & Winter, 1996) – ist ein Selbstbeurteilungsverfahren, das sowohl das Auftreten der Symptome einer Posttraumatischen Belastungsstörung als auch die Reaktion der Betroffenen auf das Ereignis erfasst. Es ermöglicht sowohl die Diagnosestellung einer PTBS nach dem DSM-IV und die Einschätzung des Schweregrades der Posttraumatischen Belastungsstörung anhand des Gesamtwertes: von 0 (keine Symptomatik) bis 51 (Maximalwert). Sie weist gute testtheoretische Kennwerte auf.

Impact of Events Scale-Revised (IES-R)

Die Impact of Events Scale-Revised (IES-R; Weiss & Marmar, 1997) in der deutschen Übersetzung von Maercker und Schützwohl (1998) ist ein Selbstbeurteilungsmaß zur Erfassung von Symptomen einer posttraumatischen Belastungssymptomatik. Die IES-R ist eine um die Subskala »Hyperarousal« erweitere Version des IES, dessen Items aus dem theoretischen Modell traumatischer Stressfolgen (Horowitz, Wilner & Alvarez, 1979) abgeleitet wurden. Die IES-R erfasst die typischen Formen individueller Reaktionen bzw. Symptome auf ein belastendes Ereignis (Intrusionen, Vermeidung und Übererregung), die in der letzten Woche aufgetreten sind, in Bezug auf ein traumatisierendes Ereignis, das vom Befragten selbst eingetragen wird.

Die Häufigkeit der Symptome wird auf einer 4-stufigen Skala angekreuzt (0 = überhaupt nicht, 1 = selten, 3 = manchmal, 5 = oft), insgesamt umfasst die Skala 22 Items (7 zur Intrusions-, 8 zur Vermeidungs- und 7 zur Übererregungs-Subskala). Aus den Summenwerten der einzelnen Cluster kann der Schweregrad einer posttraumatischen Symptombelastung abgeleitet werden. Werte kleiner als 8,5 werden als niedrig interpretiert, Werte zwischen 8,6 und 19,0 als mittel und Werte größer als 19,0 als hoch. Die IES-R ist sehr ökonomisch; sie eignet sich deshalb gut für die Verlaufsmessung. Von der Bildung eines Summenwertes wird allerdings abgeraten.

Die IES-R erlaubt keine diagnostische Zuordnung, da die Formulierungen der Fragebogen-Items unabhängig von der Fassung des DSM-IV sind und lediglich Häufigkeiten angegeben werden.

Die Autoren geben einen Test-Retest Reliabilität-Koeffizienten von .91 an, die interne Konsistenz für die Gesamtskala mit Cronbach's α = .94 (Intrusionen α = .85, Vermeidung α = .85, Übererregung α = .77). Der Vorteil der Skala liegt in der weiten Verbreitung des Maßes, sodass vielfältige Vergleiche zu anderen Studien gezogen werden können.

2.1.6 Wirksamkeit von Traumatherapien: Integration trauma-fokussierter und nicht-fokussierter interaktioneller Interventionen

In kontrollierten Studien an großen Patientenstichproben konnte gezeigt werden, dass Traumatherapien grundsätzlich sehr wirksam sind, mit Effektstärken um ***d*** = 1.40 im Prä-Post-Vergleich und um ***d*** = 1.10 im Vergleich einer Behandlungsgruppe mit einer Warteliste-Kontrollgruppe. Bei der Untersuchung von Traumabehandlungen, die mit einer aktiven Kontrollgruppe (»Placebobehandlung«) verglichen wurden, sinkt die Effektstärke im Durchschnitt aber dann doch auf ein mittleres ***d*** von ca. 0.80, was noch gut, aber eben nicht mehr allzu beeindruckend ist.

Will man nun wissen, welche Arten von Therapien, oder besser: welche Arten von therapeutischen Techniken wirksamer sind, so legen die bisher vorliegenden Forschungsbefunde folgende Antwort nahe: Grundsätzlich erweisen sich solche Verfahren als effektiver, in denen die Beschäftigung mit den traumatischen Ereignissen im Vordergrund der Behandlung steht (»trauma-fokussierte Verfahren«). Nicht-trauma-fokussierte Verfahren hingegen, bei denen die systematische Beschäftigung mit den Inhalten der Traumaerinnerung keinen Schwerpunkt in der Therapie bilden, schneiden vergleichsweise nicht viel schlechter ab (Bradley et al., 2005; Bisson et al. 2007, Ehring, 2014), wurden aber kaum ernsthaft untersucht. Das liegt in erster Linie an der Komplexität derartiger Therapieverfahren, die sich auch nur schwer für die Forschung standardisieren lassen, etwa in Form von Therapiemanualen.

Diese Ergebnisse zu den trauma-fokussierten Verfahren haben mittlerweile eine breite Forschungsbasis, allerdings nur für einfache, in der Regel einmalige Formen der Traumatisierung (»Typ 1 Traumata«).

In solchen Fällen erweisen sich auch kognitive Interventionen (Analyse und Veränderung der um die Trauma-Erinnerungen kreisenden Gedanken) und konfrontierende Methoden (Exposition, EMDR) als besonders wirksam.

Im Vergleich dazu sind jedoch solche Traumafolgestörungen, die mit anderen psychischen Störungen gemeinsam auftreten (»Komorbidität«), sehr wenig erforscht worden. Depressionen, Ängste, chronische Schmerzen, psychosomatische Probleme sind jedoch eher typisch als Begleitsymptome der Posttraumatischen Belastungsstörung.

Das sind dann allerdings auch die Problemkonfigurationen, mit denen die Menschen in der Praxis häufiger vorstellig werden – mit polysymptomatischen Störungsbildern. Vergleichsweise sehr wenig erforscht wurden bisher auch die Langzeitwirkungen von frühen Traumatisierungen (Kindheitstraumata) bzw. die bei Erwachsenen über einen längeren Zeitraum anhaltenden traumatischen Erfahrungen (»Komplexe Traumatisierungen« bzw. Typ 2 Traumata). Es gibt einige Hinweise dafür, dass die guten Ergebnisse der traumafokussierten Verfahren bei komplexer posttraumatischer Belastungsstörung nicht nachgewiesen werden können und die nicht-traumafokussierten Verfahren hinsichtlich mancher Aspekte der Traumafolgestörungen sogar bessere Langzeitbefunde liefern (Butollo et al., 2013, 2014).

Der im weiteren Verlauf dieses Buches beschriebene Therapieansatz integriert dementsprechend auch, durchaus im Einklang mit dem Stand der bisherigen Forschungsbefunde, die trauma-fokussierten Therapieverfahren mit den nicht-traumafokussierten Verfahren zu einem komplexen, mehrphasigen, integrativen Therapieansatz, in dem die Fokussierung auf Trauma-Erinnerungen ergänzt wird durch die therapeutische Bearbeitung traumabedingt beeinträchtigter sozialer Kompetenz und traumabedingt gestörter Selbstprozesse.

2.2 Entstehung der PTBS aus humanistischer/dialogischer Sicht

Die Mehrzahl der Traumatherapien, zumindest so, wie sie sich in den wissenschaftlichen Untersuchungen präsentiert, fixiert ihre Aufmerksamkeit auf die Reduktion der Leitsymptome der Posttraumatischen Belastungsstörung. Das ist legitim, jedoch einseitig und verfehlt den Kern des Problems traumatisierter Menschen. Und das auch dann, wenn die Patienten selbst die Symptomreduktion zuerst einmal als ihr vorrangiges Ziel sehen.

Aus Sicht der humanistischen Psychotherapie übersehen die Mainstream-Therapien, dass die phänomenologische Welt der traumatisierten Menschen aus den Fugen geraten ist. Ihr Selbst, das heißt die Summe der mit der Umwelt interagierenden psychischen Funktionen, über die gesamte bisherige Lebensspanne zu einem stabilen Satz von repräsentierten sozialen Interaktionen gewachsen, wird unter Umständen durch eine einzige katastrophale Erfahrung gleichsam für ungültig erklärt. Und zwar, ohne dass ein neues, der katastrophalen Erfahrung angemessenes Bild von sich in der Welt entstanden wäre.

Herrschte vor der traumatischen Erfahrung noch die Überzeugung, dass man selbst wertvoll ist, dass die Mitmenschen im Prinzip vertrauenswürdig sind und dass man das Leben einigermaßen »im Griff« hat, macht sich in der Folge der Tat die Vorstellung breit, man sei wertlos, ohnmächtig und der feindseligen Umgebung ausgeliefert. Denn das ist die interaktionelle Botschaft der traumatisierenden Erfahrung. Das Selbst versucht alte Fragmente des prätraumatischen Selbstes zu retten, indem es dieses vom traumatisierten Selbst abspaltet. Doch geschieht dies um den Preis der psychischen Spaltung, der ständigen Unsicherheit, wann das traumatisierte Selbst durch Erinnerungsreize wieder aktiviert wird.

Diese Verunsicherung findet statt: a) auf der Ebene der SELBSTKONZEPTE – ich denke, wer ich bin, und b) auf der Ebene der SELBSTPROZESSE – ich konfiguriere mich angesichts einer gewissen Situation in einer bestimmten Weise und handle entsprechend.

Im Fall der Intrusionen, der wiederkehrenden Erinnerungen an das traumatische Ereignis, wird auch das Selbst jeweils wieder neu aktualisiert. Mit jeder der traumatischen Erinnerungen wird die traumatisierte Selbstantwort neu aufgerufen und eingeprägt: ohnmächtig, schwach, hilflos, wertlos, unterwürfig.

Nicht nur das traumatische Ereignis formiert somit das TRAUMA-SELBST, sondern jede Wiederholung des Geschehens, wobei mit jeder Wiederholung das traumatisierte Selbst weiter fixiert und alle anderen Selbstoptionen überschattend dominiert.

Aus diesem Modell lässt sich ableiten, dass eine Konfrontation mit den belastenden Erinnerungen, ohne dass dabei eine neue Position zum Geschehen bezogen werden kann, und zwar kognitiv und dialogisch handelnd, potenziell retraumatisierend ist.

Die Lösung lässt sich viel eher im relativ zum Trauma fernen Wiederaufbau des Selbstes anhand stärkender Interaktionserfahrungen suchen. Mit dem so wieder gestärkten Selbst wird dann die Interaktion mit der traumatischen Erinnerung gesucht und dialogisch ausgetragen. Ziel sind die Wiederaufnahme eines Standpunktes gegenüber dem Aggressor, die Wiederherstellung der Artikulations- und Handlungsfähigkeit angesichts der im Rollenspiel aktualisierten Traumaerinnerung. Im Traumagedächtnis, durch die ansatzweise Aktualisierung der traumatischen Erfahrung, werden neue Wege der Selbstaktualisierung, der Abgrenzung und der psychologischen Verteidigung geprobt und zum Einsatz gebracht. In der Erinnerung prallen intrapsychisch die kognitiv-emotionale Repräsentation des Nicht-Selbst (Täter, Unfallverursacher, verstorbene Person, Naturereignis) und des Selbst aufeinander und führen im ungünstigen Fall zur Wiederholung der Ohnmachtserfahrung, in der das Selbst schwach und das Nicht-Selbst übermächtig repräsentiert und aktualisiert sind. Diese Imbalance der Selbst-/Nicht-Selbst-Repräsentanz gilt es in der Selbst-Aktualisierung zu bearbeiten.

2.3 Dialogische Haltung

Der klare Bezug zur eigenen Werthaltung, die intakte Wahrnehmung eigener Bedürfnisse und Interessen, gepaart mit der Fähigkeit zur Wahrnehmung der anderen Person mit ihren – oft anderen – Werten, macht die dialogische Haltung aus. Es besteht eine intakte Grenze zwischen beiden, und der Austausch wird respektvoll ausgehandelt. Das kann durchaus hoch hergehen, doch die Grenzen werden respektiert. Diese Interaktionserfahrungen werden über die Jahre der Entwicklung internalisiert und führen zu jener Selbstsicherheit, aus der heraus faire Auseinandersetzungen geführt werden können.

Im Fall der Traumatisierung bricht diese Selbstsicherheit zusammen. Die gestörte Balance in der Täter-Opfer-Repräsentation führt zu einer Demontage an der Grenze des Kontaktes. Statt Kontakt wird Unterwerfung angeboten, real, aber auch intrapsychisch in den Wiederholungen der Trauma-Ereignisse.

Nun kann Unterwerfung durchaus ein sehr sinnvoller Weg sein, die physische und psychische Vernichtung gerade noch abzuwenden. Wird Unterwerfung jedoch zum undifferenzierten, von Panik begleiteten Bewältigungsstil, der gar nicht mehr testet, ob die Gefahr tatsächlich in diesem extremen Ausmaß noch existiert, und ohne dass die eigenen Ressourcen zur offensiven Bewältigung des Problems mobilisiert werden, liegt eine übergeneralisierte Selbstauflösung vor. Dies ist aber das Bild, das viele der traumatisierten Menschen von sich zeichnen und wie sie sich tatsächlich darstellen.

Die Einladung, wieder in eine dialogische Beziehung einzutreten, diesmal in therapeutischem Kontext, ist wesentlicher Bestandteil einer humanistischen Therapie posttraumatisch beschädigter Selbstprozesse.

Für eine differenziertere Darstellung des dialogischen Modells der Posttraumatischen Belastungsstörung kann auf frühere Arbeiten verwiesen werden (Butollo, Krüsmann & Hagl, 1998; Butollo, Hagl & Krüsmann, 1999).

Hier soll nur noch einmal zusammengefasst werden, dass die dialogische Haltung der Therapeuten die Möglichkeit der zwischenmenschlichen Begegnung in der Therapie als ganz wesentlichen Aspekt des Heilungsprozesses ermöglicht. Die dialogische Haltung ist keine therapeutische Methode, sondern ein respektvolles Angebot, zwischenmenschliche Wirklichkeit zu gestalten. Sie ist kein Mittel zum Zweck. Die Therapeuten präsentieren nicht einfach eine Experten-Fassade, sondern sie zeigen sich den Patienten durchaus auch mit ihren Schwächen, Vorlieben und Grenzen. Sie sind in der therapeutischen Beziehung authentisch und ermuntern die Patienten so auch, für sich selbst die Authentizität in der Begegnung zu riskieren. Aus einer dialogischen Haltung heraus treten Therapeuten auf Augenhöhe, wenn möglich mit dem ganzen Wesen, in die Beziehung ein – respektvoll Verschiedenheit anerkennend, zulassend und wertschätzend. Wer bist Du? Statt: Wie will ich, dass Du wirst?

Dabei ist weniger die Bereitschaft gemeint, über sich allgemein gültige, abstrakte Auskunft zu geben, sondern vielmehr die Bereitschaft, im therapeutischen Kontakt jeweils gegenwärtiges Erleben in die aktuelle Begegnung einfließen zu lassen. Eine ungeschönte, nicht mehr vermiedene Erfahrung, die abweichen mag von dem, wie man sich selbst gerne sehen würde, aber wie man gerade eben nicht ist.

Die Therapeuten unterstützen diese Prozesse, wie bereits angedeutet, durch die eigene Bereitschaft, über ihren inneren Prozess ungeschönt Auskunft zu geben. Die Wirkung dieser »Selbstauskunft« (self-disclosure) wird unterstützt, indem die Therapeuten ihr echtes Interesse an den Prozessen der Patienten mitteilen und so wie mit einem Scheinwerfer die Aufmerksamkeit beider auf das gegenwärtige Erleben lenken. Echtes Interesse, verbunden mit der Wertschätzung dessen, was die Patienten von sich zeigen, wirkt wie ein Energieschub für die Person, die dieses Interesse erfährt. Der Interessierende bringt sich so persönlich ein und signalisiert dem Patienten, dass er es wert ist, dass sich jemand für ihn interessiert.

3. Behandlungsablauf (Beginn der Behandlung)

Die Entscheidung einer traumatisierten Person für eine Traumatherapie erfolgt meist aufgrund eines Leidensdrucks, der durch die Folgen (Symptome) auf dieses Ereignis hervorgerufen wird, aber nicht, um sich an die traumatische Erfahrung zu erinnern und sich damit auseinanderzusetzen.

Das Leid traumatisierter Menschen und der Druck, unter dem sie stehen, »verführt« manche Therapeuten, schnell Interventionen anzubieten, um Erleichterung zu verschaffen. Manchmal suggerieren Traumapatienten auch, sie hätten ein Anrecht auf einen Therapieplatz, weil ihnen so schreckliche Dinge widerfahren sind. Der Bericht über stattgefundene Traumatisierungen genügt jedoch nicht für eine Therapieindikation. Selbstverständlich müssen zuerst die Traumasymptomatik erhoben und der Behandlungsauftrag geklärt werden. Nur bei einer vorliegenden Traumasymptomatik, die die Kriterien einer Posttraumatischen Belastungsstörung erfüllt, ist eine Traumatherapie angezeigt und sinnvoll.

3.1 Zu Beginn der Traumatherapie

Die meisten traumatisierten Patienten stehen im ersten Gespräch enorm unter Druck und können nicht abschätzen, was jetzt auf sie zukommen wird. Manche wollen ihre Geschichte sofort loswerden, manche denken, sie müssten ihre Erfahrungen sofort erzählen. In der Regel stoppen wir die Patienten zunächst und unterstützen sie dahingehend, eine bewusste Entscheidung darüber zu treffen, ob sie ihre Geschichte jetzt erzählen möchten oder eben nicht. In der ersten Sitzung ist es ausreichend, sich als Therapeut einen groben Überblick über das Geschehene zu verschaffen, wobei der Patient nicht unnötig belastet werden soll. Die meisten Patienten haben kein Problem damit, das Ereignis darzustellen. Viele Patienten haben auch eine Wahrnehmung darüber, dass es sozusagen »zwei Versionen« der Geschichte gibt: Sie sagen in etwa »ach, ich habe kein Problem zu erzählen, was passiert ist, das habe ich schon oft erzählt, … aber wie es mir damit geht und das, was eigentlich mit mir passiert ist, das erzähle ich nicht«. Das Erstgespräch soll auf keinen Fall einer narrativen Exposition gleichen. Wichtig ist, auf das Bedürfnis und die Motivation des Patienten zu achten. Durch die Anmeldung sind in der Regel die Eckpfeiler des A-Kriteriums bereits bekannt, sie müssen in diesem Stadium nicht mehr ausführlich benannt werden. Damit soll auch verhindert werden, dass die erste Kontaktaufnahme für die Patienten bereits so aversiv ist, dass sie danach resigniert oder verängstigt wegbleiben.

Das Ziel der ersten therapeutischen Sitzung ist es, zusammen mit dem Patienten aufgrund der berichteten Probleme ein individuelles Modell zu erstellen, aus dem der Patient erkennen kann, dass die Symptomatik eine nachvollziehbare Folgeerscheinung der traumatischen Erfahrung ist und einen Bewältigungsversuch darstellt. Er soll verstehen, dass die Symptomatik eine angemessene Reaktion und eine Auseinandersetzung mit der Thematik sinnvoll und notwendig ist, um die traumatische Erfahrung zu verarbeiten; und er soll vor allem die Sitzung zuversichtlich verlassen können.

Die Themen der ersten Sitzung(en) sind:

- Erfassen der Symptomatik und der aktuellen Situation
- Aufgreifen der Emotion
- Diagnostik
- Bewältigung und Ressourcen
- Ziele der Behandlung und Therapieziele
- Therapeutisches Setting/Rahmenbedingungen.

Erfassen der Symptomatik und der aktuellen Situation

Im ersten Gespräch wird die traumatische Erfahrung, wie gesagt, am Rand besprochen. Wir empfehlen eher, mit der gegenwärtigen Belastung zu beginnen. (»Worunter leiden Sie derzeit besonders? Wie verläuft derzeit ein typischer Tag? Wie gehen Sie oder die Bezugspersonen bisher damit um?«)

Mit der ersten Sitzung steht auch der Aufbau einer sicheren therapeutischen Beziehung im Mittelpunkt. Der in der Gestalttherapie empfohlene dialogische Kontakt bietet insbesondere für traumatisierte Menschen eine Möglichkeit, Zugang zum Trauma zu finden. Eine sichere therapeutische Beziehung ermöglicht den Betroffenen neue Erfahrungen im Kontakt. In der Begegnung erfährt das »posttraumatische Selbst«, dass es wertvoll ist und respektiert wird. Der Therapeut soll die Schwierigkeiten und Belastungen des Patienten verstehen können und einen Rahmen bieten, in dem für das »Unaussprechliche«, für den Schrecken wieder eine Sprache gefunden werden kann.

Aufgreifen der Emotion

Nachdem der Patient sein Erleben und seine Problematik berichtet hat, greift der Therapeut zunächst die im Raum stehenden Emotionen auf. In der Regel sind die Patienten sehr aufgewühlt und angespannt. Der Ausdruck der Emotion sowie die Würdigung des Erlebten und wie der Patient versucht, damit zurechtzukommen, stellen eine große Entlastung für ihn dar. Er wird sich akzeptiert fühlen. Dies ermöglicht ihm, sich weiter zu öffnen und sich auf die zu erarbeitenden Behandlungsvorschläge einzulassen.

Diagnostik

In der Diagnostik werden die gegenwärtigen körperlichen, psychischen und sozioökonomischen Konsequenzen der traumatischen Erfahrung exploriert, wobei wir sehr darauf achten, das Gespräch kognitiv und stabilisierend zu steuern.

Mithilfe eines diagnostischen Interviews (z. B. SKID-I oder IDCL-Interview, Hiller, Zaudig & Mombour, 1995) wird die spezifische Traumasymptomatik erhoben. Ebenso wichtig ist es, die Begleitumstände der Traumatisierung zu erfassen. Dazu gehören Fragen, ob der Patient oder andere beteiligte Personen verletzt wurden, ob jemand verstorben ist, ob eine (reale) Schuld oder ein Fehler vorliegt, ob Versicherungsangelegenheiten, polizeiliche Ermittlungen oder Gerichtstermine anstehen und ob weitere Implikationen oder Belastungen durch die traumatische Erfahrung zu berücksichtigen sind (Verlusterleben, körperliche Einschränkungen, Arbeitsplatzverlust, Rentenbegehren). Die Praxis zeigt, dass traumatisierte Menschen sehr ambivalent, z. B. hinsichtlich einer Fortsetzung ihrer Berufstätigkeit, sein können, vor allem bei berufsbedingten Traumatisierungen (wie z. B. Banküberfälle, Suizidanten im Gleisbereich bei Lokführern) oder es zu heftigen Rückfällen kommt, wenn Gerichtsverhandlungen anstehen.

Bei der Erstellung des Behandlungsplans müssen diese Themen berücksichtigt werden, da ansonsten Patient und Therapeut verschiedene Ziele oder Themen verfolgen. Ein Unfallopfer, das Schadensersatz oder Schmerzensgeld beantragen will, oder ein Lokführer, der nicht sicher ist, ob er wieder fahren möchte, glaubt, die Symptomatik aufrechterhalten zu müssen, um seine Ansprüche geltend machen zu können.

Neben der Traumasymptomatik sollen auch komorbide Störungen erfasst werden. Der SCID-I und SCID-II (auch in der Computerversion DIA-X, Wittchen et al., 1997) bieten sich an, systematisch und strukturiert weitere Problematiken zu erfassen. Darüber hinaus erheben wir störungsspezifische und störungsübergreifende Symptomatiken anhand von Fragebogen, jedoch muss in jedem einzelnen Fall eine Einschätzung getroffen werden, ob die Bearbeitung der Fragebogen für den Patienten nicht zu belastend ist. Die Fragebogen müssen den Patienten gut erklärt werden und sie müssen angeleitet werden, um Überforderungen möglichst zu vermeiden. Erst wenn die vorliegende Symptomatik diagnostiziert werden kann, lässt sich eine Entscheidung über ein angemessenes und sinnvolles Behandlungskonzept erstellen und gemeinsam mit dem Patienten ein Behandlungsrational ableiten.

Bewältigung und Ressourcen

Die Exploration aktueller Bewältigungsmechanismen und vorhandener Ressourcen eines Patienten müssen Bestandteil der Diagnostik sein. Der Therapeut sollte Kenntnis darüber haben, wie belastbar der Patient sich im Augenblick fühlt, welche Strategien er in der Vergangenheit entwickelt hat, um mit den Folgen der traumatischen Erfahrung zurechtzukommen, welche Strategien ihm geholfen haben und welche weniger zielführend waren. Der Therapeut würdigt alle Versuche der Bewältigung und validiert auftretende Emotionen. Zudem sollen alle prinzipiell positiven Möglichkeiten des Patienten zur Bewältigung der Traumafolgen sowie das Vorhandensein seines sozialen Netzwerkes und der sozialen Unterstützung erfasst werden. Es kann auch hilfreich sein zu erfragen, welche Erfahrungen der Patient im Umgang mit schwierigen Situationen schon hat. Wenn der Patient allerdings erwähnt oder angedeutet hat, dass das Ereignis das Schlimmste war, was ihm je passiert ist, wird er diese Frage vielleicht als Kränkung empfinden und sich missverstanden fühlen.

Ziele der Behandlung und Therapieziele

Traumatisierte Menschen kommen in Behandlung, weil die Symptome einen erheblichen Leidensdruck verursachen, vor allem aber, weil sie sich selbst fremd geworden sind, sich und die Welt nicht mehr verstehen können und nichts mehr so ist wie früher. Ziel der Therapie sollte deshalb sein, unverbundene Selbstanteile des Menschen wieder in Kontakt zu bringen, d.h., die betroffene Person soll erkennen, dass scheinbar unvereinbare Positionen innerhalb der Person in Widerstreit sind. Im Rahmen der therapeutischen Arbeit soll es möglich werden, diese Polaritäten zu akzeptieren und Gegensätze zu integrieren.

Zu Beginn der Therapie muss der Auftrag geklärt werden: Die Verarbeitung des Traumas ist kein Therapieziel, vielmehr muss der Therapeut erfahren, wie der Patient eine Verbesserung seiner Situation und seines Zustandes definiert. So zu werden wie früher (vor dem Trauma) ist ein verständlicher und nachvollziehbarer, aber nicht realisierbarer Wunsch. Es empfiehlt sich, die Therapieziele möglichst genau zu formulieren und dabei zu beachten, was realistisch und realisierbar ist; oft können nur Teilziele bearbeitet und erreicht werden. In jedem Fall sollte man möglichst genau ausarbeiten, was sich in der Therapie verändern sollte und in welchen Situationen und Handlungen der Patient eine Verbesserung feststellen würde. Die Patienten sollten ihre Response-Ability wiederfinden und die posttraumatische Agonie aufgeben können. Sie sollen erkennen, dass die traumatische Erfahrung ein Teil ihres Lebens (geworden) ist und dies als Faktum akzeptieren können. Das bedeutet auch, sich mit den Veränderungen auseinanderzusetzen, die durch die traumatische Erfahrung entstanden sind. Dieser Prozess nimmt in vielen Fällen einen langen Zeitraum in Anspruch und kann oft nicht innerhalb einer therapeutischen Episode bearbeitet werden. Jedoch auch in sehr schweren Fällen komplexer Traumatisierungen können diese Prozesse angestoßen werden und den Patienten ein Ziel vor Augen führen, ihr Leben selbstwirksam und beziehungsorientiert zu gestalten.

Ziele zu benennen oder zu erarbeiten kann einige Patienten sehr unter Druck setzen. Hier kann man kleine Schritte auf dem Weg vereinbaren. Wenn Ziele formuliert werden, sollen sie handlungsbezogen und überprüfbar, also »operationalisiert« werden.

Hilfreiche Fragen können sein:

- Was möchten Sie erreichen?
- Welche Möglichkeiten haben Sie, diese Ziele zu erreichen?
- Wer kann Sie unterstützen, Ziele zu erreichen?
- Woran würden Sie erkennen, dass Sie sich verändert haben?
- Was sind kleine Schritte?

Therapeutisches Setting/Rahmenbedingungen

Nach einer ausführlichen Diagnostik, der Einigung zwischen Patient und Therapeut über die Behandlung der vorliegenden PTBS und der Abwicklung der Formalitäten kann die Therapie beginnen. Das Manual ist evaluiert für die Behandlung der Posttraumatischen Belastungsstörung. In unserer Ambulanz haben wir es auch für komplexe Traumafolgestörungen und Angststörungen erfolgreich eingesetzt.

Unter »Traumatherapie« verstehen wir prinzipiell die Auseinandersetzung mit den Traumafolgestörungen, damit meinen wir in erster Linie die PTBS. Dieses Vorgehen scheint dem prozesshaften Charakter einer humanistischen Therapieform zu widersprechen. Wir sind jedoch der Meinung, dass für traumatisierte Menschen ein strukturierteres und direktiveres Vorgehen notwendig ist. Da jedoch das Vorgehen der hier beschriebenen Therapieform zunächst an peripheren Themen geübt wird, bevor es zu den traumatischen Inhalten vordringt, können viele – auch belastende – Themen, mit denen die Patienten zusätzlich beschäftigt sind, innerhalb der Traumatherapie aufgegriffen werden.

Der Behandlungsplan umfasst 24 Sitzungen. Das Manual orientiert sich somit am zeitlichen Umfang des im deutschen Gesundheitswesen üblichen Rahmens einer Kurzzeittherapie. Die Sitzungen finden zweimal wöchentlich à 50 Minuten statt, in der Konfrontationsphase kann es jedoch sinnvoll und notwendig sein, Doppelsitzungen einzuplanen. Damit ermöglichen wir den Patienten einen überschaubaren zeitlichen Rahmen und erleichtern ihnen, sozusagen am Thema zu bleiben. Manche Patienten sind von der zeitlichen Dichte überfordert, in diesen Fällen weichen wir auf eine Frequenz von einer Sitzung pro Woche aus.

Nach Therapieende bieten wir den Patienten für den Übergang zwei Boostersitzungen an. Dies gibt den Patienten noch zusätzlich Sicherheit, bei Bedarf kurzfristig ein therapeutisches Gespräch in Anspruch nehmen zu können. Sechs Monate nach Therapieende führen wir ein Follow-up durch; die Untersuchung erfolgt mithilfe eines Fragebogenpakets und eines halbstrukturierten Interviews. Dies ist auch der Zeitpunkt, Patienten bei einer evtl. noch vorliegenden Symptomatik über weitere Behandlungsmöglichkeiten zu beraten. In manchen Fällen zeigt sich, dass die Traumasymptomatik noch nicht zufriedenstellend behandelt wurde oder weitere behandlungsbedürftige Problematiken aufgetreten sind. Viele Patienten nutzen das Katamnesegespräch – neben der Möglichkeit einer Beratung – zur Zusammenfassung und Rückschau auf die Therapie und können die Veränderungen noch einmal nachhaltig ankern.

Änderung des Therapieplans
In der Regel ist diese Anzahl an Sitzungen ausreichend, eine PTBS erfolgreich zu behandeln. Häufig haben jedoch Patienten auch andere Themen, z. B. Schwierigkeiten am Arbeitsplatz oder in der Partnerschaft. Diese Themen werden in der Stabilitätsphase im Kontext von »Stabilisierung persönlicher Grenzen« aufgegriffen, können aber im Rahmen der Traumatherapie nicht immer abschließend bearbeitet werden. Im Fokus der Behandlung soll die PTBS stehen, weitere Themen werden peripher bearbeitet. Wenn aktuelle oder begleitende Themen behandlungsbedürftige Symptomatiken auslösen, wird die Therapie verlängert. Selbstverständlich erweitern wir auch den Therapierahmen, wenn Krisen oder weitere Traumatisierungen vorkommen oder frühere Traumatisierungen in den Fokus rücken.

3.2 Kriterien und Ausschlusskriterien für eine Traumatherapie

Der vorliegende Therapieansatz ist konzipiert für Patienten mit akuter oder chronischer PTBS, wobei die PTBS die Hauptdiagnose ist und das Ereignis mindestens fünf Wochen zurückliegt. Falls bei Patienten bereits vor der aktuellen Traumatisierung psychische Probleme vorhanden waren oder frühere Traumatisierungen vorliegen, ist zu klären, ob diese ebenfalls behandlungsbedürftig sind oder miteinbezogen werden müssen. Die Rahmenbedingungen der Therapie müssen ausführlich besprochen und abgeklärt werden. Manche Patienten haben lange auf einen Therapieplatz gewartet oder endlich den Mut gefasst, einen Therapeuten aufzusuchen, und unterschätzen möglicherweise die Anforderungen einer konfrontativen Traumatherapie. Deshalb sollten Patienten umfassende Informationen über den Ablauf der Traumatherapie und auch über alternative Behandlungsangebote bekommen.

Nachfolgend genannte Kriterien geben Hinweise auf Probleme, deren Vorliegen eine konfrontative Traumatherapie zum derzeitigen Zeitpunkt ausschließt bzw. sehr erschwert, während dialogisches Arbeiten, vor allem mit Zielen und Methoden der Phasen I und II, normalerweise möglich ist.

Akute Suizidalität: Patienten, die vorhaben, sich das Leben zu nehmen, sind mit einer ambulanten Therapie überfordert. Sie brauchen in der Regel eine vollstationäre psychiatrische Behandlung. Erst wenn sie sich glaubhaft von Suizidalität distanziert haben und bündnisfähig sind, können sie in die Traumatherapie aufgenommen werden.

Schwere Persönlichkeitsstörungen (Borderline, Antisoziale Persönlichkeitsstörung) und die Persönlichkeitsstörungen des A-Clusters (paranoid, schizoid und schizotypisch): Wir haben auch Menschen mit Verdacht auf Persönlichkeitsstörungen behandelt, jedoch ist die Therapie in diesen Fällen selten im Zeitrahmen einer Kurzzeittherapie möglich. Die verschiedenen Themenbereiche, wie sie im Manual dargestellt werden, benötigen in der Regel mehr Zeit.

Traumatisierungen in der Kindheit (z. B. sexueller Missbrauch, starke Vernachlässigung): Bei Traumatisierungen in der Kindheit bzw. bei Traumatisierungen, die sehr lange zurückliegen, trifft häufig die Diagnose »PTBS« nicht zu, sondern F62.0 (Andauernde Persönlichkeitsänderung nach Extrembelastung). Für komplexe Belastungsstörungen erscheint uns die dialogische Arbeit besonders geeignet und bedeutsam, da komplexe Traumatisierungen mit interpersonellen Verletzungen einhergehen und die dialogische Arbeit sehr gezielt die therapeutische Beziehung und interpersonelle Skills einsetzt.

Substanzabhängigkeit: Klinische Erfahrungen haben gezeigt, dass ambulante Therapie nur unter einer permanenten Abstinenz möglich ist. Es ist anzunehmen, dass hinter jeder Sucht weitere psychische Probleme liegen, die behandlungsbedürftig sind. Bei akutem Substanzmissbrauch muss zuerst eine Entzugsbehandlung durchgeführt werden. Falls der Patient glaubhaft versichern kann, Suchtmittel zur Vermeidung oder Erleichterung der PTBS-Symptomatik einzusetzen, d. h. vor der Traumatisierung kein Substanzmissbrauch oder keine -abhängigkeit vorgelegen ist, beginnen wir immer mit der Traumabehandlung und vereinbaren mit den Patienten einen kontrollierten Umgang mit den Suchtmitteln. Mit fortschreitender Behandlung der Traumasymptomatik muss der Suchtmittelkonsum reduziert und schließlich beendet werden können. In fast allen Fällen haben wir damit positive Erfahrungen gemacht.

Komorbide Störungen und weitere Probleme: Manchmal bringen Patienten weitere Problematiken in die Therapie ein. Aktuelle Probleme, die nicht direkt in Zusammenhang mit der Traumatisierung stehen, oder biografische Themen werden in der Stabilitätsphase aufgegriffen, können jedoch nur peripher behandelt werden. Die zentralen Themen der Traumabehandlung sind auch auf weitere Bereiche übertragbar (z. B. eigene Bedürfnisse wahrnehmen und einfordern, Umgang mit »schwierigen« Gefühlen). Die Symptome komorbider Störungen werden in der Regel mit fortschreitender Traumatherapie ebenfalls verringert und bedürfen nach einer erfolgreichen Traumabehandlung keiner weiteren Behandlung.

Ausschlusskriterien für eine Traumatherapie sind:

- Dissoziative Identitätsstörung
- Psychotische Störung (aktuell oder anamnestisch)
  - Schizophrenie
  - schizophreniforme Störung
  - schizoaffektive Störungen
  - wahnhafte Störung
- Neurologische Behinderung (z. B. Schädel-Hirn-Trauma mit funktionaler Beeinträchtigung)

- Unzureichende deutsche Sprachkenntnisse
- Bestehende Psychotherapie
- Mangelnde Motivation.

3.3 Therapeutisches Verhalten

Viele – gerade – akut traumatisierte Menschen (und nicht nur sie) haben noch nie die Möglichkeit einer psychotherapeutischen Behandlung in Erwägung gezogen und sind demzufolge stark verunsichert und häufig auch uninformiert über ein therapeutisches Vorgehen und die Möglichkeiten einer Hilfestellung. In vielen Fällen kommt der Anstoß zur Therapie von anderen Personen, den Angehörigen, Arbeitskollegen oder Freunden, da die Betroffenen selbst sich schämen, Therapie zu benötigen, oder ihre Symptome verstecken wollen.

Manche Patienten erwarten eine bevorzugte Behandlung aufgrund dessen, was sie erlebt haben. Manche Patienten sind auch enttäuscht, dass sie Hilfe in Anspruch nehmen (müssen), weil ihre eigenen oft lang erprobten Strategien nicht ausreichen. Wichtig ist es, den Patienten zu vermitteln, dass sie Unterstützung bekommen, aber Therapie immer nur die Anleitung zur Selbsthilfe sein kann, und dass sie für ihr Tun und letztlich für ihren Verarbeitungsprozess selbst verantwortlich sind.

Gerade bei Traumapatienten, die wieder Struktur brauchen und aufbauen müssen, ist es anfangs besonders wichtig, die äußere Struktur einzuhalten; dazu gehört, die Sitzungen pünktlich zum vereinbarten Zeitpunkt zu beginnen und zu beenden und Störungen von außen unbedingt zu unterbinden. Der Therapieraum muss für die Patienten sicher sein, evtl. auftretende Störquellen müssen beseitigt werden. Die Schweigepflicht und die Anonymisierung der Daten aus den Fragenbogen müssen ausführlich besprochen werden, auch wenn diese Themen für die Therapeuten selbstverständlich sein mögen.

Da die meisten Menschen mit Traumatisierungen besonders in ihrem Gefühl von Sicherheit und Verlässlichkeit erschüttert wurden, ist es wesentlich, dass sich der Patient von der Therapeutin angenommen und verstanden fühlt, dass er zu nichts gedrängt wird und im eigenen Tempo vorgehen kann. Dies verschafft ihm zugleich (wieder) ein Erleben von Autonomie und Kompetenz. Anerkennung und Wertschätzung durch die Therapeutin sind hier die vermutlich wichtigsten therapeutischen Wirkfaktoren. Der Aufbau einer tragfähigen, empathischen, aber nicht konfluenten Beziehung steht am Anfang jeder therapeutischen Arbeit.

Es empfiehlt sich, folgende Punkte in den Sitzungen zu beachten:

- Zu Beginn der Therapie ist das Beziehungsangebot der Therapeutin besonders wichtig. Sie ist zugewandt, sie sitzt dem Patienten direkt gegenüber, ist aufmerksam und vermittelt Ruhe und Zuversicht. Die Therapeutin sollte ein Bild der Heilung, der Entwicklung und der Hoffnung entwerfen. Sie soll vermitteln können, dass auch im Angesicht der schrecklichsten Ereignisse der Patient Mut fassen kann, sich mit seinen schmerzlichsten Anteilen zu konfrontieren, und auch bei unwiederbringlichen Verlusten oder ungeheuerlichen Grenzverletzungen wieder Lebensfreude möglich ist. Selbstverständlich ist hierbei wichtig, ehrlich zu sein und keine unrealistischen Erwartungen aufzuzeigen. Jedoch brauchen traumatisierte Menschen Zuversicht, dass sie etwas an ihrem augenblicklichen Zustand verändern können.
- Die Therapeutin soll das Ereignis des Patienten anerkennen und sein Erleben wertschätzen. Beim Erstkontakt kann die Therapeutin den Einstieg erleichtern, indem sie benennt, welche Informationen z. B. bereits aus der telefonischen Anmeldung vorliegen. Meist nimmt die Nennung des Ereignisses viel Druck vom Patienten. Jedoch betonen wir auch, dass eine ausführliche Darstellung des Geschehenen zu Beginn nicht notwendig ist und immer im Tempo des Patienten erfolgt; auch das erleichtert die meisten Patienten sehr.
- Die Therapeutin achtet darauf, wie der Patient auf die Nennung des Ereignisses reagiert, und geht auf seine Reaktion ein, z. B.: »Ich sehe, dass Sie weinen müssen …« Oder: »Ich habe das Gefühl, dass es Ihnen nicht leichtfällt, wenn Sie daran denken müssen.«
- Die Therapeutin validiert die Gefühle des Patienten und unterstützt ihn in einer aufrechten Körperhaltung mit dem Ziel, ihm von Anfang an Selbstunterstützungsmaßnahmen zu zeigen und diese aufzubauen.
- Ein tragfähiges Arbeitsbündnis kann nur entstehen, wenn der Patient ausreichend und zufriedenstellend über das therapeutische Vorgehen informiert ist. Dazu ist es notwendig, realistische und er-

reichbare Therapieziele zu erarbeiten. Auch sollten die Patienten zum Ausdruck bringen können, dass sie etwas an ihrem augenblicklichen Zustand bzw. ihr Leben verändern möchten.

- In der Arbeit mit Traumatisierten erscheint es besonders wichtig, jeglichen therapeutisch induzierten Stress zu vermeiden. Der Patient wird von Anfang an angeregt, sich selber zum »Supervisor« zu machen und zu sagen, wenn er das therapeutische Geschehen als Stress induzierend erlebt. Indes würdigt die Therapeutin das Erlebte, gibt sich natürlich und mitfühlend, er wirkt beruhigend und regt Selbstberuhigung an.
- Wenn die traumatische Erfahrung bereits länger zurückliegt, hat sich der Patient in der Regel mit seiner Symptomatik bereits »eingerichtet«. Hier gilt es, ihn dahingehend zu bestärken und zu akzeptieren, wie er bisher versucht hat, die traumabedingte Symptomatik in den Griff zu bekommen.
- Nicht selten kommt es vor, dass Therapiestunden von Patientenseite aus nicht eingehalten oder kurzfristig abgesagt werden. Häufig hat dies mit Vermeidung im Rahmen der PTBS zu tun, da die Auseinandersetzung mit dem Trauma stark angstbesetzt ist. In diesem Fall sollte der Patient kontaktiert werden, einerseits um ihm Verständnis zu signalisieren, andererseits um ihm diese Angst ein Stück weit nehmen zu können. Keinesfalls sollte die Therapeutin mit Unverständnis oder Ärger reagieren, sondern dem Patienten die Möglichkeit geben, weiter therapeutisch zu arbeiten und vorhandene Ängste abzubauen.
- Traumatisierte Menschen reagieren häufig gereizt, ungeduldig oder auch aggressiv. Für die Therapeutin ist wichtig, dies als Traumasymptom zu erkennen und nicht als Ablehnung oder Widerstand zu deuten.
- Therapeuten sollten sich auch auf sog. »Therapeutentests« einstellen. Sie müssen darauf vorbereitet sein, dass manche Patienten sofort alle grausamen Details ihrer Geschichte erzählen. Vor dem Hintergrund, dass sie schwere zwischenmenschliche Verletzungen und Enttäuschungen erfahren haben, scheint es nachvollziehbar, dass sie sich versichern, ob die Therapeutin sie und ihre Geschichte aushält und sie nicht erneut enttäuscht werden oder ausgeliefert sind. Auch Fragen nach der Kompetenz und der Erfahrung der Therapeutin gehören in diese Kategorie.

- Und schließlich bedeutet die Arbeit mit traumatisierten Menschen auch für Therapeuten, sich auf schreckliche Erlebnisse einzulassen. Dies kann sehr belastend und anstrengend sein. Für jede Therapeutin heißt das, für sich die Grenzen dessen zu wahren, was sie sich zumuten kann und möchte, und die eigenen Ressourcen zu pflegen. Regelmäßige Supervision und der Austausch mit Kollegen sollten deshalb fester Bestandteil der Arbeit mit Traumapatienten (und auch anderer Therapien) sein.

3.4 Ablauf und Einteilung der Sitzungen

Das Vorgehen der Dialogischen Traumatherapie erfolgt stufenförmig nach einer prinzipiell hierarchischen Gliederung. Das heißt, Patienten sollen zuerst ein Maß an äußerer Sicherheit erlangt haben, bevor sie sich mit den Themen der inneren Sicherheit und der Selbstwahrnehmung auseinandersetzen können. Vor der Traumakonfrontation sollen sie wieder eine Balance zwischen traumatisierten und nicht traumatisierten Selbstanteilen hergestellt haben, die ihnen ermöglicht, den traumatischen Inhalten zu begegnen, ohne dabei ihre Selbstprozesse erneut zu destabilisieren. Die Themen und Übungen der Sitzungen variieren stark nach den Erfahrungen, Ressourcen und Skills der Patienten sowie nach dem Schwerpunkt der Symptomatik, d.h. Dauer und Intensität der einzelnen Themen werden sehr unterschiedlich verlaufen, vor allem in der Sicherheits- und Stabilitätsphase. Jedoch sollte der Therapeut immer darauf achten, dass alle Themen angesprochen werden. Auch wenn Patienten angeben, mit einem bestimmten Thema keine Probleme zu haben, sollte sich der Therapeut vergewissern und eine Einschätzung darüber haben, ob Patient und Therapeut dieselben Themen meinen. Zum Beispiel, wenn der Patient berichtet, er habe ein funktionierendes soziales Netzwerk und regelmäßig Kontakt zu unterstützenden Personen, sollte der Therapeut nachfragen, wie oft er sich mit wem treffe, was gemeinsam unternommen werde, worüber gesprochen wird, ob ein Austausch stattfindet etc.

Als allgemeine Strategie kann gelten, dass Problembereiche immer von außen nach innen (von der Peripherie zum Trauma hin) erarbeitet werden. Das heißt, schwierige Themen werden zunächst mit vertrauten Personen geübt. Im nächsten Schritt wird dann an konflikthaften, aber nicht traumarelevanten Themen gearbeitet, um den Selbstwert zu stabilisieren, bevor man sich den traumatischen Inhalten zuwendet. Immer vorausgesetzt, die Patienten sind mit diesen Vorschlägen einverstanden und haben kein anderes Thema, das zu bearbeiten ihnen in diesem Moment wichtiger wäre. Die Therapie verfügt zwar über ein Repertoire an Techniken, die jedoch der allgemeinen Heuristik untergeordnet sind: Awareness für Selbstprozesse fördern, Kontaktprozesse – auch in der Therapeut-Patient-Beziehung – initiieren und bearbeiten, Prozessorientierung aktualisieren vor der Post-factum-Bearbeitung von erlebten Inhalten usw.

Dieses sehr auf die Problematik und die Ressourcen des Patienten abgestimmte Vorgehen macht eine Einteilung und Vorgabe der Themen für die einzelnen Sitzungen schwer durchführbar. Als grobe Richtlinie kann gelten, dass mit den meisten Patienten die Themen der Sicherheitsphase in drei bis vier Sitzungen erarbeitet werden können. Für die Stabilitätsphase veranschlagen wir sechs bis acht Sitzungen, sodass die Konfrontationsphase ab der zehnten Sitzung beginnen kann. Für die Integrationsphase und Rückfallprophylaxe planen wir mindestens drei Sitzungen. In vielen Fällen braucht Integration sehr viel Zeit und kann nicht innerhalb des therapeutischen Rahmens erfolgen, aber zumindest sollten die Themen der Integration benannt und angestoßen werden.

Das Vorgehen hängt natürlich stark von der Schwere der berichteten Symptomatik und den wahrgenommenen Ressourcen der Patienten ab. Prinzipiell passen wir die Interventionen dem Tempo der Patienten an: Dabei muss der Therapeut einerseits darauf achten, dass der Patient sich nicht überfordert. Traumatisierte Menschen haben in der Regel Schwierigkeiten, ihre Grenzen zu wahren, und haben wenig oder keine Wahrnehmung dafür, ob ihnen gerade etwas zu viel ist. (Manche Traumatherapeuten und Traumatherapeutinnen übrigens auch!)

Viele wollen auch einen schnellen Erfolg und das Thema möglichst bald hinter sich lassen, sodass sie Anzeichen der Überforderung ignorieren und umso mehr frustriert sind, wenn sie (wieder) einbrechen, weil zu schnell vorgegangen wurde. Andererseits muss der Therapeut Vermeidungsstrategien erkennen und thematisieren. Manche Patienten fürchten sich vor den nächsten Schritten und weisen immer wieder darauf hin, dass sie »noch nicht so weit sind«. Hier fällt dem Therapeuten die Aufgabe zu, zwischen Überforderung, Herausforderung und

Vermeidung zu unterscheiden und den Patienten für die Herausforderung zu motivieren bzw. die Blockaden aufzugreifen.

Die Idee des hierarchischen Konzeptes beinhaltet ein Verständnis dafür, dass Themen bearbeitet und Selbstprozesse angestoßen sein sollen, bevor der nächste Schritt erfolgen kann. In der Praxis gehen die einzelnen Themen jedoch weitgehend ineinander über. Der Ablauf ist eher spiralenförmig als hierarchisch. Tatsächlich werden in der Konfrontationsphase wieder die Themen der Sicherheit oder Stabilität relevant und müssen erneut aufgegriffen werden. Andere Themen und Übungen werden von Anfang an angeregt und ziehen sich wie ein roter Faden durch die Therapie. Techniken können nur in Ruhephasen erlernt werden. Sobald der Patient in einer imaginierten Bedrohungssituation ist, muss er zuverlässig auf diese Techniken zurückgreifen können.

Übersicht zum Ablauf einer Sitzung:

- Patient bearbeitet Fragebogen zum Verlauf (Symptomfragebogen z. B. IES-R)
- Besprechung besonderer Vorkommnisse in der Woche (sowohl persönliche als auch allgemeine Themen)
- Evtl. Besprechung der Hausaufgaben
- Themen der heutigen Sitzung (Interventionen zur Aktualisierung des belastenden Problems)
- Zusammenfassung der Sitzung
- Evtl. Besprechung der neuen Hausaufgaben
- Patient und Therapeutin bearbeiten einen Stundenverlaufsbogen

Die meist übliche Frage zu Sitzungsbeginn. »Wie geht es Ihnen heute?« mobilisiert Patienten, sehr ausführlich zu werden oder sehr knapp zu sein (z. B. »ganz gut«, »sehr schlecht«). Günstiger könnte ein strukturiertes Vorgehen sein, indem der Therapeut neben der Frage nach dem Befinden mit einem kurzen Gespräch darüber beginnt, was den Patienten zurzeit beschäftigt. Dabei bekommt er Informationen darüber, ob alte oder neue Interessensbereiche wieder attraktiv geworden sind und der Patient wieder in der Lage ist, Zeit dafür aufzuwenden, z. B. fernzusehen, Zeitung zu lesen, Sportergebnisse oder politische Themen zu kommentieren usw.

Der Patient soll dabei erfahren, dass er (wieder) eine Meinung hat, dass er (wieder) mitreden und Stellung beziehen kann und somit wieder begonnen hat, am Leben teilzunehmen.

Ebenso wichtig ist die Frage nach besonderen Vorkommnissen der Woche und dass sich der Therapeut über den Stand von Versicherungsangelegenheiten, Gerichtsverfahren, Arbeitsfähigkeit, Begutachtungen etc. informiert. Erfahrungsgemäß stellt die Auseinandersetzung mit diesen Folgeerscheinungen ein erhebliches Belastungspotenzial dar und kann den Therapieverlauf ziemlich blockieren. Insgesamt sollte die Begrüßungsphase allerdings nicht mehr als fünf Minuten, bei besonderen Vorkommnissen zehn Minuten, überschreiten.

Wenn Hausaufgaben aufgegeben wurden, sollte dies der nächste Punkt sein. Die Hausaufgaben beinhalten in der Hauptsache Übungen und Aufgaben zur Ressourcenarbeit und zum Abbau des Vermeidungsverhaltens. Der Patient erzählt, wie es ihm damit ergangen ist, was er umsetzen konnte, was gut gelaufen ist und was er nicht machen konnte (gemacht hat). Insbesondere bei Übungen, die der Patient nicht erledigen konnte, müssen Schwierigkeiten besprochen und evtl. Modifizierungen vorgenommen werden. Dabei ist darauf zu achten, dass der Patient nicht in ein Schema gedrängt wird, sondern die Aufgaben an seine Gegebenheiten angepasst sind und realistische Ziele in kleinen Schritten erreicht werden können. Der Patient sollte Kontrolle und Entscheidungsmöglichkeiten erhalten und die Notwendigkeit der Übungen verstanden haben.

Danach werden die Themen der Sitzung besprochen. Dazu bietet sich an, kurz die Themen der vorherigen Sitzung aufzugreifen und einen Bezugspunkt zum weiteren Vorgehen herzustellen. Jede Sitzung endet mit einer kurzen Zusammenfassung der heutigen Arbeit, eventuell werden neue Hausaufgaben besprochen. Ein »Schlusswort« des Patienten (auch des Therapeuten) kann hilfreich sein, das Wesentliche noch einmal zu fokussieren und zu verankern.

3.5 Die traumatische Erfahrung erzählen – Narrative Konfrontation

Zu Beginn der Therapie ist es eher sinnvoll, auf die geschilderten Belastungen einzugehen und den Fokus auf Beruhigung und partielle Entspannung (z. B. Atemübungen) zu legen, als den Patienten sofort mit dem Traumageschehen zu konfrontieren. Der Zeitpunkt, das Traumanarrativ in den Fokus der Arbeit zu stellen, wird auch davon abhängig sein, wie lange das traumatische Ereignis zurückliegt. Patienten, deren Ereignis schon längere Zeit zurückliegt, haben sich in der Regel mit ihrer Symptomatik eingerichtet und – wie auch immer – einen Umgang damit gefunden. In diesen Fällen kann es richtiger sein, schon früher in der Therapie das Traumageschehen aufzugreifen, während bei akuten Traumatisierungen noch sehr die unmittelbaren Folgen im Vordergrund stehen und der Beruhigung und Entkatastrophisierung bedürfen.

Dabei sollte noch beachtet werden: Manche traumatisierte Menschen haben noch nie über das Ereignis gesprochen und können zum jetzigen Zeitpunkt das erste Mal wagen, dabei überhaupt Unterstützung in Anspruch zu nehmen. Für diese Menschen bedeutet es eine enorme Herausforderung, das Ereignis überhaupt nur zu benennen. Dass diese Herausforderung bewältigt werden konnte, war für diese Menschen sehr viel Arbeit und stellt einen großen Fortschritt dar. Grundsätzlich muss der Therapeut auf seine Wahrnehmung und Einschätzung in Bezug auf die Prozesse des Patienten vertrauen und ihn »dort abholen, wo er gerade steht«. Unter diesen Aspekten ist eine pauschale Aussage darüber, wann der richtige Zeitpunkt für das Traumanarrativ ist, und darüber, ob die ganze Geschichte oder nur Teilaspekte bearbeitet werden können, nicht möglich.

Wenn jedoch die Entscheidung für eine Traumatherapie und somit eine Aufarbeitung der traumatischen Erfahrung getroffen wurde, und das tun die meisten Patienten, ist mit Beginn der Konfrontationsphase der Zeitpunkt gegeben, an dem die Geschichte als Ganzes erzählt wird:

Der Therapeut hört zu und greift zunächst nicht ein. Er fasst jedoch in kurzen Abständen das Gehörte zusammen, um dem Patienten das Gefühl zu geben, seine Berichte korrekt verstanden zu haben (Paraphrasieren, Zusammenfassen). Er unterstützt dabei das Gefühlserleben, indem er es benennt, versteht und dem Patienten Raum gibt, dieses zuzulassen. Er erkennt nach Möglichkeit auch Dissoziationen. Wichtig wird es sein, einen chronologischen Ablauf des Geschehens mit Anfang und Ende identifizieren zu können. Erinnerungslücken sollten als solche benannt werden, sodass – wenn diese auftreten – klar wird, an welcher Stelle ein Abschnitt aufhört und wann die Geschichte wieder fortgesetzt wird. Der Therapeut achtet besonders auf Stellen, an denen Erinnerungslücken oder starke Emotionen auftreten oder der Patient ins Stocken gerät. Dies passiert meist an besonders schwierigen Stellen, die für die Patienten eine ganz besondere Bedeutung haben und die Selbstprozesse ungewöhnlich stark destabilisieren.

Ziel und Abschluss dieses Teiles der narrativen Konfrontationsphase ist es schließlich, dass die Patienten eine zusammenhängende Geschichte erzählen können, Erinnerungsteile verknüpfen können und dabei einen adäquaten Emotionsausdruck zeigen, bei dem auch die nonverbalen Gesten zum Erleben passen. Wenn sie keine Kontaktabbrüche mehr innerhalb der Geschichte zulassen, kann die Gestalt geschlossen werden und in gestalttherapeutischem Verständnis in den Hintergrund treten. Das heißt nicht, dass die Patienten keine negativen Emotionen mehr haben, aber sie lassen sich nicht mehr durch sie überfluten und können ihre Schwächen sehen und annehmen. Am Ende der Geschichte können sie sagen: »Das ist das, was mir passiert ist, und so war es.«

4. Therapeutische Schwerpunkte

Den Schwerpunkt unseres therapeutischen Vorgehens bildet die Wiederherstellung der Kontakt- und Beziehungsgestaltung sowie der Antwortbereitschaft der betroffenen Menschen. Jedoch muss im Vorfeld die traumaspezifische Symptomatik aufgegriffen werden, die traumatisierten Menschen zunächst das Leiden verursacht und derentwegen sie Hilfsangebote aufsuchen.

Gestalttherapie eignet sich dazu, den Weg aus einer Beziehungslosigkeit wiederzufinden, nicht nur zu anderen Menschen, sondern auch zur unbelebten Umwelt, vor allem aber zu sich selbst. Dazu gehört auch, seine Grundbedürfnisse wieder spüren zu lernen. In der existenziellen Begegnung zwischen Therapeut und Betroffenem werden heilende und lebensbejahende Impulse ausgelöst. Gestalttherapie eignet sich außerdem gut, um Polaritäten zu integrieren, d. h., in der Fülle der Gefühle, die beim Betroffenen auftauchen, eine Balance zu finden, ohne Teile abspalten zu müssen. »Was wir in der Gestalttherapie erreichen wollen, ist die Integration aller verstreuten und verleugneten hinausgeworfenen Teile des Selbst und die Wiederherstellung des ganzen Menschen.« (Perls et al., 1979, S. 203)

Über den Einsatz gestalttherapeutischer Grundprinzipien in der Traumatherapie ist in früheren Arbeiten (Butollo et al., 1998) ausführlich geschrieben worden. An dieser Stelle sei deshalb lediglich der Aspekt der Prozessorientierung – im Hinblick auf manualisiertes therapeutisches Vorgehen – kurz dargestellt:

Die Prozessorientierung in der Gestalttherapie, eine Art »heilige Kuh« vieler Gestalttherapeuten, ist im klinischen Kontext, also bei Menschen mit massiver Symptombelastung, an sich eher fragwürdig. Sie widerspricht allerdings nicht grundsätzlich einem strukturierten, d. h. vielleicht sogar manualisierten Vorgehen. Eine Prozessakzentuierung ist ein zentrales Moment, jedoch muss in der Traumatherapie das Traumageschehen sowohl in den Vordergrund geholt werden als auch in den Hintergrund fallen können. Bei rein prozessorientiertem Vorgehen (»How do you feel? What do you want now?«) besteht vermutlich die Gefahr, das traumatypische Vermeidungsverhalten zu unterstützen. Prozessorientiert können genau diese Vorgänge, anstehende Vermeidung, Angst vor emotionaler Überflutung bei Konfrontation mit Traumainhalten, fehlende Selbstunterstützung u. Ä., in den Vordergrund der Aufmerksamkeit geholt werden.

Zur Stärkung der Selbstprozesse empfiehlt sich aber, ein eher verständnisvolles Vorgehen bezüglich der Widerstände gegen zu bearbeitende Traumainhalte zu betonen. So kann z. B. das Angebot erfolgen, die Befürchtungen bezüglich eigener Überforderung zu explorieren, bevor die Patienten zur Konfrontation/Exposition eingeladen werden. Um konfliktbeladene Situationen der Bearbeitung zugänglich zu machen und Kontinuität in der Arbeit zu sichern, dürfen Widerstände nicht gebrochen oder übergangen werden, sondern sind zu respektieren. In der Analyse des Widerstandes aktualisieren sich die Selbstprozesse, und deren Bearbeitung ist übergeordnetes Ziel im Vergleich zur erfolgreichen Exposition mit angstbesetzten Traumaerinnerungen. Widerstand gegen Exposition mit angstbesetzten Erinnerungen ist ein starkes Lebenszeichen der Selbstprozesse und der Selbstunterstützung des Patienten und daher besonders wertvoll. Wenn er sich manifestiert, ist es wichtig, ihn zu respektieren, seine damit verbundenen Ängste zu explorieren und seine protektive Funktion zu würdigen.

4.1 Fokus 1: Umgang mit Symptomen unter besonderer Berücksichtigung ihrer interaktionellen Aspekte (Symptomorientierung)

Die Symptome verursachen in der Regel den Leidensdruck, dessentwegen traumatisierte Menschen nach therapeutischer Hilfe suchen. Sie erhoffen sich rasche Unterstützung und antizipieren die Notwendigkeit und den Erfolg einer therapeutischen Behandlung aufgrund erster Fortschritte und Erleichterungen. Deshalb steht am Anfang der Traumatherapie, direkt auf die Symptomatik einzugehen, bevor wir das traumatische Ereignis bzw. die traumatischen Inhalte aufgreifen.

Die Patienten werden darüber informiert, dass die berichteten Symptome eine angemessene Reaktion auf die traumatische Erfahrung darstellen. Bisher angewendete Bewältigungsstrategien werden anerkannt und zunächst akzeptiert, auch wenn sie Ausdruck von Vermeidung sind, die anfangs für den Patienten meist stabilisierenden Charakter haben und erst in der Chronifizierung dysfunktional wirken. Im Folgenden werden die Leitsymptome der PTBS und weitere häufig auftretende Problematiken traumatisierter Menschen sowie Bewältigungsstrategien und therapeutische Interventionen im Überblick vorgestellt. Eine detaillierte Beschreibung der Symptomatik findet sich in Kapitel 10.1.

Tabelle 1: Übersicht über die häufigsten Symptome und (erste) Interventionen: »Symptom-Kontakt«; »Symptom-Exploration«

Symptomatik	Gegenmaßnahmen, Übungen zur Symptom-Awareness
Unsicherheit/(Angst)	Exploration der realen Angst und des Sicherheitsverhaltens körperbezogene Interventionen Atemtechnik, Grounding, Entspannung Angstkontrolle durch absichtliche Angstintensivierung
Intrusion	Kontinuität des Erlebens (z. B. Wasserhahnprinzip) Psychoedukation Diskrimination der Auslöser Konfrontation: Kontakt mit Intrusions-Inhalt und Intrusions-Vorgang Aktive Intrusion: »Sei der Intrudor!«
Vermeidung	Vermeidung als Bewältigungsstrategie anerkennen Übungen im Alltag vereinbaren: bewusstes Vermeiden, bewusstes Nicht-Vermeiden Protektive und destruktive Funktion des Vermeidens/Nicht-Vermeidens explorieren
Übererregung	Kontakt mit Erregungsprozess, Entspannung, Erregung intensivieren und ausdrücken, Adressaten der Erregung finden Ausagieren über Bewegung, Laute, Worte, Sätze Realitätskontrolle: reale/vermeintliche Bedrohung identifizieren Struktur des Alltags
Dissoziation	Herstellen eines Realitätsbezugs, Dissoziation explizit machen: Vermeidung, Flucht, Destruktion von Bedrohung
Träume	phänomenologische Exploration der Traumainhalte

4.2 Fokus 2: Aktivierung von Ressourcen

In gestalttherapeutischer Tradition werden Ressourcen als Stützfunktionen bezeichnet. Hier geht es um die Stützen, auf die der Patient »sich in sich selbst verlassen kann oder die ihm fehlen« (Perls, 1989, 110 f.), wobei die Stützung (Ressourcen) in einem Figur-Grund-Verhältnis zu Kontakt (oder Bewältigung) stehen. Kontakt bzw. Bewältigung kann nur in dem Maße stattfinden, wie die Stützung dafür vorhanden ist. Versucht man, mit etwas Kontakt aufzunehmen, wofür die wesentlichen Ressourcen fehlen, führt dies zum Erleben von Angst.

Angst ist ein Anzeichen für die Gefährdung der Ich-Grenze der Person. Die Ich-Grenze im gestalttherapeutischen Sinne begrenzt nach Polster & Polster (2001) den Bereich der für sie zulässigen Kontaktmöglichkeiten unter Erhaltung ihrer Identität.

»Die Grenzen des menschlichen Wesens, die Ich-Grenzen, sind durch seine sämtlichen Lebenserfahrungen und seine eingebauten Fähigkeiten bestimmt, neue oder intensivierte Erfahrungen zu assimilieren. Die Ich-Grenze eines Menschen ist die Grenze der für ihn zulässigen Kontaktmöglichkeiten. Sie besteht aus einer ganzen Reihe von Kontaktgrenzen und definiert jene Handlungen, Ideen, Menschen, Werte, Situationen, Vorstellungen, Erinnerungen und so weiter, bei denen man sich bereitwillig oder verhältnismäßig frei engagieren kann, sowohl mit der Welt außerhalb seiner selbst wie auch in dem Nachhall in sich selbst, den dieses Engagement erwecken mag. Die Ich-Grenze schließt auch ein Gefühl dafür ein, welches Risiko man auf sich nehmen will, wo die Möglichkeiten der persönlichen Steigerung groß sind, wo aber die Konsequenzen neue persönliche Erfordernisse mit sich bringen könnten, denen er vielleicht nicht gewachsen ist.« (Polster & Polster, 2001, S. 110)

Nach Grawe & Grawe-Gerber (1999) bezeichnen Ressourcen jeden Aspekt des seelischen Geschehens sowie die gesamte Lebenssituation eines Patienten, also seine motivationalen Bereitschaften: Ziele, Wünsche und Interessen; Überzeugungen, Werthaltungen, Geschmack, Einstellungen; Wissen, Bildung, Fähigkeiten; Gewohnheiten, Interaktionsstile; physische Merkmale wie Aussehen, Kraft, Ausdauer, finanzielle Möglichkeiten sowie zwischenmenschliche Beziehungen. All dies stellt den Möglichkeitsraum des Patienten dar, in dem er sich gegenwärtig bewegen kann bzw. sein positives Potenzial, das ihm zur Befriedigung seiner (Grund-)Bedürfnisse zur Verfügung steht.

4.3 Fokus 3: Kontakt- und Beziehungsgestaltung

Viele Wege führen in die Nähe der ICH-DU-Beziehung, die uns Martin Buber (1983) als die »Begegnung mit dem ganzen Wesen« geschildert hat. Die ICH-DU-Beziehung willentlich, etwa mithilfe von »Begegnungstechniken«, herstellen zu wollen, funktioniert nicht, sondern schafft allenfalls die Karikatur einer Person in einer ICH-DU-Beziehung.

Aber mit der Entscheidung, einem Mitmenschen in toto, mit der ganzen Präsenz gegenüberzutreten, begeben wir uns immerhin in die Nähe dieser Sphären. Wir können lernen, bereit zu werden, an eine andere Person heran-zu-treten und so in die Beziehung einzutreten, in der wir den anderen wirklich »meinen«: Du! Man nimmt sich und sein Gegenüber ernst, zeigt sich und spricht aus dem Wesen heraus.

Das Ich formiert sich am Du. Konfiguriere ich das Du in Teilen, in Fragmenten der Person, mache ich es zum »ES« im Buber'schen Sinne. Und mein Ich wird sich reflexartig dazu als ES-haftes Ich konfigurieren, ein vielleicht kompetentes, geschütztes, aber eben kein ganzes Ich, das aus dem ganzen Wesen heraus an die Welt herantritt.

Das gilt für die Interaktion in der Vorstellung ebenso wie in der Realität. Wir können uns öffnen für eine menschliche Form der Begegnung, die nicht fassadenhaft, sondern authentisch ist, mit all den Regungen und Impulsen, die wir im Kontakt mit dem Du erleben.

Die ICH-DU-Beziehung ist wie ein Modell für die Qualität des Kontaktes in der therapeutischen Beziehung. Selbst Carl Rogers, der eine begegnungsorientierte Therapie mit den wichtigen Attributen der (allerdings verordneten) Echtheit, der Empathie und der Wertschätzung im therapeutischen Kontakt postuliert, bleibt hinter der Forderung der ICH-DU-Beziehung. Das heißt nicht, dass in den Therapien nicht authentische, warmherzige, wertschätzende Kontakte möglich und wünschenswert wären. Doch wenn wir als Therapeuten und Therapeutinnen in die echte Begegnung eintreten wollen, müssen wir zumindest für den Moment der Begegnung unseren Expertenstatus verlassen und den Patienten auf Augenhöhe, d. h. hierarchiefrei, von Mensch zu Mensch begegnen.

Eine stabile therapeutische Beziehung ist etwas anderes als eine ICH-DU-Beziehung sensu Buber. Sie ist Ich-Es-haft, kann aber und soll natürlich auch durchaus wertschätzend und hilfreich sein. Sie gilt als Grundlage für die Arbeit mit traumatisierten Menschen, die sich in der Begegnung mit ihrem traumatisierten Selbst wieder als wertvolle und ganze Menschen erleben können. Auf dem Hintergrund einer stabilen, akzeptierenden Beziehung schaffen es traumatisierte Menschen, ihren Schrecken zum Ausdruck zu bringen und für das Erlebte Worte zu finden.

5. Aufbau der Therapie

Im Folgenden findet sich ein Überblick über die zentralen Inhalte der Dialogischen Traumatherapie und Hinweise auf Techniken und Methoden, die hauptsächlich für die beschriebenen Themen angewendet werden. Dabei sind die Angaben zu den Sitzungen grobe Richtlinien, wie im Kapitel 3 (Behandlungsplan) bereits beschrieben.

Tabelle 2: Schwerpunkte der Therapie

Phasen	Inhalt	Techniken
Sicherheit Sitzung 1–4	**Symptomreduzierung** Wahrnehmung von Sicherheit bzw. Unsicherheit Aktivieren von Sicherheit ▪ Methoden zur Herstellung von Sicherheit benennen ▪ Unterstützung des Unsicherheitsgefühls Differenzieren von Sicherheitsaspekten ▪ Kontrolle innerpsychischer Prozesse ▪ Wiederherstellen von Selbstvertrauen ▪ Stabilisierung persönlicher Grenzen	▪ Übungen zur Entspannung (Atemübungen, Grounding, Körperwahrnehmung), Kap. 10.2.1 ▪ Aufmerksamkeits- und Wahrnehmungsübungen, Kap. 14.1
	Ressourcenorientierung Aktivierung prätraumatischer Selbstanteile Aktivierung vorhandener Ressourcen	▪ Aktivierung sozialer Beziehungen (Aufbau, Training soz. Kompetenzen), Kap. 10.2.6 ▪ Alltagsstruktur ▪ unterstützende Beziehungen, Kap. 7.1

Tabelle 2 *(Fortsetzung)*: Schwerpunkte der Therapie

Phasen	Inhalt	Techniken
Sicherheit Sitzung 1–4	**Kontaktprozess- und Beziehungsgestaltung** Validierung der Gefühle des Patienten	▪ Therapeutische Beziehung ▪ Vertrauensbildung, Kap. 14.4
Stabilität Sitzung 5–10	**Symptomreduzierung** Arbeit an inneren Dialogen ▪ Kontakt zu negativen Gefühlen (z. B. Schuld, Unsicherheit, Scham, Angst, Trauer) ▪ Arbeit an Intrusionen	▪ Techniken der Selbstunterstützung, Kap. 10.2.2 ▪ Arbeiten mit und an Emotionen, Kap. 14.3
	Ressourcenorientierung Erarbeiten von Möglichkeiten der Selbstunterstützung	▪ Aufbau der Konflikt- und Dialogfähigkeit ▪ Training sozialer Fertigkeiten
	Kontaktprozess- und Beziehungsgestaltung Verbesserung der inneren Wahrnehmung Unbelastete Kontaktprozesse Konflikt-Skills	▪ Therapeutische Beziehung: Konflikte, Widersprüche, Instabilität erlauben/unterstützen ▪ Vertrauensbildung
Konfrontation Sitzung 11–22	**Symptomreduzierung** Objektorientierte Konfrontation	Gefühlsausdruck Selbstaktualisierung und Selbstunterstützung bei symbolischem Kontakt mit bedrohlichem Gegenüber Verteidigen der Kontaktgrenze
	Ressourcenorientierung	▪ Innere Allianzen mobilisieren ▪ Support-Systeme

▶

Tabelle 2 *(Fortsetzung)*: Schwerpunkte der Therapie

Phasen	Inhalt	Techniken
Konfrontation Sitzung 11–22	**Kontaktprozess- und Beziehungsgestaltung** Dialogische Exposition Ich-Grenzen unter Belastung halten und vertreten	▪ Dialogische Exposition: Repräsentation der Täter-Beziehung »dialogisch« gestalten
Integration Sitzung 20–25	**Symptomreduzierung** Symptomatische Rückfälle abfedern	▪ Dialogische Exposition mit unveränderbaren Rückfällen entspannt begegnen: Symptome sind Rettungsversuche
	Ressourcenorientierung Aktivierung positiver Selbstanteile Entwicklung von Zukunftsperspektiven	▪ Neue Chancen ▪ Neue Perspektiven ▪ Werthaltungen/Lebenssinn an Möglichem orientieren
	Kontaktprozess- und Beziehungsgestaltung Destruktive Selbstanteile explorieren Verteidigung eigener Werthaltungen Akzeptieren der eigenen Grenzen/Annehmen der Veränderung	▪ Therapeutische Beziehung: Abschiede ▪ Selbstakzeptanz, auch mit Rückfällen

6. Phase I: Sicherheit

Das Kapitel Sicherheit umfasst folgende Themen:

- Aktivierung von Sicherheit
  - Wahrnehmung von Unsicherheit
  - Sicherheit in Beziehung
  - Kontrolle über den kognitiven Prozess
- Aktivierung prätraumatischer Selbstanteile
  - Aktivierung bestehender Ressourcen und
  - unterstützender Beziehungen
- Arbeit an Intrusionen
- Generierung von Sicherheit.

Sicherheit ist ein zentrales Bedürfnis des Menschen. Um ein Gefühl von Sicherheit im alltäglichen Zusammenleben zu ermöglichen, werden von jedem von uns Fähigkeiten, Fertigkeiten und Verlässlichkeiten gefordert, die geeignet sind, unsere Umwelt verstehbar und begreifbar zu machen. Dazu gehört im zwischenmenschlichen Bereich ein Maß an Vertrauen, das es ermöglicht, sich auf ein bewährtes System einzulassen, in dem auch Signale der Bedrohung wahrnehmbar sind, um sich angemessen davor schützen zu können.

In der ersten Phase (Aspekt der Sicherheit) geht es mehr um eine *Orientierung nach außen*, und sie dient der Überprüfung, Revision und Festigung von Konzepten gegenüber der Umwelt mit dem Ziel, wieder einen Realitätsbezug herzustellen, nämlich dass man Unsicherheit im Leben akzeptieren muss. Es geht aber auch darum, den Prozess der Wahrnehmung innerpsychischer Vorgänge zu aktivieren und zu unterstützen. In dieser Phase ist es notwendig, Möglichkeiten zu erarbeiten, die

- ganz konkret und in der gegenwärtigen Realität Sicherheit bieten,
- beruhigende und wohlwollende Kontakte fördern und
- das innere Erleben des Patienten unterstützen.

Als elementaren Aspekt von Sicherheit gilt es zu klären, ob der Patient faktisch in Sicherheit ist: Für Patienten mit anhaltendem Täterkontakt oder allgemein bei bestehender peritraumatischer Situation ist Traumakonfrontation kontraindiziert. Die Patienten müssen darüber aufgeklärt werden, denn häufig fehlt ihnen dafür das Problembewusstsein. In diesen Fällen zielen therapeutische Interventionen auf Stabilisierung und auf Unterstützung, wenn die Lebensumstände verändert werden sollen.

Ein weiterer Aspekt der Sicherheitsphase besteht darin, dem Patienten Techniken zu vermitteln, die es ihm ermöglichen, die Bilder, Gefühle und Körperempfindungen, die in der Konfrontation auftreten, zu steuern, zu kontrollieren und sich selbst zu unterstützen.

Behandlungsrational

Nach dem diagnostischen Gespräch wird aus der berichteten Symptomatik, den Besonderheiten des Traumas und den Konsequenzen ein Modell entwickelt, anhand dessen die Behandlungsschritte abgeleitet und erklärt werden können und die Therapieziele formuliert werden. Aus der berichteten Symptomatik und den Zielen soll ein Zusammenhang hergestellt werden können: Therapeut und Patient leiten gemeinsam ein Therapierational ab, der Patient wird über die einzelnen Schritte der Therapie aufgeklärt. Er muss vor allem verstehen, warum die einzelnen Interventionen notwendig und dann hilfreich sind. Transparenz über das therapeutische Vorgehen soll dem Patienten die Konfrontation mit den schmerzlichen Gefühlen und den Inhalten der traumatischen Erfahrung erleichtern und ihn zugleich motivieren, sich der Auseinandersetzung zu stellen.

Der Patient soll verstehen und erkennen können, dass die auftretenden Symptome eine Art Notfallreaktion und der Bewältigungsversuch des Organismus sind: Sie können im Augenblick leichter ertragen werden als das Entsetzen und der Schmerz infolge des Ereignisses, stellen aber eine große Belastung dar und kosten insgesamt an Lebensqualität. Dabei ist es wichtig, die Symptomatik zum einen zu entkatastrophisieren, zum anderen aber auch deren Funktionalität darzustellen.

Er soll verstehen, dass sich neben der »klassischen« Symptomatik nach Traumatisierungen weitere Anpassungsreaktionen generieren können, die eher die Persönlichkeitsstrukturen, wie z. B. Beziehungsfähigkeit, Konfliktgestaltung oder Selbstbewusstsein, betreffen und deshalb auch die Folgen der fehlenden Response-Ability aus der traumatischen Erfahrung (Selbstwertstörung, Passivität und Lähmung) im Behandlungskonzept berücksichtigt werden sollen.

Ebenso wird der Patient darüber aufgeklärt, dass Therapie eine Anleitung zur Selbsthilfe ist: Er erlernt Methoden der Selbstunterstützung und des Gefühlsausdrucks und kann somit Kontrolle über den Prozess erlangen. Damit ist er nicht länger auf maladaptive Strategien »angewiesen«, sondern er kann Selbstvertrauen aufbauen und seinen Selbstwert (wieder) stärken. Dazu wird der Patient frühzeitig angeregt, seine Wahrnehmung zu stärken (Awareness).

Psychoedukation

Psychoedukation wird mittlerweile in jeder Therapieform als hilfreicher Bestandteil bei der Behandlung von Traumatisierungen angesehen. Traumatisierte Menschen brauchen Informationen über Trauma, Traumafolgen und Behandlungsmöglichkeiten. Sie brauchen Aufklärung über ihren Zustand und ihre Verhaltensweisen. Häufig erleben Traumatisierte einen Zustand, der ihnen völlig fremd ist und sie irritiert. Symptome wie Intrusionen und Flashbacks geben ein Gefühl von im wahrsten Sinne des Wortes ver-rückt zu sein. Der Wunsch nach »Ungeschehen-Machen« des Erlebten und »so werden wollen wie früher« sind daher verständliche Wünsche, die der Therapeut anerkennen und verstehen, aber auch relativieren muss. Der Patient sollte daher umfassend über das Störungsbild der PTBS, über den Kontaktabbruch in der Traumatisierung, über den Verlauf der Symptomatik und die therapeutischen Möglichkeiten aufgeklärt werden.

Psychoedukation wirkt in der Regel entlastend. Der Patient hört, dass seine Symptome eingeordnet werden können und dass sie aufgrund des Erlebten und nicht wegen persönlicher Unzulänglichkeiten auftreten. Der Patient fühlt sich weniger als Außenseiter, sondern kann ein Verständnis für seine besondere Situation entwickeln.

Die Symptome des Patienten werden vom Therapeuten benannt und »entkatastrophisiert«, indem er erklärt, dass diese eine angemessene und somit »normale« Reaktion auf ein »unnormales« Erlebnis sind.

Erklärung für den Patienten:

Traumatische Erfahrungen sind Schockerlebnisse, die den Menschen in seinen Grundfesten erschüttern. Fast alle Menschen haben danach unangenehme Gefühle (wie Angst, Panik, Ekel), Gedanken und körperliche Empfindungen, und es kann einige Zeit dauern, bis die Symptome wieder abklingen. Manchmal werden Sie sich fragen, ob die Symptome jemals wieder weggehen und ob Sie wieder ein normales Leben haben können oder ob Sie nicht verrückt werden. Solche Gedanken sind vollkommen verständlich und dem Ereignis, das Sie erlebt haben, angemessen.

Nicht alle belastenden Ereignisse sind traumatisch. Traumatische Ereignisse gehen mit extremer Hilflosigkeit und Ohnmacht einher und sind in der Regel lebensbedrohend. Alle Menschen reagieren darauf mit Entsetzen, Angst, Panik oder fühlen sich desorientiert und abgestumpft. Viele grübeln immer wieder über das, was passiert ist, nach oder schalten vollkommen ab, um sich abzulenken. Manche Menschen ziehen sich zurück, sie vermeiden Kontakte und wollen so der Erinnerung aus dem Weg gehen. Dies birgt die Gefahr, dass man relativ schnell isoliert ist.

Dies alles sind angemessene Reaktionen, die der Verarbeitung dienen. In manchen Fällen werden allerdings die anfänglichen Schutzmechanismen zum Problem, da sie sich nicht mehr »zurückentwickeln« und so die Lebensqualität erheblich einschränken.

In der Therapie soll deshalb gelernt werden, sich der Erinnerung Schritt für Schritt und absichtlich zu stellen. Man strebt dann an, nicht mehr von den Erinnerungen gleichsam vor sich her gejagt zu werden. Es braucht einige Zeit, um die vor der Traumatisierung vorhandenen Fähigkeiten und Möglichkeiten (»prätraumatisches Selbst«, prätraumatische Fähigkeiten) wieder zugänglich zu machen und sich dann mit neuer Stärke den verschiedenen Inhalten und Konsequenzen des Traumas zu stellen. Dazu gehört auch, die Verantwortung des Täters (Verursachers) zu erkennen und es zu wagen, diese auszusprechen.

Dem Patienten wird erklärt, dass die meisten Menschen auf ein derartiges Ereignis mit den (vom Patienten) genannten oder ähnlichen Beschwerden reagieren. Dies bedeutet in der Regel für die Patienten eine starke Entlastung und nimmt ihnen die Angst, völlig die Kontrolle über sich zu verlieren. Im Rahmen eines Störungsmodells, das dann individuell mit dem Patienten erarbeitet wird, können diese Symptome erneut erklärt und aufgegriffen werden.

6.1 Aktivierung von Sicherheit Differenzierung von Sicherheitsaspekten

Zunächst gilt es, das Bedürfnis nach Sicherheit anzuerkennen und zu bestätigen, dass der Wunsch danach absolut nachvollziehbar ist. Das geschieht in Verbindung mit einer Betonung der Wahrnehmung des Gefühls von Sicherheit/Unsicherheit und der Exploration von sicherheitsrelevanten Kognitionen.

Jedoch muss auch überprüft werden, in welchen Bereichen die Betroffenen ein unrealistisches Gefühl von Sicherheit aktivieren. Im Prozess der Sicherheitsgenerierung geht es um die Wahrnehmung, Differenzierung und Bewertung von Sicherheitssignalen oder Signalen der Bedrohung. Dazu wird Sicherheit bzw. Unsicherheit als Gefühl wahrgenommen und zur tatsächlichen Lebensrealität in Beziehung gesetzt: Das Ausmaß spezifischer oder generalisierter Anpassung und die Entwicklung von Ängsten geben Hinweise auf übermäßige Sicherheitsgenerierung. Hierbei werden körperliche (wie Anspannungen, Symptome von Angst) und emotionale Indikatoren herausgearbeitet, die z.B. häufig in Vermeidungsstrategien münden. Nach einem Verkehrsunfall nicht mehr Auto zu fahren, sich nach einem Suizidanten im Gleisbereich als Lokführer in den Innendienst versetzen zu lassen oder nach einer Vergewaltigung oder einem Überfall in eine andere Stadt umzuziehen sind leicht nachvollziehbare Strategien, wie traumatisierte Menschen versuchen, ihr Sicherheitsbedürfnis zu stabilisieren. Deutlicher wird dies noch am Beispiel eines Banküberfalls, bei dem die gesamte Belegschaft eine polizeiliche Bewachung der Filiale nach Eintritt der Dunkelheit gefordert hat.

Den Elementen der posttraumatischen Verunsicherung zu begegnen bedeutet, Sicherheitsaspekte zu differenzieren und ein Maß an intrapsychischer Sicherheit wiederherzustellen, indem der Kontakt zu prätrau-

Tabelle 3: Aktivierung von Sicherheit; Differenzieren von Sicherheit und Unsicherheit

Themen und Ziele	Methoden
Exploration von Sicherheitsfaktoren Wahrnehmen innerpsychischer Prozesse Bewegung zwischen Wahrnehmung und Vorstellung Kontrolle innerpsychischer Prozesse Realitätsbezug Ankerung des Sicherheitsgefühls	Aufmerksamkeits- und Wahrnehmungsübungen Entspannung Atemtechnik Grounding

matischen Selbstanteilen aufgenommen wird und irrationale Bewertungen konfrontiert werden.

Exploration von Sicherheitsfaktoren

Im ersten Schritt kann exploriert werden, ob sich der Patient im Therapieraum sicher fühlt. Meistens ist das der Fall. Der Therapeut fragt dann nach, an welchen Faktoren der Patient das Gefühl für Sicherheit festmacht. Die meisten Patienten können das nicht begründen. Erst mithilfe einer Faktensammlung nehmen sie wahr, wie viele Indikatoren für Sicherheit sprechen (z. B. die Tür ist geschlossen, sie sind nicht allein etc.) Wichtiger noch ist dann festzustellen, wie sich dieses Wahrnehmen von Sicherheit anfühlt. Häufig sind Patienten überrascht darüber, dass es offensichtlich Momente von Sicherheit gibt und dass sich das gut und entspannt oder ruhig anfühlt.

Wenn sich Patienten nicht sicher fühlen, sollten die Ursachen bzw. Auslöser von Unsicherheit festgestellt werden. Hierbei wird zuerst ganz praktisch gearbeitet: z. B. die Patienten können sich im Raum umsehen, die Position im Raum verändern, ein Körperempfinden verstärken usw. Der Patient wird angeregt, seine Befürchtungen darüber, was z. B. in der nächsten Minute passieren könnte, auszusprechen, danach wieder die Befürchtungen für die nächste Minute usw. Nach einer Weile wird er feststellen, dass nichts passiert; er kann ausatmen und für einen Moment entspannen (»ausruhen«). Wichtig ist, ob der Patient sich des Unterschiedes bewusst werden kann, wenn er aktiv seine Wahrnehmungen und Empfindungen verändert.

Wahrnehmen innerpsychischer Prozesse

Der nächste Schritt ist, das Gefühl der Entspannung wahrzunehmen, die körperliche Befindlichkeit dazu zu explorieren und ein Bewusstsein zu schaffen, dass Entspannung, wenn auch nur für einen kurzen Augenblick, möglich ist und dass sich dieser Zustand in der Regel »gut« anfühlt und Erleichterung verschafft. Die Sicherheitssignale werden in der gegenwärtigen Situation formuliert und verankert.

Nachdem der Patient in dieser ersten kurzen Sequenz erfahren hat, dass er seine Aufmerksamkeit unterschiedlich richten kann und sich dadurch seine Wahrnehmung verändert, beginnen wir gezielt mit Übungen zur Körperwahrnehmung und Entspannung. Ziel dieser Übungen ist, dass der Patient wieder ein Gefühl der Sicherheit herstellen kann und dieses Gefühl bewusst im Hier und Jetzt wahrnimmt. Er soll Bedingungen aktivieren können, die ihm Sicherheit vermitteln, um diese dann in schwierigen Situationen abrufen zu können.

Bewegung zwischen Wahrnehmung und Vorstellung

Traumatisierte Personen fühlen sich, als wären sie ihren Gefühlen und Befindlichkeiten bedingungslos ausgeliefert. Nachdem die Patienten nun mithilfe der Übungen zur Awareness bereits wieder eine Sensibilität dafür entwickelt haben, dass sie ihre Wahrnehmung steuern können und dass sie diejenigen sind, die ihre Szenarien entwerfen, geht es im nächsten Schritt darum zu lernen, die Wahrnehmung gegenüber der Vorstellung abzugrenzen. Wir beginnen wieder im Hier und Jetzt, indem der Patient angeleitet wird, zunächst die Umgebung (die aktuelle Realität) wahrzunehmen und zu beschreiben. Die Antwort des Patienten wird explizit abgefragt (»ich denke, ich mache, ich will, ich fühle, ich empfinde«). Demgegenüber wird die Vorstellung (eine Situation benennen) hergeholt, und die Antworten des Patienten werden ebenfalls exploriert, nämlich welche Sensationen diese Vorstellung auslöst (z. B. »ich werde ängstlich, wenn ich daran denke«). Dabei muss deutlich unterschieden werden, dass die neu auftretende Gefühlsqualität die Reaktion **auf** die Vorstellung ist und **nicht** die Wahrnehmung des aktuellen Zustandes.

In der dialogischen Arbeit kann der Unterschied sehr deutlich hervorgeholt werden. Der Patient wird angeleitet, seine Aufmerksamkeit ganz auf das Hier und Jetzt zu richten. Dann soll er seine augenblickliche Wahrnehmung beschreiben, z. B. »Ich sitze hier im Therapieraum im Sessel, meine Arme liegen auf der Lehne, an den Händen spüre ich den Stoff, er fühlt sich rau an, … ich sehe die Pflanzen im Zimmer, die Bilder an der Wand …, … ich bin etwas müde, aber insgesamt ruhig und entspannt, ich kann ganz gut durchatmen.« Der Therapeut verankert den im Augenblick vorhandenen ruhigen, leicht entspannten Zustand des Patienten, fragt nach, wie sich das anfühlt, etc.

Danach wird der Patient angeregt, an das Ereignis, z. B. den Unfall, zu denken und nachzuspüren, was sich (ob sich etwas) verändert. Der Patient berichtet: »Sofort habe ich dieses Bild … vor Augen, ich bekomme zittrige Hände, mein Puls wird schneller, ich kann nicht mehr durchatmen, ich werde ganz aufgeregt …«

Kontrolle innerpsychischer Prozesse

Die Situationen sollen nun abwechselnd aktiviert werden. Häufig gelingt es den Patienten nicht so leicht, sich wieder von der Erinnerung an die traumatische Situation zu verabschieden. Die Arbeit kann unterstützt werden, indem der Patient für beide Situationen verschiedene Stühle benutzt. In jedem Fall sollte der Patient mithilfe der Wahrnehmungs- und Atemübungen wieder einen Zustand der Erholung erreichen, auch wenn dieser vom Ausgangszustand abweicht. Das Ziel ist, eine Bewegung zwischen beiden Situationen stattfinden zu lassen, wobei der Patient seine Eigenaktivität erkennen kann und so schließlich die Kontrolle über den Prozess erhält. Der Patient soll erkennen, wie er über die Vorstellung Empfindungen selbst auslösen und damit auch aktiv beeinflussen kann.

Patienten, denen diese Arbeit noch zu schwierig ist, können Visualisierungsübungen an vom Trauma unabhängigen Beispielen durchführen. So kann man dem Patienten vorschlagen, z. B. einen Laubbaum, der vom Therapieraum aus sichtbar ist, zu verschiedenen Jahreszeiten zu beschreiben, oder er soll sich vorstellen, wie ein Kletterer an der gegenüberliegenden Hauswand hochklettert usw. Dabei ist wichtig, die Situation möglichst lebendig und ausführlich beschreiben zu lassen. Den meisten Patienten gelingt dies mühelos, sie können ihre Fantasie und Vorstellung ausdehnen und sich relativ schnell detailliert in die Beschreibung vertiefen:

Beispiel: Vorstellung eines Laubbaumes zu verschiedenen Jahreszeiten

Therapeut: Sie sehen den Baum vor dem Fenster. Ich möchte Sie bitten, ihn genau zu beschreiben, wie Sie ihn sehen.

Patient: Der Baum ist hochgewachsen, hat einen kräftigen, dicken Stamm, die Äste sind unter den Blättern verdeckt, das Laub ist sehr dicht, sodass die Sonne gar nicht durchscheinen kann, das dahinter liegende Haus kann man gar nicht sehen, die Blätter sind groß und gefächert und haben eine satte dunkelgrüne Farbe …

Therapeut: Nun stellen Sie sich vor, wie dieser Baum im Dezember aussehen könnte, und beschreiben Sie auch hier, wie Sie sich ihn im Winter vorstellen.

Patient: Der Baum wirkt immer noch mächtig, jetzt kann man die einzelnen Äste sehen, auch die sind kräftig und ausladend. Alle Blätter sind weg, vielleicht hängen an einzelnen Stellen noch ein paar gelbe, vertrocknete Blätter. Die Äste sind dunkel und ragen in den Himmel, sie verzweigen sich immer mehr, an manchen Stellen sind sie weiß vom Frost. Man kann ein Eichhörnchen zwischen den Ästen sehen …

Mit dem Beispiel soll dem Patienten klar werden, dass die Dinge, auf die er seine Aufmerksamkeit legt, im Vordergrund seines Bewusstseins liegen und dabei sehr lebendig werden können. So kann er letztlich selber entscheiden, worauf er seine Aufmerksamkeit richtet.

Realitätsbezug

Nach Traumatisierungen wird die Umgebung nach »gefährlichen« Hinweisreizen abgesucht, oder man befindet sich in einer permanenten »Habacht«-Stellung, um angenommene Bedrohungen rechtzeitig wahrzunehmen. Dies wiederum bewirkt einen dauerhaften Anspannungszustand, in dem traumatisierte Menschen verharren. Es geht darum, sich dieser Prozesse der Wahrnehmungslenkung bewusst zu werden und sie damit beeinflussbar zu machen. Dadurch bekommen Menschen ein Stück weit die Kontrolle über ihr Selbst wieder zurück – die Erfahrungen sollen wieder Teil des Selbst werden. Die Differenzierung bewirkt gleichzeitig eine Ordnung und Orientierung für den Patienten. Er stellt wieder einen Bezug zur Realität her und bewirkt damit auch, dass die Angst reduziert werden kann. Der Patient soll dabei lernen, dass er mit dem Fokus der Aufmerksamkeit auch die Auftretenswahrscheinlichkeit von Intrusionen beeinflussen kann. Er kann diesen oszillierenden Prozess zwischen Aufmerksamkeit und Ablenkung, die eine Distanzierung erlaubt, selbst steuern und forcieren.

6.2 Kontaktaufnahme mit Sicherheit gebenden prätraumatischen Selbstanteilen

Ein wichtiger Schritt, der posttraumatischen Verunsicherung zu begegnen, ist die Kontaktaufnahme mit prätraumatischen Selbstanteilen: Es wird exploriert, welche Fähigkeiten, Fertigkeiten, Erfahrungen der Patient vor der traumatischen Erfahrung hatte; diese sollen wieder ins Bewusstsein gerufen werden. Häufig lehnen die Betroffenen diese prätraumatischen Selbstanteile ab mit der Begründung, sie stünden jetzt nicht mehr zur Verfügung, seien wertlos geworden oder eben nicht relevant. Zumindest sollte erreicht werden, dass die Betroffenen das Vorhandensein des prätraumatischen Selbst bestätigen und anerkennen, auch wenn es derzeit nicht zur Verfügung steht, und so ihren Selbstwert stabilisieren können.

Die Kontaktaufnahme mit prätraumatischen Selbstanteilen korrespondiert mit Ressourcenarbeit: Der Patient wird mit Beginn der Therapie motiviert und angeleitet, Aktivitäten von früher (wieder-)aufzunehmen, bzw. wenn dies aufgrund von Traumafolgen nicht mehr möglich ist, sich anderweitig zu orientieren, um so Vermeidungsverhalten abzubauen. Ebenso soll der Kontakt mit dem sozialen Umfeld wieder aufgenommen bzw. intensiviert werden.

6.2.1 Aktivierung bestehender Ressourcen

Die nachfolgende Tabelle gibt einen Überblick über die wichtigsten Bereiche der Ressourcenerhebung sowie einen groben Überblick über die ihnen zugeordneten therapeutischen Interventionen.

Traumatisierte Menschen haben den Zugang zu ihren Ressourcen teilweise oder vollkommen verloren, sodass ein wesentlicher Bestandteil der Dialogischen Traumatherapie auf die Reaktivierung prätraumatischer Selbstanteile zielt. Warum aber verlieren Menschen überhaupt den Zugang zu ihren Ressourcen? Es mag viele Gründe geben, einer

Tabelle 4: Hilfreiche Fragen zur Aktivierung prätraumatischer Selbstanteile

Exploration: Welche Aktivitäten, Interessen, Hobbys hatte der Patient?	■ Ausarbeiten konkreter Übungen ■ Evtl. Erstellen einer Tagesstruktur
Kann der Patient diesen Aktivitäten noch nachgehen oder müssen welche ersetzt werden?	■ Sammeln von Alternativen ■ Ausarbeiten konkreter Übungen
Exploration: Mit welchen Fähigkeiten (Fertigkeiten) wurden früher schwierige Situationen bewältigt?	■ Erfahrungen ■ Besondere Ressourcen
Welche Aktivitäten können tatsächlich nicht mehr gemacht werden und welche Aktivitäten werden vermieden?	■ Planen praktischer (realistischer) Übungen, die Erfolg versprechend sind ■ Transfer in den Alltag
Wie blockieren Patienten ihren Zugang zu ihren Ressourcen?	■ Kognitive Arbeit an Selbstabwertung & Vermeidung

davon scheint die prophylaktische Preisgabe der eigenen Grenzen zu sein – Selbstaufgabe als letzter Schutzversuch vor der drohenden Vernichtung.

Arbeit an den Ressourcen bedeutet, Möglichkeiten vorhandener Aktivitäten aufzugreifen und wieder aufzunehmen. Manche traumatisierte Menschen haben keinerlei Zugang mehr zu ihren prätraumatischen Selbstanteilen; sie argumentieren, durch die Traumatisierung seien sie zu einem anderen Menschen geworden, es sei »nichts mehr von früher da«. Die Patienten sollen erkennen, dass die prätraumatischen Anteile nicht plötzlich verschwunden, sondern im Augenblick nicht zugänglich sind. In jedem Fall muss daran gearbeitet werden, dass der Betroffene anerkennt, über prätraumatische Selbstanteile zu verfügen. Die Angst davor, sie wieder zu aktivieren, gilt es zu überwinden.

Der Therapeut würdigt immer die derzeitigen Aktivitäten und Strategien, mit denen der Patient versucht, destruktiven Prozessen entgegenzuwirken. Und er betont die gegenwärtigen Fähigkeiten, wie zum Beispiel besondere Umsicht, Überlebenskraft, Freundlichkeit usw., vor allem, wenn bei Patienten überwiegend destruktive Selbstanteile im Vordergrund stehen.

Die Arbeit mit Ressourcen verlangt eine Erhebung von Fähigkeiten und Fertigkeiten in den verschiedenen Bereichen des psychischen Funktionierens. Traumatisierte Menschen nehmen sich den Zugang zu ihren Ressourcen meist selbst, auch wenn sie sich als Opfer der Umstände sehen. Sie können jedoch in der Regel gut formulieren, wie sie vor dem traumatischen Ereignis waren (positive Verzerrungen eingeschlossen).

Eine systematische Ressourcenanalyse ist bei Flückiger & Wüsten (2008) dargestellt. Sie erfassen z. B. günstige Lebensbedingungen (befriedigende Bereiche in Berufs- und Privatleben), herausragende Fähigkeiten, motivationale und selbstreflexive Bereitschaften oder die Erinnerung an positive Begebenheiten sowie die Vorstellung von selbstwirksamen Möglichkeiten. Zudem kann das Ausmaß der Symptomatik und des Vermeidungsverhaltens in Bezug zur größtmöglichen Ausprägung gesetzt werden. Die Differenz kann wiederum als besondere Fähigkeit und Umsicht des Patienten gewürdigt werden, es ginge quasi ja noch schlimmer.

Mit der ersten Sitzung werden praktische Aufgaben in Anlehnung an frühere Tätigkeiten angeregt. Sie sollen so gestaltet sein, dass sie unmittelbar Erfolge nach sich ziehen und einer Selbstabwertung (»Das ist ja nichts gegen früher!«) entgegenwirken, indem auf die Notwendigkeit des Wiederaufbaus verwiesen wird. Mithilfe der dialogischen Arbeit (Leere-Stuhl-Arbeit) kann der Kontakt zu Fähigkeiten, Fertigkeiten, Eigenschaften, aber auch verloren gegangenen Überzeugungen aufgenommen werden. Auf dem leeren Stuhl sitzt dann z. B. das »frühere Selbst«, das über Ressourcen verfügt. Eventuell sind Modifikationen notwendig, diese sind aber nie absolut konträr. Die Anerkennung der Ressourcen als Teile des Selbst stärkt das Selbstwertgefühl und das Selbstvertrauen.

Neben der Wiederaufnahme praktischer Tätigkeiten hat sich in vielen Fällen das Erstellen einer Tagesstruktur bewährt: Zusammen mit dem Patienten wird ein Stundenplan erstellt, in dem alle Aktivitäten und Termine eingetragen werden. Dabei achten wir darauf, dass auch immer angenehme, entlastende und beruhigende Aktivitäten geplant werden. Ziel des Tagesplans ist, den Betroffenen wieder eine Struktur zu geben. Zudem wirkt der Plan insbesondere in destruktiven Phasen unterstützend, indem der Patient instruiert wird, in schwierigen Situationen seinen Plan »abzuarbeiten«, anstatt in Rückzug und Agonie zu verweilen. Ein weiterer Effekt ist, dass die Patienten meistens wahrnehmen, wie viel sie auch nach dem Ereignis noch machen können, wie viel sie schaffen können und vor allem, dass die früheren Fähigkeiten und Fertigkeiten noch vorhanden sind.

Zusammenfassend kann man sagen, dass die vom Patienten mitgebrachten Gewohnheiten, Fähigkeiten und Fertigkeiten, Stärken, Eigenarten, Einstellungen und Ziele dahingehend analysiert werden, wie sie für den Stabilisierungsprozess (und allgemein für den Veränderungsprozess) gezielt genutzt werden können. Es muss jedoch auch berücksichtigt werden, dass die Art der Interventionen nicht über die vorhandenen Ressourcen des Patienten hinausgehen können. Erst allmählich kann der Patient angeleitet werden, neue Skills zu erlernen, mit denen er sich neuen Erfahrungen aussetzen und so der Vermeidungstendenz entgegenwirken kann.

6.2.2 Zugehörigkeit: Aktivierung sozialer Ressourcen bzw. unterstützender Beziehungen

Ausgehend vom gestalttherapeutischen Konstrukt, das die Wichtigkeit der Begegnung in interpersonalen Beziehungen und der Kontaktgestaltung betont, fördern wir bereits zu Beginn der Therapie die Reaktivierung alter Beziehungen, zumindest in der Vorstellung und im Rollenspiel. Im Grunde geht es dabei um die innere Kontaktaufnahme mit unterstützenden Personen. Das eigene Selbst geht so intrapsychisch systemische Allianzen mit anderen Menschen ein (Familie, Freunde, Nachbarn u. Ä.), die das Gefühl der Verbundenheit stärken und die Selbstakzeptanz fördern.

Traumatisierte Menschen haben allein durch das Erleben des Ereignisses das Gefühl der Zugehörigkeit verloren. Positive Reaktionen und Unterstützung der Umwelt stellen daher eine wichtige Ressource dar und haben positiven Einfluss auf die Regenerierung der traumatisierten Selbstanteile.

Der Patient wird motiviert, Kontakt zu unterstützenden Personen aufzunehmen. Falls der Patient bereits stützende Kontakte in Anspruch nimmt, soll der Therapeut nachfragen, wie funktional diese sind (wie oft sehen sie sich, worüber wird gesprochen, werden die Probleme angesprochen, was unternehmen sie, wobei wird der Patient unterstützt; worin besteht der »Austausch« von Ressourcen – »Geben und Nehmen«).

Tabelle 5: Exploration sozialer Ressourcen: Welche Personen unterstützen den Patienten?

wenn vorhanden	Nachfragen, wie die Unterstützung aussieht: wie oft trifft der Patient diese Person, was kann besprochen werden, wie viel Zeit hat die Person, zu welchen Zeiten steht die Person zur Verfügung	
wenn nicht vorhanden	Aktivierung sozialer Ressourcen	▪ Strukturierung des Tages ▪ Planung von Aktivitäten ▪ Planung eines realen Kontaktes zur Unterstützung bei offiziellen Angelegenheiten
	Exploration von Befürchtungen und Fantasien	▪ Verhaltensexperiment ▪ Rollenspiel
	Aufbau sozialer Kompetenzen	▪ Training sozialer Kompetenzen

Sofern der Patient keine soziale Unterstützung aktiviert hat, müssen Strategien erarbeitet werden, mit denen es gelingt, Kontakt herzustellen. Die Exploration von Fantasien und Befürchtungen (wie wahrscheinlich ist es, dass das Befürchtete eintritt → Verhaltensexperiment, Rollenspiel) dient dazu herauszufinden, warum eine Person sich scheut, soziale Kontakte aufzunehmen; Training sozialer Skills kann notwendig sein, wenn über diese Kompetenz nicht verfügt wird (wen kann der Patient ansprechen, wie spricht er jemanden an etc.).

Kontaktaufbau zu einer realen, wohlwollenden Person

Der Patient wird angeleitet, sich eine sichere Beziehung zu einer Person vorzustellen, die schon vor der Traumatisierung bestanden hat. Der Patient nimmt dabei die Gedanken und Gefühle wahr, die damit verbunden sind. Er verbalisiert sie und entscheidet, welche günstigen Aspekte er in die gegenwärtige Situation mitnehmen kann. Welche Anteile oder Dinge, die diese Person tut oder getan bzw. gesagt hat, lassen sich auch jetzt realisieren?

Falls der Patient Schwierigkeiten hat, eine Kontaktaufnahme selbstständig zu gestalten, wird diese im Rollenspiel eingeübt. Die Vorgehensweise dabei ist: die Interaktion im Ist-Zustand beschreiben lassen, evtl. den Ist-Zustand im Rollenspiel spielen, die Vor- und Nachteile besprechen und wenn notwendig nach Alternativen suchen.

Bei der Kontaktaufnahme muss eingeplant werden, dass die anvisierte Person nicht bereit ist, einem Kontakt zuzustimmen, deshalb sollen immer mehrere Möglichkeiten in Betracht gezogen werden. Die Patienten haben vielleicht schon die Erfahrung gemacht, dass Angehörige und Freunde eher verhaltend gegenüber dem Patienten sind. In manchen Fällen erklärt sich die Zurückhaltung damit, dass es für das Umfeld bisweilen schwierig sein kann, mit einem traumatisierten Menschen in Beziehung zu treten.

Dies hat nicht unbedingt etwas mit Ablehnung zu tun, sondern meist mit den Unsicherheiten der anderen gegenüber einer traumatisierten Person. Demzufolge soll dem Patienten bewusst werden, dass er die Initiative ergreifen muss und seine Wünsche und Bedürfnisse ausdrücken und einfordern kann.

Mit einer imaginierten vertrauten Person werden Befürchtungen und Fantasien bei einer Kontaktaufnahme antizipiert und ausgesprochen. In der Dialogischen Traumatherapie wird die zu kontaktierende Person in der Vorstellung auf einen Stuhl gesetzt und ein »direktes« Gespräch geführt.

Zunächst wird Kontakt nach innen aufgenommen (wie fühle ich mich, wie geht's mir, was befürchte ich, wie fühlt sich die Befürchtung an, wo im Körper sitzt sie). Dann wird das vorbereitet, was mitgeteilt werden soll, um es im nächsten Schritt in der »direkten Rede« auszusprechen.

Dabei werden auch soziale Skills geübt, z. B. wie wird ein Wunsch ausgesprochen oder eine Forderung gestellt, um das Anliegen überzeugend zu formulieren. Das Ziel der Übung ist, einerseits sich auszudrücken und andererseits eine Vereinbarung zu treffen. So wird die Fähigkeit (wieder-)hergestellt, in der Realität Kontakt zu einer unterstützenden Person aufzunehmen, verbunden mit einer konkreten Planung, die zur Umsetzung eines Wunsches oder Bedürfnisses notwendig ist.

Auf alle Fälle sollte in der ersten Übung eine unterstützende Person ausgesucht werden, die auch Zeit und Ressourcen hat, die traumatisierte Person ein Stück weit zu begleiten. In weiteren Übungen sollen die Situationen in ihrem Schwierigkeitsgrad erhöht werden (z. B. beim Arzt um weitere Krankschreibung bitten oder um Reduzierung der Arbeitszeit, »unangenehme« Behördengänge durchführen etc.).

Die Therapeuten geben Rückmeldung, wie die Aussagen der Patienten auf sie wirken und wo sie Möglichkeiten zur Verbesserung sehen.

Falls jemand keine Bezugspersonen bzw. unterstützende Personen hat, muss daran gearbeitet werden, wie man an Bezugssysteme kommt: Je nachdem sind Selbsthilfegruppen, Trauergruppen zu nennen (evtl. auch Interessengemeinschaften, Sportvereine etc.).

Keine Ressourcen

Wenn Patienten angeben, (im Augenblick) keine konkreten Ressourcen zu haben, so können sich die meisten Menschen Zeiten vorstellen, in denen sie welche hatten, oder sie haben eine Vorstellung davon, dass sie vor dem traumatischen Ereignis welche hatten. Aus diesen Angaben können dann (vorsichtig) Elemente abgeleitet werden, auf die der Patient auch jetzt noch zurückgreifen kann. Hier ist es aber auch außerordentlich wichtig, das »Aktuelle« herauszuarbeiten, z. B. besondere Umsicht, Freundlichkeit, Aktivität in die Therapie zu bekommen, die Kraft, der Mut, sich den Problemen stellen zu wollen, das Anliegen, das Leben wieder »in den Griff zu bekommen« etc.

6.3 Arbeit an den Intrusionen

Der Zusammenhang von Intrusionen, Angsterregung und Unsicherheit wird anhand von Beispielen aus der Erfahrung des Patienten exploriert. Intrusionen werden durch Unsicherheit ausgelöst und fördern im Gegenzug weitere Verunsicherung. Die Arbeit an Intrusionen nimmt im Verlauf der Therapie verschiedene Schwerpunkte ein. Zu Beginn der Therapie, in der Sicherheitsphase, sollen sie aufgefangen und beruhigt werden. In der nachfolgenden Stabilitätsphase betrachten wir hauptsächlich die in den Intrusionen auftretenden Emotionen, während der Inhalt der Intrusion erst in der Konfrontation aufgegriffen wird. Häufig sind die Intrusionen Anlass für die Patienten, eine Traumatherapie zu beginnen, und sie erwarten schnelle Abhilfe. Die Aufgabe des Therapeuten muss sein, den Patienten zu beruhigen und ihn gleichzeitig zu motivieren, vor der Auseinandersetzung mit den Intrusionen Skills zur Aufmerksamkeitsfokussierung zu erlernen.

Am Anfang der Therapie soll das Auftreten von Emotionen und Erinnerungen nicht unterdrückt, aber auch nicht gefördert werden – Intrusionen müssen aufgefangen und beruhigt werden. Wie bereits im Kapitel Psychoedukation beschrieben, brauchen die Patienten Aufklärung und Möglichkeiten der Einordnung. Normalerweise unternehmen die Patienten große Anstrengungen, um sich vor den Intrusionen zu schützen. Jeder Patient hat aber auch die Erfahrung, dass Erinnerungen nicht permanent im Vordergrund stehen, sondern es auch Zeiten gibt, in denen sie abgeschwächt oder gar nicht im Fokus der Aufmerksamkeit sind. An dieser Stelle kann ein Verhaltensexperiment vorgestellt werden.

Verhaltensexperiment: »Stellen Sie sich vor, Sie dürfen an alles denken – nur nicht an einen rosaroten Elefanten.« Bei den meisten Patienten stellt sich sofort ein Aha-Erlebnis ein. Sie wissen, je mehr sie versuchen, das Bild wegzudrängen, umso mehr gerät es in den Fokus der Aufmerksamkeit. Dann erklärt der Therapeut, dass es sich mit Intrusionen genauso verhält. Je mehr der Patient versucht, die Erinnerung wegzudrängen, umso hartnäckiger bleibt sie.

Nach dem kurzen Experiment wird der Patient angeregt, die Intrusionen zuzulassen, dann aber auch wieder vorbeiziehen zu lassen. Der Therapeut kann bildliche Sequenzen (z. B. »vorbeifahrender Zug«, »vorbeiziehende Wolken«, »Wasserhahnprinzip«) einführen, um den Prozess des Patienten zu unterstützen.

Vorbeifahrender Zug: Sie stehen an einem Bahnsteig und sehen von ferne einen Zug herannahen. Wenn er näher kommt, hören Sie das Motorengeräusch, er fährt an Ihnen vorbei, Sie spüren den Fahrtwind. Sie schauen ihm nach und sehen irgendwann nur noch die Rücklichter, wie sie in der Ferne verschwinden … Das Gleiche machen Sie mit den Intrusionen oder Bildern, die auftauchen. Lassen Sie sie vorbeifahren wie den Zug … (alternativ: Wolken, die vom Wind getrieben werden, vorbeiziehen lassen). Die Übungen sollen natürlich immer individuell auf Patienten abgestimmt werden (keine Zugmetapher bei Lokführern!).

Regulierungstechniken wie das Wasserhahnprinzip: »Stellen Sie sich vor, Sie drehen an einem Wasserhahn, je nachdem, wie stark Sie ihn aufdrehen, beginnt mehr oder weniger Wasser zu fließen. Sie können sich auch entscheiden, ihn wieder ganz abzudrehen, damit das Wasser zu fließen aufhört. Genauso können Sie mit den Bildern verfahren: Sie stellen sich den Wasserhahn vor, den Sie auf- und zudrehen, und so die Intensität und das Auftreten der Erinnerung steuern können. Wenn Sie die Bilder stoppen wollen, drehen Sie den Hahn fest zu.«

Diese Methoden zielen darauf ab, die Awareness des Patienten dahingehend zu stärken, das Auftreten der Symptome kontrollieren und regulieren zu können. Die belastenden Erinnerungen verschwinden damit nicht und bedürfen einer Bearbeitung, aber das Auftreten der Intrusion kann dadurch erleichtert werden. Die Patienten müssen jedoch umfassend aufgeklärt und angeleitet werden, dass die Techniken nicht sofort wirken und ein kontinuierliches Üben notwendig machen. Der Therapeut sollte immer wieder ermutigen, nicht zu schnell aufzugeben.

Diskrimination der Auslöser

Intrusionen werden häufig scheinbar ohne erkennbare Reize ausgelöst. Neuere Untersuchungen gehen jedoch davon aus, dass in der peritraumatischen Situation alle Wahrnehmungen wahllos gespeichert sind und Erinnerung anhand von Triggerreizen ausgelöst wird. Um Triggerreize zu identifizieren, muss auf kleinste Hinweisreize geachtet werden. Diese können körperliche Empfindungen oder sensorische Eindrücke sein, aber auch Erinnerungen an Begebenheiten unmittelbar vor oder nach dem traumatischen Ereignis. Deshalb empfiehlt sich, das Umfeld der peritraumatischen Situation eingehend zu erfassen.

In vielen Fällen sind Trigger leicht zu identifizieren, z. B. können Motorrad-/Fahrradfahrer mit Helm oder Menschen mit Mützen sehr schnell Auslöser für Erinnerungen an den vermummten Täter beim Banküberfall oder das Hören des Martinshorns Auslöser für Erinnerungen an den Unfall sein; in manchen Fällen können die Auslösereize jedoch sehr subtil und dem Bewusstsein nicht zugänglich sein. Dann kommen traumatisierte Menschen sehr schnell mit dysfunktionalen Kognitionen in Kontakt, indem sie z. B. an ihrem Verstand zweifeln und befürchten, verrückt zu werden. Fragen nach Hinweisreizen können sein: »Wann passierte es?«, »Was haben Sie gerade gemacht?«, »War jemand bei Ihnen?«, »Gibt es eine Verbindung zwischen der momentanen Situation, in der die Intrusionen wachgerufen wurden, und der damaligen traumatischen Situation?« usw. Zudem können Intrusionsprotokolle oder Tagebuchaufzeichnungen, bei denen der Patient die Häufigkeit und Intensität der Wiedererinnerungen auflistet, helfen, einen möglichen gemeinsamen Nenner herauszufinden, um Auslösesituationen identifizieren zu können.

Beispiel 1:

Die Patientin hat nach einer Vergewaltigung besonders häufig Intrusionen, wenn sie sich in ihrer Küche aufhält. Zunächst lag die Vermutung nahe, dass in der Küche die Assoziation mit Essen ein Ekelgefühl hervorruft und darüber die Intrusionen ausgelöst würden. Die Vermutung bestätigte sich nicht, da die Patientin keine Probleme mit dem Essen und Nahrungsmitteln hatte. Ihre Aufzeichnungen (Intrusionsprotokoll) zeigten, dass sie unter anderem auch heftige Intrusionen beim Kaufhausbesuch in der Wäscheabteilung hatte. In fast detektivischer Arbeit konnten wir explorieren, dass offensichtlich karierte Stoffe (Bettwäsche in der Wäscheabteilung und v.a. karierte Geschirrtücher in der Küche) Triggerreize für die Intrusionen sind. Plötzlich konnte sich die Patientin erinnern, dass der Täter ein kariertes Hemd getragen hatte.

Die Herstellung eines Zusammenhangs zwischen den Auslösesituationen und dem Auftreten von Intrusionen ist für Patienten sehr erleichternd, da sie nun nicht mehr befürchten müssen, ihr Verstand sei nicht in Ordnung, sondern es gibt eine Erklärung. Damit wird die Belastung der auftretenden Intrusion nicht unbedingt weniger, aber die Patientin erfährt in dem Moment, dass gewisse Reize die Erinnerung auslösen und nicht, dass sie aus heiterem Himmel überflutet wird. Sie kann sich positionieren, indem sie z.B. sagt: »Der Stoff erinnert mich an das Ereignis.«

Beispiel 2:

Der Patient hat heftige akustische Intrusionen: Immer wenn er das Zuschlagen von Autotüren hört (so wie beim Unfall), erschrickt er und hat die Bilder vor Augen. Infolgedessen hat er bereits ein umfassendes Vermeidungsverhalten arrangiert: Um nicht mehr Auto fahren zu müssen, hat er seine Arbeitsstelle gekündigt.

Das Erschrecken ist ein Indikator dafür, dass er Angst hat, das Ereignis könnte sich wiederholen, und er hat kein Repertoire, etwas dagegen zu tun: Im ersten Schritt wird er angewiesen, trotz des Erschreckens seine momentane Tätigkeit nicht zu unterbrechen bzw. die Gedankenkette weiterzuführen: »Jetzt erinnere ich mich wieder an das Ereignis.«

Die Hypothese ist, dass der Organismus an dieser Stelle überfordert ist und mit irrationalen Methoden versucht, der Erinnerung zu entgehen. In der dialogischen Arbeit wird der Patient an diese schwierigen Stellen herangeführt und darin unterstützt, mit der Fürchterlichkeit der Situation in Kontakt zu treten und sie zu fühlen. An dieser Stelle wird man direkt in die Stabilitätsphase übergehen und das Gefühl benennen. Er wird damit mit seinem Ohnmachtsgefühl konfrontiert.

In der weiteren Auseinandersetzung kann er die Gedankenkette weiterführen, z. B.: »Jetzt erinnere ich mich wieder an das Ereignis und ich sage jetzt, was ich damals nicht sagen konnte. Ich konnte den Unfall nicht verhindern, wenn jemand in dieser Art und Weise meine Hilfsbereitschaft missbraucht, bin ich machtlos.« Damit gesteht er sich seine Ohnmacht ein und kann aufhören zu vermeiden. Darüber ist er sehr erleichtert.

Ein weiteres Beispiel zeigt eine Patientin, die infolge der Traumatisierung selbstverletzende Verhaltensweisen zur Gefühlsregulation nutzt und den Kreislauf von Anspannung, Angst, Selbstverletzung durch Unterstützung des Angstausdrucks durchbrechen kann:

Die Patientin wurde von einem Mann verfolgt und sexuell belästigt. Sie konnte ihn schließlich abwehren, macht sich jedoch große Vorwürfe, sich in der Situation nicht optimal und »nicht gut« verhalten zu haben. Objektiv kann man bestätigen, dass ein anderes Verhalten günstiger gewesen sein könnte. Sie hat sich schon sehr intensiv mit dem Ereignis auseinandergesetzt, konnte das Vermeidungsverhalten gut abbauen und berichtet, sie habe das Ereignis eigentlich schon ganz gut integrieren können. Allerdings käme sie in letzter Zeit immer häufiger in Situationen, meistens am Arbeitsplatz, in denen dann »aus dem Nichts« plötzlich heftige Erinnerungen an das Ereignis aufträten. Die Gefühle werden dann so unerträglich, dass ihr häufig als Ausweg nur noch selbstschädigende Maßnahmen (sich ritzen) bleiben.

Mithilfe eines Intrusionsprotokolls stellt die Patientin fest, dass die Intrusion in Situationen auftaucht, wenn sie der Meinung ist, sie habe etwas nicht optimal erledigt, z. B. am Arbeitsplatz. Besonders schlimm wäre es, wenn sie sich vom Vorgesetzten kritisiert fühlte. Sie kann schließlich einen direkten Zusammenhang zwischen dem Auftreten der Intrusionen und ihrer Selbstkritik herleiten.

In der Sitzung wird der Ablauf der Intrusion besprochen und genau exploriert, an welcher Stelle es notwendig ist, sich zu ritzen: Welcher innere Zustand ist dem vorausgegangen, wie kündigt sich die Unerträglichkeit an? Was könnte man stattdessen zur Emotionsregulierung finden? Dann wird die Aufmerksamkeit auf das Gefühl gelenkt und wahrgenommen. Es zeigt sich, dass das Gefühl nicht so unerträglich ist wie befürchtet, sondern dass die Erwartung der Unerträglichkeit und des Schrecklichen verhindert werden muss. Sie unterbricht die Erwartung, indem sie sich ritzt! Die Patientin muss feststellen und erfahren, dass es eine Erwartungsangst ist und dass sie genau hinschauen muss, was sie tatsächlich wahrnimmt, wenn sie in dem Gefühl bleibt.

Die Therapeutin führt die Patientin an die Auslöser der Intrusion und der dieser geltenden Gefühle heran, um wahrzunehmen und zum Ausdruck zu bringen, ohne die Erregung in einen intensiven selbstverursachten Schmerz durch Ritzen kanalisieren zu müssen. Das Kanalisieren der massiven Angsterregung und des Schuldgefühls angesichts vermeidlichen Fehlverhaltens wird durch die Arbeit mithilfe des Leeren Stuhls in Aggression dem Täter gegenüber umgesetzt. Statt in statischen Angstzuständen zu verharren, die sie nur durch Ritzen auflösen kann, bringt der Gefühlsausdruck Bewegung in den gesamten Organismus und ermöglicht gleichsam eine Verflüssigung der Angst, die schließlich in Wut und Zorn umgewandelt werden kann.

In der Arbeit an den Intrusionen stellt sich immer wieder die Frage, wann eine Retraumatisierung stattfindet bzw. wann eine Konfrontation heilsam ist: In der Konfrontation muss der Therapeut sehr gut darauf achten, dass der Kontakt zum Patienten nicht abbricht. Solange der Patient in Kontakt mit seinem Erleben bleibt, besteht keine Gefahr der Retraumatisierung. Die Tatsache, dass sich jemand schlecht fühlt und/oder sehr weint, bedeutet keine Retraumatisierung und ist kein Grund, die Konfrontation zu unterbrechen.

Anmerkung zur Retraumatisierung:
Retraumatisierung und die Konfrontation mit der Erinnerung an das traumatische Ereignis wird oft nicht klar genug voneinander abgegrenzt (Schock, Rosner, Wenk-Ansohn und Knaevelsrud, 2010, S. 246). Therapeutische Traumaexposition sollte begrifflich klar von einer Retraumatisierung unterschieden werden. Erstere findet unter kontrollierten und stützenden Bedingungen statt. Um eine Retraumatisierung handelt es sich dann, wenn die betroffene Person in der Vergangenheit bereits ein Trauma erlebt und daraufhin das Vollbild einer PTBS entwickelt hatte und der Inhalt der Intrusionen sich auf das Ursprungstrauma bezieht. Entscheidend für eine Retraumatisierung ist, dass der Betroffene nicht mehr in der Lage ist, den Symptomanstieg zu bewältigen. Die Begriffe »Reaktualisierung« und »Reaktivierung« des Traumas werden häufig synonym verwendet. Sie hingegen beschreiben einen geringeren, für den Patienten allein bewältigbaren Anstieg der Symptomatik.

6.4 Generierung von Sicherheit

Mit dem Abschluss der Sicherheitsphase haben die Patienten gelernt, zwischen Wahrnehmung und Vorstellung zu unterscheiden und gewisse Unsicherheiten im Leben (wieder) zu akzeptieren. Die therapeutische Praxis zeigt jedoch, dass sich die Themen der Sicherheitsphase in der Regel durch den gesamten therapeutischen Prozess ziehen. Traumatisierte Menschen werden immer wieder gleichsam von der Unerträglichkeit des Kontrollverlustes in der Traumatisierung eingeholt, sodass die Akzeptanz der Ohnmacht sich sehr schwierig darstellt. Häufig zeigt sich dies in der Konfrontationsphase oder allgemein, nämlich dass die Akzeptanz für die unsicheren Aspekte im Leben nicht durchgängig und stabil vorhanden ist. Vor allem, wenn der therapeutische Prozess zu stagnieren beginnt, ist dies häufig ein Indikator für unzureichende Sicherheitskonzepte. Folgende Übungen sind geeignet, Patienten an jeder Stelle der dialogischen Arbeit anzuleiten, Kontrolle abzugeben, die Unsicherheit auszuhalten und sich mit der Hilflosigkeit zu konfrontieren, die in der Stabilitätsphase eine zentrale Stellung einnehmen wird.

Beispiele:
Der Patient kann sich eine Situation vorstellen, in der er nicht handeln kann/muss. Wenn möglich schließt er dabei die Augen und gibt die Kontrolle ab (an die Erde, an Gott, ans Leben, an die Therapeutin – je nachdem, was passt): Welche Gefühle kommen dabei auf? Welche Ängste sind da?

Gelenkte Fantasie: Der Patient kann sich eine Szene vorstellen, in der er schrittweise die Verantwortung abgibt. Beispiele dafür können sein, sich vorzustellen, der Patient und ein Freund/Freundin fahren gemeinsam im Auto, zuerst steuert der Patient den Wagen, danach der Freund/die Freundin. Der Patient geht gemeinsam mit einem Freund zum Klettern (zum Bergsteigen, auf Skitour), abwechselnd übernehmen sie die Führung. Kann sich der Patient darauf einlassen, die Kontrolle abzugeben? Was befürchtet er? Oder er besucht eine fremde Stadt, er versteht die Sprache nicht, zuerst hat er einen Stadtplan zur Verfügung, dann legt er ihn weg. Kann er sich treiben lassen? Was könnte passieren?

Übung im Alltag: Der Patient wird ermutigt, einen belebten Ort aufzusuchen (z. B. ein Café, ein Kaufhaus etc.), sich hinzusetzen und die Dinge um sich herum geschehen zu lassen. Dabei soll er sich immer mehr entspannen. Oder er steht an einer belebten Kreuzung, er beobachtet, wie die Leute fahren, es gibt rücksichtsvolle und rücksichtslose Autofahrer, er kann sich potenzielle Unfallszenarien vorstellen und dabei üben, sich wieder zu entspannen und geschehen zu lassen.

Der Übergang zur Phase der Stabilität kündigt sich an, wenn Patienten häufiger über ihre Konflikte, Schuldgefühle, schwierige Erfahrungen in der Gegenwart sprechen. Die Patienten haben bereits gelernt, dass sie der Symptomatik nicht hilflos ausgeliefert sind, sondern ihr aktiv entgegentreten können. Dies ist der Fall, wenn sie ihre Problematik nicht mehr nur an äußeren Sicherheitsfaktoren festmachen und wieder bereit sind, ein gewisses Maß an Unsicherheit zu ertragen. Das wiederum setzt voraus, Faktoren der Sicherheit und Unsicherheit zu differenzieren. Sie haben jetzt (wieder) Möglichkeiten zur Verfügung, sich aus dem Gefühl von Unsicherheit selbstständig herauszuholen und sich selber ein Stück weit beruhigen und entspannen zu können.

7. Phase II: Innere Stabilität – »Selbst-Sicherheit«

Das Kapitel Stabilität umfasst folgende Themen:

- Arbeit an Gefühlen
  - Wahrnehmung von Gefühlen
  - Kontakt zu negativen Gefühlen zulassen und aushalten
  - Gefühle ausdrücken
  - Erfahrungen verkraften
  - Akzeptanz
- Selbstwahrnehmung
  - sich der Unsicherheit stellen
  - Verbesserung der inneren Aufmerksamkeit
  - Kontrolle der inneren Prozesse
  - Kontrolle über Wahrnehmungsinhalte
  - Wünsche, Bedürfnisse wahrnehmen, aussprechen und durchsetzen
  - Abneigungen erfahren
  - sich zur Wehr setzen
- Wahrnehmung in aktuellen Beziehungen, Stabilisierung persönlicher Grenzen
  - Kontakt mit anderen Menschen, Beziehungen gestalten
  - Kontakt- und Konfliktfähigkeit
  - Alltagskonflikte bewältigen
- Symptomatik
  - Gefühlsausdruck in Intrusionen
  - Abbau von Vermeidungsverhalten
- Stärkung der Selbstprozesse
  - Wiedererlangen einer Handlungskompetenz
  - Verantwortung für das eigene Befinden
  - Selbstsicherheit und Selbstakzeptanz

Die Phase der Stabilität beginnt, sobald der Patient in der Lage und bereit ist, ein gewisses Maß an Unsicherheit zu akzeptieren und sich mit den begleitenden Gefühlen auseinanderzusetzen. Der Patient soll ein Sicherheitsgefühl, auf das er zuverlässig zugreifen kann, erworben haben; ebenso soll er ein Repertoire an Selbstunterstützungsmaßnahmen zur Verfügung haben (z. B. Atemtechniken, Entspannungsmöglichkeiten) und anwenden können.

Während in Phase I das Konstrukt von Sicherheit bearbeitet wurde, erfahren wir, dass Sicherheit nur zum Teil durch objektive Aspekte abgedeckt werden kann. Der viel größere Teil besteht aus Befürchtungen, Fantasien, Meinungen, also aus inneren Unsicherheiten, die von Gefühlen begleitet werden. Nun gilt es eine innere Stabilität zu finden, die Erfahrung zu verkraften.

Die in der Traumatisierung erlebten Gefühle, so die Intention der Patienten, sollen sich unter keinen Umständen wiederholen, sodass die Betroffenen weitreichende Vermeidungsstrategien entwickeln, diesen Zuständen zu entfliehen. Diese Strategien schränken jedoch insgesamt die Lebensqualität und Erlebensmöglichkeiten in der Regel sehr stark ein. In der Stabilitätsphase soll der Patient sich seiner inneren Zustände und Bedürfnisse gewahr werden und die Fähigkeit entwickeln, diese anzunehmen und ausdrücken zu können. Der Patient soll Möglichkeiten der differenzierten Wahrnehmung für sichere und unsichere Aspekte im realen Leben und in Bezug auf eigene Selbstanteile erfahren, d. h., die traumatisierte Person muss wieder eine emotionale Balance finden, bevor sie sich den emotionalen Anteilen der Traumatisierung zuwenden kann. Über die Selbstwahrnehmung und -akzeptanz, die Arbeit am Selbst und das Herstellen von Kontaktfähigkeit soll der Vermeidungs- und Verdrängungszyklus durchbrochen werden, um so wieder neue Erfahrungen zu ermöglichen und den Kontakt mit sich selbst und der Welt wiederherzustellen.

Doch auch wenn die im weiteren Verlauf des Textes beschriebenen Übungen das nicht unbedingt widerspiegeln, der Leitfaden der konkreten Arbeit in den Sitzungen konzentriert sich auch in dieser Phase II auf die Bedeutung der Symptomatik und das Lebensgefühl der Patienten in Interaktion mit anderen Menschen. Immer wird nachgefragt, in welchem sozialen Kontext ein Problem sich wie aktualisiert, und es werden Skills erworben, interaktionell daran zu arbeiten.

In der Stabilitätsphase geht es um die Einleitung der Verarbeitung der traumatischen Erfahrung, nicht um das Trauma an sich. Es sollen die sozialen und intrapsychischen Fähigkeiten gefördert werden, sich später erfolgreich mit dem Trauma und seinen Folgen auseinanderzusetzen.

7.1 Arbeit an Gefühlen – abseits vom Zentrum der traumatischen Erfahrung

Es geht dabei ganz besonders um die Arbeit an Gefühlen – abseits vom Zentrum der traumatischen Erfahrung. Und es geht um die Bedeutung der Gefühle im interaktionellen Geschehen, also um die gefühlte reale Beziehung zu den Mitmenschen und um die Möglichkeiten, diese Gefühle auch dann auszudrücken, wenn das potenziell zu Konflikten führt.

Die therapeutische Arbeit besteht in der Ermutigung des Patienten, seinen inneren Zuständen nicht mehr länger zu entfliehen, sondern diese wieder Teil seines Selbst werden zu lassen. Dazu ist es notwendig, seine Aufmerksamkeit nach innen zu richten und unangenehme Gefühle wahrzunehmen. Auch hier beginnen wir an Alltagskonflikten zu arbeiten, bevor Sequenzen der traumatischen Erfahrung aufgegriffen werden.

Das Thema kann eingeleitet werden mit Sätzen wie »woran denken Sie zuerst, wenn Sie an ein konflikthaftes Ereignis im Alltag denken; welches Bild sehen (welches Geräusch hören) Sie zuerst; welchen Ausschnitt haben Sie sofort präsent; welches Gefühl haben Sie«. Viele Patienten haben bereits im Verlauf der Therapie auf schwierige Situationen z. B. in der Partnerschaft oder mit dem Arbeitgeber hingewiesen. Diese können an dieser Stelle sehr gut aufgegriffen und bearbeitet werden. Dabei soll nicht näher auf die Inhalte eingegangen, sondern die im Vordergrund stehenden Gefühle und/oder Kognitionen angesprochen werden; ein belastender Moment wird ausgewählt. Der Patient wird ermutigt, seine inneren Dialoge zu verbalisieren, und es werden die (Selbst-)Anteile gesucht, die die Person an sich herabsetzen, beschimpfen, abwerten etc. (z. B. du bist schwach, unfähig, nutzlos etc.). Die Therapeutin klärt ab, ob diese Zuschreibungen von realen Personen in der Gegenwart gemacht wurden bzw. ob die aktuelle Realität des Patienten die Zuschreibungen rechtfertigt.

Die Art der Themen, die angesprochen werden, wie z. B. Selbstbewertungen (oder Selbstantworten), geben Aufschluss über die inneren Repräsentationen des Patienten, z. B. welchen Anspruch Patienten an sich in Bezug auf das Zulassen von Unzulänglichkeiten, Schwächen und eigenen Erwartungen haben. Die Selbstbewertungen (Kognitionen) müssen von der Therapeutin ausführlich erfasst werden, um sich in das Gedankenschema, in die Logik des Patienten einzufinden und diese zu verstehen (z. B. warum glaubt o. g. Patientin, sie müsse mehr leisten als die anderen, sie dürfe nicht widersprechen, …). Die Verantwortung für die Selbstbewertung trägt der Patient.

Anders als Kognitionen werden Gefühle eher vermieden und mit diffusen Erregungszuständen kompensiert. Der Patient wird angeleitet, die Erregung in körperlichen Zuständen wahrzunehmen und zum Ausdruck zu bringen. Mit der Fokussierung kommen in der Regel spezifische Gefühle zum Vorschein, die zunächst wahrgenommen und benannt werden können. Verschiedene Gefühle sind häufig überlagert und tragen zur Konfusion bei. Sie müssen hintereinander – also in zeitlicher Abfolge – zum Ausdruck gebracht werden, denn verschiedene Gefühle der erlebten traumatischen Erfahrung sind nicht gleichzeitig erlebbar, z. B. Angst und Ärger oder Ohnmacht und Wut. Damit wird die diffuse Erregung auflösbar. Gelingt dies mit Alltagskonflikten, so kann diese Exposition in sensu auch mit Aspekten des Traumas durchgeführt werden.

Kontaktaufnahme mit dem Gefühl

Nachdem ein Gefühl angesprochen wurde, schließt sich als weiterer Schritt an, dieses (schmerzliche) Gefühl zuzulassen und bei ihm zu verweilen, um so zu lernen, dass es aushaltbar und Teil des eigenen Selbst ist. Die Therapeutin ermutigt den Patienten, die einzelnen Gefühle zu benennen und sie dann im Körperempfinden auszumachen. Dazu fragt die Therapeutin nach, wo im Körper das schmerzliche Gefühl sitzt, wie es sich anfühlt (z. B. wie ist die Atmung, die Körperhaltung etc.).

In der Arbeit soll der Patient angeregt werden und lernen, sich selber zu unterstützen und damit die auftretenden Emotionen zu beeinflussen, (z. B. was passiert, wenn er durchatmet, sich aufrichtet, anlehnt etc.). Hierbei ist das Ziel, den Patienten darin zu unterstützen, dass verbale und nonverbale Ausdrucksweisen in Übereinstimmung kommen.

Weiterhin erfolgt die Differenzierung dahingehend, zu erkennen, welche Empfindungen und Zuschreibungen aus der Vergangenheit sind und welche der Gegenwart angehören. Hier sind beispielsweise Themen gemeint, dass jemand Selbstbewertungen hat, wie »das ist typisch für mich«, »das kann auch nur mir passieren« etc. Rollenspiele oder Leere-Stuhl-Arbeit sind dann geeignet, Gegenwärtiges und Vergangenes miteinander in einen Dialog zu bringen, um »offene Gestalten« aus der Vergangenheit zu schließen.

Fallbeispiel: Patientin nach einem schweren medizinischen Eingriff; sie ist sehr wütend auf ihren Mann, dass er sie in der Situation allein gelassen hat

Therapeut: Wählen Sie bitte einen besonders schwierigen Moment aus.

Patientin: Keiner hat Notiz von mir genommen, wie schlecht es mir ging.

Therapeut: Beschreiben Sie die Situation genau.

Patientin: Ich war allein im Zimmer, es war sehr klein, das Licht war ausgeschaltet; mein Mann ist wieder gegangen, die Tür war zu, am Gang habe ich Geräusche gehört, das hat mir Angst gemacht, ich habe mich nicht getraut aufzustehen.

Therapeut: Wie fühlt es sich an, allein zu sein und keiner nimmt Notiz von Ihnen?

Patientin: Es ist schwer auszuhalten, ich will es nicht fühlen. Es zerreißt mich.

Therapeut: Was zerreißt sie?

Patientin: Ich kann mich nicht reinversetzen.

Therapeut: Vermeiden Sie vielleicht ein Gefühl? Was könnte das Gefühl sein: Schmerz, Trauer, Einsamkeit; wie fühlt es sich an, im Stich gelassen zu werden?

Patientin: – sehr schlimm, ich möchte nicht hinfühlen.

Therapeut: Ich kann verstehen, dass Sie dieses Gefühl lieber vermeiden. Ich schlage Ihnen vor, für einen Moment auch hier, in der Therapie, sich vorzustellen, dass Sie völlig auf sich gestellt sind. Wie geht es Ihnen damit?

Patientin: – sehr schlecht, es ist traurig.

Therapeut: Bleiben Sie dabei, Sie sind völlig allein …

Der Therapeut versucht die Patientin in der Vorstellung zu halten, die ihr aversiv ist. Er ermutigt sie, auf das Abschweifen der Gedanken, Erklärungen etc. zu verzichten. Er lädt sie ein, immer wieder in die Situation zurückzukehren, um das Gefühl bewusst zu markieren. Erst allmählich kann die Patientin dann lernen, das Gefühl auszuhalten, d.h. in Berührung, in Kontakt zu kommen. Er ermuntert sie auch, dieses Gefühl auszudrücken und dabei hinzuspüren, wer der Adressat dieses Gefühlsausdruckes sein könnte.

Sobald das Gefühl benannt werden kann, fragt der Therapeut nach, ob das Gefühl von früher bekannt ist und aufgrund bestimmter Auslöser im Moment auftaucht. Falls die Patientin dies bejaht, erfolgt an der Stelle ein Rückblick in die Biografie, um die augenblickliche Gefühlsqualität zu differenzieren und gegebenenfalls zu relativieren. Dies gilt auch, wenn dieses Gefühl (im o.g. Fallbeispiel dem Mann gegenüber) schon länger besteht. Dann ist zu erwarten, dass es eine ernste Belastung darstellt. In dem Fall muss es angesprochen und dann abgemildert werden. Wenn dies nicht der Fall ist, wird die Situation von allen möglichen Seiten beleuchtet mit dem Ziel, negative Gefühle auszuhalten.

Impulsen der Realitätsprüfung, die dazu geeignet wären, die Situation zu verändern (z.B. welche Informationen hatte der Mann, die ihn veranlasst haben zu gehen; was würden Sie dem Mann, den Ärzten gerne sagen), wird in dieser Arbeit nicht nachgegangen. Denn dadurch besteht die Gefahr, dass negative Gefühle zu schnell relativiert werden und damit verhindert wird, sich mit ihnen auseinanderzusetzen.

Ein weiteres Beispiel soll verdeutlichen, wie wichtig neben Wahrnehmung und Ausdruck eines Gefühls die Kontaktaufnahme mit demselben ist: Die Patientin war in ihrem bisherigen Leben eher ruhig, zurückhaltend, verständnisvoll und berichtete, sie habe sich eigentlich immer zu viel gefallen lassen. Die Traumatisierung setzte offensichtlich einen gegenteiligen Prozess in Gang, nämlich, dass sie jetzt alles, was ihr missfällt, nahezu ungefiltert ausspricht. Sie hat bereits mit mehreren Kollegen große Konflikte, hat Streit im Freundeskreis, hat ihre ehrenamtliche Tätigkeit aufgegeben und gerät langsam in eine Isolation. Die Patientin kann keine Gefühle mehr halten, sie spuckt alles aus, dadurch ergibt sich allerdings keine Veränderung. Statt sich ziellos abzureagieren, muss sie lernen, die Energie zu halten und Gefühle zu unterstützen (»containen«).

In Dialogübungen soll sie sich schwierige Situationen vorstellen und spüren, wie sie ärgerlich und wütend wird und wie sie dazu schweigt. Es geht nicht darum, das Gefühl zu unterdrücken oder sich abzureagieren, sondern darum, beim Gefühl zu bleiben. Der Therapeut exploriert, wie sich das anfühlt. Sie soll spüren, wie sehr sie etwas stört oder verbittert, und dies zulassen, um dann einen Weg zu finden, sich adäquat auszudrücken, ohne dem Gegenüber alles überzustülpen. Bevor sie handelt, soll sie spüren, was sie möchte und welchen reifen Weg sie wählen kann, sich auszudrücken und abzugrenzen. Die Tatsache, dass jemand Opfer geworden ist, bedeutet nicht, dass er sich alles erlauben kann.

Selbstunterstützung durch Reaktivierung prätraumatischer Repräsentationen von Zugehörigkeit – Wiederherstellung des inneren Systems von Bindungen

Traumatisierte Menschen sind manchmal überfordert, das Ausmaß und die Intensität ihrer Gefühle und Gefühlsqualitäten zu tragen. Deshalb arbeiten wir in der Dialogischen Traumatherapie mit unterstützenden Maßnahmen, indem das innere System von Bindungen reaktiviert wird: Der Patient kann bei Auseinandersetzungen auf dieses System zurückgreifen, es soll ihm insbesondere bei der Konfrontation mit schwierigen Gefühlen oder den Täterrepräsentanzen den Rücken stärken. Der Patient wird angeleitet, sich Personen vorzustellen, mit denen er in der Wirklichkeit schon einmal unterstützende Beziehungserfahrungen gemacht hat. Der Patient soll sich der imaginierten schützenden Person völlig anvertrauen und die Verantwortung für die Wachsamkeit in der Situation für die nächsten Minuten dem Beschützer überlassen. Wichtig dabei ist, seine Erfahrung von Zugehörigkeit zu aktivieren, wobei frühe und familiäre Beziehungssysteme ein besonderes Gewicht haben. D. h., die meisten Menschen orientieren sich zu ihren Herkunftsfamilien hin, also zu ihren Eltern und Großeltern. Dabei spielt es keine Rolle, ob die entsprechenden Personen noch leben oder bereits verstorben sind. In der Dialogsituation geht es darum, dass der Patient der im Leeren Stuhl vorgestellten Person (Vater, Mutter, Großeltern) gegenüber erklärt, dass er sich bedingungslos zugeordnet fühlt und an ihnen festhält: »Wir gehören zusammen und lassen niemanden dazwischentreten.«

Fallbeispiel:

Therapeut: Wer aus Ihrer Familie könnte, würde Sie unterstützen? Wer war wohlwollend und zugeneigt? Wem können Sie vertrauen?

Patient: Das ist meine Oma. Bei ihr konnte ich mich wohlfühlen.

Therapeut: Stellen Sie sich vor, Ihre Oma säße auf den Leeren Stuhl, wie fühlen Sie sich?

Patient: … seltsam, das ist unrealistisch.

Therapeut: Nehmen Sie sich einen Moment Zeit nachzuspüren … … vielleicht sind Sie traurig, oder Sie freuen sich, sie zu sehen … … gibt es vielleicht etwas, was Sie ihr gerne sagen möchten?

Patient: Ja, ich bin traurig, dass du nicht mehr da bist, ich könnte dich jetzt so gut brauchen, du würdest mich verstehen …

Therapeut: Stellen Sie sich vor, sie wäre jetzt da. Wie fühlt sich das an?

Patient: Gut, irgendwie leichter …

Therapeut: … vielleicht möchten Sie Ihre Oma bitten, dass sie Sie tröstet, in den Arm nimmt, festhält … vielleicht möchten Sie ihr sagen, dass Sie zu ihr gehören und sich innerlich mit ihr verbinden wollen, dass niemand diesen Bund stören darf …

Je nach Situation kann der Therapeut anregen, ob der Patient eher Trost oder eher eine andere Art der Unterstützung braucht. Der Therapeut ist aktiv und macht Vorschläge, um die Ausdrucksmöglichkeiten des Patienten anzuregen. Die Patienten können sehr gut benennen, was sie brauchen, und lehnen unpassende Vorschläge des Therapeuten ab. Dabei stärkt der Patient seine Wahrnehmung für seine Bedürfnisse.

Ein weiteres Fallbeispiel zeigt, dass die (Re-)Aktivierung tragender Bindungen sehr gut geeignet ist, das Ereignis bzw. Aspekte davon zu erzählen und sich mit seinen Gefühlen zu zeigen.

Der Patient fühlt sich schwach und kraftlos. Er hat aber keinen Raum zum Entspannen; weder in der Arbeit noch zu Hause darf oder kann er sich mit seiner Schwäche zeigen. Der Therapeut schlägt vor, in der Vorstellung das Grab des Vaters zu besuchen, um von ihm Trost zu erbitten und sich in seiner Schwäche zu zeigen. Dort visualisiert er, wie er sich hinsetzt und in der Gegenwart des Vaters verweilt, mit ihm spricht, ihm sein derzeitiges Leben mit seinen Problemen schildert, ihm die Stabilität seiner Bindung versichert.

Der Therapeut nimmt immer nur die Rolle des Vermittlers ein, der in manchen Situationen ein sehr starkes Mitgefühl dafür hat, was ein Patient in der Vorstellung erleidet. Er kann auch ein Modell für eine bestimmte Art von Menschlichkeit sein, aber er muss darauf achten, dass er nicht in eine persönliche Nähe geholt wird, die auf Dauer nicht tragfähig ist. Der Therapeut muss die realen Bedingungen der realen Beziehungen wahren.

Bindungsunterstützung

Das menschliche Gehirn vermittelt Erlebnisse und verbindet sie mit anderen. Eine dieser »Verbindungsleistungen« ist die Entwicklung des Selbst, jener Funktionen, die den Kontakt zwischen Menschen, zwischen Wesen ermöglicht. Die Vorbereitung von Kontakten wird durch eine Art internes Probehandeln ermöglicht. Man konfiguriert sich selbst (»Selbstrepräsentation«) und die Kontakt schließende Person (»Fremdrepräsentation«). Die Selbstrepräsentation ist die aggregierte Summe der Beziehungserlebnisse der bisherigen Erfahrungen von sich selbst – wie man sich selbst in diesen erlebt hat und definiert, wie man von anderen gesehen, anerkannt oder abgelehnt wird.

Ein wichtiger, ja essenzieller Bestandteil davon ist das Gefühl von Zugehörigkeit. Das können verschiedene Gruppen sein, die Primärfamilie, die Großfamilie, die Freunde, Schulklassen, Clubs, Parteien bis hin zu eher abstrakten Gebilden wie die Summe der Menschen bestimmter Geistes- und Werthaltungen. Frühe und familiäre Beziehungserfahrungen haben allerdings ein besonderes Gewicht.

Die Traumatisierung sprengt das Gefühl von Zugehörigkeit, von Bindung, und zerstört damit auch die Fähigkeit zur Empathie. Die Patienten erleben sich wie im luftleeren Raum, eben dissoziiert, dem Gegenteil von assoziiert, verbunden. Aber nicht nur Selbstanteile sind dissoziiert, sondern auch die Verbindungen zu anderen Menschen, zuallererst im eigenen kognitiv-emotionalen Repräsentationssystem der Kontakte, dem Selbst.

Mit der Traumatisierung erlischt das Vertrauen in alles. Sofern jemand stabile Bindungen hatte, kann er mittels der realen Person (Therapeut) das Vertrauen wieder aufbauen: Die Wiederherstellung von Bindung wird durch virtuelle imaginative Reaktivierung von tatsächlich erlebten primären Bindungen früher und frühester Kontakte wieder in Gang gebracht. Auch wenn durch Kränkungen und Frustrationen primäre Bindungen (zum Teil) verschüttet oder negiert werden oder aktuell Beziehungen konflikthaft oder gestört sind, unterstützt die

Reaktivierung der Bindungserfahrung den Verarbeitungsprozess und stärkt das Gefühl der Zugehörigkeit.

In der Vorstellung werden die Erinnerungen an Personen, zu denen einmal Vertrauen bestand, reaktiviert und dann im Rollenspiel inszeniert, d. h., sie werden wieder lebendig. Auf diese Weise kann man die Selbstprozesse stärken und integrieren, die durch die Traumatisierung pulverisiert wurden. Selbstprozesse sind das System der Interaktionsprozesse, die ein tragfähiges Netz gebildet haben, bevor das traumatische Ereignis passiert ist.

Wenn jedoch diese Bindungen sabotiert wurden (z. B. durch Missbrauch, Gewalt, Vernachlässigung), sind sie keine Ressource, auf die man ohne Weiteres zurückgreifen kann. Die betroffene Person braucht dann eine Trennung zwischen Zugehörigkeit (Ressource) zum Clan und erlebbarer guter Beziehung. Sie kann Skills erlernen, wie sie selber Vertrauen wahrnimmt und beantwortet, um dann in der Therapiesituation eine angenehme vertrauensvolle Beziehung zulassen zu können. Und sie kann realistisch hinschauen, aus welchem Chaos sie tatsächlich kommt. Jemand, der Fragen nach dem »Wer bin ich? Was ist meine Identität? Zu welchem Clan gehöre ich?« zulassen und die Antworten annehmen kann, d. h., wer dazu steht, woher er kommt, dem kann in der Welt intrapsychisch nicht mehr viel passieren, auch wenn ihm physisch Schlimmes widerfährt.

Fragen zum Gefühlsausdruck

Gegebenenfalls müssen die Patienten Erklärungen darüber bekommen, wie wichtig der (Gefühls-)Ausdruck ist: Das Wahrnehmen und Ausdrücken von Gefühlen bedeutet die Akzeptanz der Gefühle. Gefühle zu akzeptieren ist der erste Schritt zur Veränderung. Wenn Patienten keine Möglichkeiten des Gefühlsausdrucks gelernt haben und Empfindungen nicht beachten und »wegstecken«, kommt die Aufgabe dem Therapeuten zu. Manche Patienten waren auch vor der Traumatisierung nicht gewohnt, Gefühle differenziert wahrzunehmen und zu äußern. Der Therapeut macht hier aktive Angebote, indem er Verbalisierungsvorschläge und -angebote für die Patienten formuliert. Ein Beispiel dafür wäre: »Ich kann mir vorstellen, wie schwierig es für Sie ist, über diese Themen zu sprechen«, »ich kann mir vorstellen, dass Sie sehr wütend werden, wenn …«, »kann es sein, dass Sie gerade traurig werden …« etc.

Aus den Angeboten kann der Patient auswählen und für sich anwenden. Die Sorge, zu suggestibel zu sein und dem Patienten etwas einzureden oder aufzudrängen, ist bei den meisten Patienten ungerechtfertigt. Patienten können in der Regel gut einschätzen, welcher Satz bzw. welche Gefühlszuschreibung im Augenblick gerade passend ist.

Bagatellisieren

Manche Menschen neigen dazu, ihre Empfindungen zu bagatellisieren (»so schlimm war es doch nicht«, »eigentlich ist es nicht so wichtig« etc.). Bagatellisieren ist ein eher dysfunktionaler Copingmechanismus. Der Patient wird angeleitet, Differenzierungen in seinem Erleben vorzunehmen: Was ist ein Gefühl? Was ist ein Gedanke? Was ist die Realität? Im folgenden Beispiel hat der Patient den Krankheitsverlauf eines Angehörigen falsch eingeschätzt und hat ihn vor dessen Tod nicht mehr besucht. Dazu sagt er, eigentlich sei es unwichtig gewesen, weil der Verstorbene seit einiger Zeit schon sehr verwirrt war und niemanden mehr erkannt hatte. Trotzdem fühlt er sich unbehaglich und kann nicht auf den Friedhof gehen. Die Realität des Patienten besteht darin, dass er nicht mehr rechtzeitig gekommen ist, bevor der Angehörige gestorben ist. Darüber ist er traurig. Beides ist kein Grund, nicht ans Grab zu gehen. Für den Moment reicht es aus, wenn der Patient sich seiner Trauer darüber, dass er den Angehörigen vor dessen Tod nicht mehr sehen konnte, gewahr wird. In der nachfolgenden dialogischen Exposition wird die Beziehung zum verstorbenen Angehörigen aktiviert. Es soll normal werden, dass er den Angehörigen in der Vorstellung herholen kann, um dann emotional schwierige Themen zu besprechen. In diesem Fall könnte er sich entschuldigen, dass er nicht mehr rechtzeitig gekommen ist.

Tabuisierung bestimmter Gefühle und Anerkennung dessen

In manchen Fällen verzichten die Betroffenen aufgrund bestimmter Normen, ihre wahren Gefühle zu äußern. Das ist in der Regel sehr anstrengend und belastet die Beziehung zu den Menschen, denen eine bestimmte Äußerung gelten soll. In der Therapie muss gefördert werden, dass diese Gefühle berechtigt sind und zum Ausdruck kommen dürfen. Gleichzeitig müssen die im Laufe des Lebens erworbenen Tabus respektiert werden.

Bei der Arbeit an Gefühlen ist es wichtig zu unterscheiden, welche

Auseinandersetzung in imaginierten Dialogen (im Therapieraum) stattfinden und inwieweit die Auseinandersetzung auch in der Realität stattfinden kann. Der Patient wird unterstützt, eine Entscheidung darüber zu treffen. Manche Patienten scheuen sich, in der Realität Position zu beziehen. Sie wollen alte Geschichten nicht mehr »aufwärmen«, oder die Person ist zu alt oder zu krank, um noch konfrontiert werden zu können. In anderen Fällen kann es sogar bedrohlich sein oder zu weiteren Kränkungen kommen, wenn sie Stellung beziehen.

Auf der anderen Seite steht die Überzeugung, wie bereits beschrieben, dass die Aktivierung und der Ausdruck des Gefühls (der Gefühle) die Selbstprozesse in Gang setzen, in deren Folge die Betroffenen wieder handlungsfähig werden und eine Gegenposition zum Kontaktabbruch aufbauen. Das spielt sich aber im Therapieraum ab. Die Umsetzung in die Realität ist ein völlig anderes Thema.

Beispiel:

Zwei Brüder hatten einen schweren Verkehrsunfall. Der Fahrer, der den Unfall verursacht hatte, blieb dabei nahezu unverletzt, während der Beifahrer (der Patient) schwere Verletzungen hatte und infolgedessen bleibende schwere körperliche Einschränkungen hat. Weder in der Familie noch zwischen den Brüdern wird über den Unfall gesprochen; das Fehlverhalten des Bruders, der den Unfall verursacht hat, wird negiert.

Der Bruder bemüht sich sehr um den Patienten, indem er permanent neue Behandlungsmethoden und Ärzte für ihn aussucht. Der Patient resümiert, dass dies wohl Versuche der Wiedergutmachung seien, weil eigentlich wisse er doch, dass er schuld an dem Unfall sei. Deshalb müsse er (der Patient) auch nicht dankbar oder wertschätzend für das Bemühen des Bruders sein. Er findet das selbstverständlich, nimmt aber nur wenige Angebote wahr, weil er sich überfordert fühlt.

Dieser Widerstand erscheint dem Patienten die einzige Möglichkeit zu sein, der Familie zu zeigen, wie schlecht es ihm geht (z. B. »ich würde diese Massagetechnik schon ausprobieren wollen, aber ich bin zu schwach, um den Weg dorthin zu schaffen«). Der Bruder reagiert darauf manchmal zornig und mit Unverständnis.

Dabei betont der Patient immer wieder, dass seine Gefühle gegenüber dem Bruder und der Familie neutral seien. Vielmehr erklärt er, dass es innerhalb seiner Familie nie Streit, Vorwürfe oder negative Gefühle gegen Familienangehörige geben dürfe. Erst nach einigen Übungen an neutralen Situationen (Phase II) kann der Patient Ärger gegenüber dem Bruder wahrnehmen. Er fühlt sich bevormundet, ist aber auch gegenüber der restlichen Familie verärgert, weil nicht über den Unfall gesprochen wird, um den Bruder zu schützen.

In der dialogischen Arbeit wurde der Patient ermutigt, seinen Ärger wahrzunehmen und auszudrücken. Er zeigte sich darüber sehr erleichtert und konnte nach vielen Durchläufen des Ärgerausdrucks schließlich dem Bruder tatsächlich sagen, dass er sich in Zukunft selber um Behandlungsmethoden und Arzttermine kümmern möchte bzw. bei Bedarf um Unterstützung anfragt.

Im weiteren Verlauf (in der Dialogischen Exposition) konnte der Patient dem Bruder Vorwürfe über sein Fehlverhalten machen und sich in seinem Schmerz zeigen. Darüber hinaus konnte der Patient plötzlich verschiedene Aktionen der Familie ausmachen, die eher darauf abzielten, den Unfall sozusagen »ungeschehen« zu machen. Der Patient konnte Gefühle von Ärger, Wut, Trauer, Hilflosigkeit, aber auch von Freude und Dankbarkeit für die Unterstützung wahrnehmen und ausdrücken. Er konnte sich damit von der Familie distanzieren und seinen eigenen Weg mit all seinen Einschränkungen finden. In der Familie wechselte er damit die Position vom »hilfsbedürftigen Patienten« zum ernst zu nehmenden Familienmitglied. Das Verhältnis der beiden Brüder blieb schwierig, aber sie haben viel über den Unfall gesprochen und großen Respekt für die Position des jeweils anderen entwickelt.

Mangelnder Gefühlsausdruck

Im nächsten Beispiel wird die Arbeit mit einem Patienten vorgestellt, der, sobald er Gefühle wahrnehmen soll, sowohl nach innen (Erstarrung und emotionale Taubheit) als auch nach außen (Kontaktabbruch mit dem Therapeuten, schaut nur zu Boden) den Kontakt abbricht. Es gelingt ihm nicht, Gefühle zuzulassen.

Der Therapeut wertschätzt die Fähigkeit des Patienten, sobald unangenehme Gefühle auftreten, erstarren zu können, und thematisiert gleichzeitig, welche Gefühle auftreten könnten, wenn er nicht erstarren würde. Der Therapeut lässt aber den Patienten in seiner Blockade und forciert keinerlei Kontaktaufnahme, denn dadurch würde der Patient die Wahrnehmung zu sich selber verlieren. Die Arbeit geht dahin, ihm immer wieder aufzuzeigen, wie er den Kontakt abbricht. Wenn man dem Patienten erlaubt zu blockieren, kommen andere Indikatoren, mit denen sich Differenzierungen ergeben können. Andernfalls unterbricht man seinen Prozess, nämlich dass er in dem aufgebauten Szenario erstarrt. Wenn er allerdings das Szenarium nicht weiterentwickelt, wenn er die Übung abbricht, kann ihn der Therapeut in den Kontakt holen und nachfragen: »was ist gerade passiert?«, »können Sie was anderes machen als einzufrieren?« Das folgende Beispiel zeigt, dass der Patient zwar keine Gefühle zulassen kann, aber zumindest eine Entwicklung in Richtung wahrnehmbarer körperlicher Sensationen stattfindet.

Therapeut: Ich sehe, dass Sie in die Erstarrung gehen, offensichtlich müssen Sie sich jetzt schützen. Ich finde es gut, dass Sie das können, nehmen Sie sich Zeit, das anzuwenden, bleiben Sie ruhig eine Weile in dem Zustand und versuchen Sie nichts zu verändern. Bleiben Sie so gekrümmt und zusammengesunken in der fast unlebendigen Haltung. Wie fühlt sich das an?

Patient: Ich habe einen Druck im Kopf.

Therapeut: Sie haben Kopfdruck, gibt es sonst noch etwas, was Sie bemerken?

Patient: Spannung im Bauch.

Therapeut: Lassen Sie die Spannung ruhig da und schauen Sie, ob Sie den Kopfdruck auch da sein lassen können. Möchten Sie etwas sagen, gibt es etwas, das Sie verändern möchten?

Patient: Weiß nicht …

Therapeut: Kann es sein, dass die Starre dazu führt, dass Sie auch gar nicht mehr wissen, was Sie sagen möchten oder tun wollen? Bleiben Sie in dem Zustand und schauen Sie, ob Sie den Zustand bewusst zulassen und wahrnehmen können.

Patient: Ich fühle mich sehr müde.

Therapeut: Sie sind müde. Wie atmen Sie gerade? Nehmen Sie nur Ihre Atmung wahr, ohne etwas zu verändern.

Patient: Ich atme kaum noch.

Therapeut: Sie atmen auch kaum noch. Was befürchten Sie: Was könnte passieren, wenn Sie durchatmen? Was könnten wir besprechen, wenn Sie jetzt nicht in diese Starre verfallen würden?

Patient: Dass ich depressive Abstürze bekomme, wo ich mich dann absolut leer fühle.

Therapeut: Also das Erstarren hilft Ihnen, nicht ganz abzustürzen. Probieren Sie zu sagen: »Ich mache mich starr, das schützt mich und ich brauche Schutz.«

Patient: Ich brauche Schutz.

Therapeut: Sehr gut, wie fühlt sich das an?

Patient: Ich fühle nichts.

Therapeut: Genau, und das ist besser als etwas Unangenehmes oder Depressives zu spüren. Bleiben Sie bei dem Gefühl: Sie sind geschützt, wie in Watte gepackt.

Patient: Ich bekomme Kopfweh.

Therapeut: Jetzt verändert sich etwas. Jetzt ist wieder ein Gefühl da, zumindest eine körperliche Empfindung. Spüren Sie den Kopfschmerz.

Patient: *beschreibt den Schmerz sehr detailliert.*

Therapeut: Können Sie ihn verstärken?

Patient: Weiß nicht, vielleicht wenn wir noch weiterreden. Vielleicht wenn ich die Stirn runzle.

Therapeut: Wenn Sie die Stirn runzeln, verstärkt sich der Schmerz. Versuchen Sie, während Sie die Stirn zusammenziehen, einen Ton zu machen.

Patient: Nein, das kann ich nicht.

Therapeut: Probieren Sie es aus; versuchen Sie etwas von dem Anstrengenden in einen Ton umzusetzen.

Patient: *macht sehr zögerlichen Ton.*

Therapeut: Sehr gut, bleiben Sie noch etwas dabei, vielleicht können Sie den Ton verstärken.

Patient: *atmet hörbar aus, wird etwas lauter.*

Therapeut: Wie fühlen Sie sich jetzt?

Patient: Weiß nicht, vielleicht etwas besser. (Er hebt den Kopf und schaut den Therapeuten an.)

Der Patient erfährt einen Zusammenhang zwischen Erstarrung und Kopfschmerzen und dass er den Zustand mit der Atmung verändern kann. Er kann sich zugestehen, dass er in seiner jetzigen Situation Schutz braucht, den er im Augenblick nur durch völligen Kontaktabbruch bekommt.

Gefühlsblockade

In manchen Fällen scheint der Zugang zu den Gefühlen vollkommen blockiert zu sein. Als Bild kann der Therapeut anregen: wie von einer Tür verschlossen oder sogar, als wenn eine Mauer hochgezogen wäre. Hier ist Vorarbeit nötig, zunächst die Tür oder die Mauer von außen anzuschauen und zu explorieren: Was vermutet oder befürchtet der Patient, wenn er die Tür einen Spalt öffnen würde oder über die Mauer blicken könnte? Was erwartet ihn? Hilfreiche Fragen dazu können sein: Wer ist er, wenn er Gefühle ausdrückt? Warum ist es so wichtig, der zu bleiben, der keine Gefühle zulässt? Was gibt er auf, wenn er plötzlich Gefühle aufkommen lässt? Bedeutet die Tatsache, dass er bis jetzt damit zurechtgekommen ist, dass es immer so bleiben muss? Was hindert ihn daran, seinen »Spielraum« zu erweitern? Was riskiert er, wenn er etwas ausprobiert? Was darf sich auf keinen Fall verändern? In den meisten Fällen haben Patienten irreale Annahmen oder Katastrophenfantasien darüber, was passieren könnte. In diesem Fall eignen sich kognitive Methoden sehr gut, den dysfunktionalen Gedanken zu begegnen. Kognitive Arbeit hat zudem den Vorteil, dass sich die Patienten leichter distanzieren können und die Kontrolle behalten, bevor sie ausreichend Skills gelernt haben, sich den Gefühlen zu stellen.

7.2 Wichtige Gefühle – nicht nur in der Traumatherapie

Viele Traumatherapien (z. B. Ehlers, 1999) fokussieren auf den Aspekt der Angst und stellen die von Traumatisierten aktuell wahrgenommene Bedrohung ins Zentrum der traumatherapeutischen Behandlung. Die Dialogische Traumatherapie geht von einem breiteren Spektrum an Gefühlen aus, die durch die Traumatisierung in den Vordergrund rücken und die allesamt Ergebnis von Interaktionen sind und deshalb verschiedene Selbstprozesse anregen. Das heißt für die Traumatherapie: Es ist wichtig, die Basisemotion zu erfassen und die Interventionen entsprechend auszurichten. So zeigt die Praxis, dass Patienten mit Angst als Basisemotion mehr Konfrontation brauchen als Patienten mit Schuld oder Scham als Basisemotion. Diese Patienten gehen eher in die Vermeidung oder in Widerstand und können so den Therapieablauf deutlich verzögern. Besonders Schuld und Scham sind Emotionen, die beziehungsorientiert entstehen.

Zunächst gilt es jedoch, die Gefühle bzw. das Nichtzulassen der Gefühle der Patienten anzuerkennen und sie darin zu unterstützen, sich mit all ihren Gefühlsqualitäten zu akzeptieren. Traumatisierte Menschen erleben entweder sehr intensive Gefühle, meistens der Angst, der

Wut oder Schuldgefühle, oder sie sind gefühlstaub (»Numbing«), d. h., sie haben keinen Zugang zu ihren Emotionen. Patienten vermeiden es, ihre Gefühle zuzulassen, weil sie fürchten, von ihnen überflutet zu werden oder weil sie Gefühle als Selbstwert schädigend erleben und Patienten damit an ihre Grenzen kommen, z. B. häufig bei Schuld oder Scham.

Im folgenden Kapitel werden einige in Zusammenhang mit Traumatisierung wichtige und häufig auftretende Emotionen und deren Besonderheiten beschrieben.

7.2.1 Traumatische Angst

Angsterleben hat immer eine interaktionelle Komponente. Im Fall eines traumatischen Ereignisses wird die Situation als lebensbedrohlich (des eigenen Lebens oder des Lebens anderer Menschen) eingeschätzt, die Betroffenen erleben daher Todesangst. Die Konfrontation mit lebensbedrohlich eingeschätzten Situationen aktiviert das vegetative Nervensystem mit dem für Stressreaktionen typischen Ablauf (Birbaumer & Schmid, 1999). Im Gegensatz zu sehr starken Stressreaktionen wird bei extremen Belastungen die Verbindung zum Hippocampus (Bewertung, Kontextualisierung und Einordnung in die kognitive Landschaft) (Kapfhammer et al., 2001) unterbrochen, sodass die Amygdala (genauer der Nucleus Amygdalae) weiter Alarmsignale absetzt.

Die Betroffenen erkennen für sich keine Flucht- oder Angriffsmöglichkeit, hingegen erleben sie eine extreme Hilflosigkeit und Handlungsunfähigkeit, in deren Folge die Selbstprozesse erstarren oder fragmentieren. Die Erstarrung, Hemmung, affektive Betäubung und Dissoziation als Schutzmechanismus kann mit der Ausschüttung körpereigener Opioide unter extremer Bedrohung erklärt werden (Modell von Le Doux, 1998). Die Angst, die in traumatischen Situationen erlebt wird, ist der Situation vollkommen angemessen und stellt keine Pathologie dar, wir sprechen von einer »akuten Belastungsreaktion«, die alle Menschen in traumatischen Situationen erleben.

Bei Angst spielt die Bewertung eine große Rolle: Traumatisierte schätzen in der Regel die Wahrscheinlichkeit, dass das Trauma wieder passieren könnte, als sehr hoch ein und richten deshalb häufig ein Sicherheitsverhalten ein, um genau dieser Befürchtung entgegenzutreten (→ Vermeidungsverhalten). Andere typische Befürchtungen beziehen sich auf negative Folgen körperlicher Symptome, beispielsweise, dass sie dauerhaft beschädigt sein werden. Wie bei der Behandlung von Angststörungen müssen die Betroffenen zunächst lernen, dass die Symptome der Angst weder ernsthafte körperliche oder psychische Schäden verursachen können noch Anzeichen für dauerhafte Schädigungen sind. Wie man sieht, ist die Angst, auch bei Gefahren, die nicht unmittelbar durch Menschen verursacht wurden, immer auch von der zwischenmenschlichen Situation mitbestimmt.

Durch eine Traumatisierung kommt es zu einem Abbruch im Erleben des Betroffenen, d.h., die Kontinuität des Erlebens verändert sich. Dieser Abbruch äußert sich in Dissoziation, Panik, Angst und Selbstabwertungen; er wird konditioniert und damit als ein Teil des Geschehens auch ein Teil des Erlebens. Bei jeder Wiedererinnerung an das Trauma wird der Abbruch und somit die Angst und Panik erneut aktiviert. Die Betroffenen vermeiden daher jede Erinnerung an die Situation – indem sie z.B. nicht über das Trauma sprechen –, um sich nicht noch einmal an die Angst erinnern zu müssen. Solange sie aber vermeiden, können sie nicht erfahren, dass sie die Angst bewältigen können.

Bewältigung der Angst: Desensibilisierung und Differenzierung

Bei traumatisierten Menschen treten Angst und Panik in Zusammenhang mit den Intrusionen bzw. mit den Auslösereizen auf. Die wahrgenommene Bedrohung bezieht sich auf die Angst, das Trauma könnte sich wiederholen. Traumatisierte Menschen haben Schwierigkeiten, sich sicher zu fühlen, obwohl kein Anlass zur Sorge besteht. Es geht darum, das Gefühl der Angst zuzulassen und sich mit der Schwäche zu zeigen; zunächst gegenüber der Therapeutin und im nächsten Schritt einer imaginierten Person gegenüber, wobei die Therapeutin den Patienten zum einen ermutigt, sich in seiner Angst ernst zu nehmen und anzunehmen, zum anderen kann der Patient die Erfahrung machen, in seinem Gefühl nicht allein gelassen zu werden, indem der Kontakt zur Therapeutin weiter bestehen bleibt.

Die Verarbeitung des Anteils der phobischen Angst erfolgt wie bei Therapien von Angststörungen: durch wiederholtes Aufsuchen von angstbesetzten Situationen, Orten oder Aktivitäten löst sich die Assoziation zwischen der Angst und der phobischen Situation. Durch viele

Wiederholungen sollen die einzelnen Sequenzen in eine zeitliche Folge gebracht werden, dabei soll ein nüchterner und sachlicher Ausdruck und Ablauf eingehalten werden. Sobald dies gelingt, kann man sich dem Gefühl der Angst annähern und konfrontieren. Bevor man sich jedoch der Angst zuwendet, die der Patient während der Traumatisierung erlebt hat, beginnt man mit Übungen in peripheren Situationen. Zu diesem Zeitpunkt wird lediglich mit dem Gefühl der Angst gearbeitet, indem sie zugelassen und bewusst gefühlt wird, ohne sich mit den Inhalten der Angst als Folge der Traumatisierung auseinanderzusetzen. Mit der Anwendung von Atemtechniken oder stabilisierender Körperhaltung kann der Patient in seiner Selbstunterstützung zusätzlich gefördert werden. Durch die behutsame Unterstützung der Innenwahrnehmung wird die Akzeptanz für diese bisher nicht tolerierbaren inneren Prozesse aufgebaut.

Bei Patienten, die sich gut ablenken können und kein Gefühl zulassen, muss der Therapeut das benennen und ihn unterstützen, sich stückweise zurück in das traumatische Gefühl zu versetzen, um dann den Gefühlsausdruck zu fördern.

Angstdifferenzierung

Während die Desensibilisierung auf die Reduzierung der Angst zielt, sucht die Differenzierung der Angst die Energie des Angstgeschehens zu nutzen und das diffuse Gefühlsgemisch, das wir Angst nennen, in spezifischere Gefühle und dazu passende Möglichkeiten für Ausdruck und Handlung zu entwickeln. So kann ein von Angst nahezu gelähmter Patient in einer therapeutischen Sitzung unterstützt werden, das Angstgefühl zu aktivieren und diese lähmende Angst auszudrücken. Sobald das gelingt und der Patient den Angstausdruck halten kann, indem er ermutigt wird, z. B. die Stimme lauter werden zu lassen, Bewegungen zu Hilfe zu nehmen und er im weiteren Schritt die Angst gerichtet ausdrücken kann, wird sich diese heftige Angst in eine gewaltige Aggression umsetzen. Das zu erleben wird für den Patienten in der Regel ausgesprochen beeindruckend sein. Während er bisher bei Angstauslösern nur relativ unflexibel den Weg in die Erstarrung zur Verfügung hatte, gibt es für ihn jetzt neue Optionen. Der Patient erlebt im Ausdruck seiner Aggression wieder ein Gefühl der Stärke, das anders als bei der Desensibilisierung, die Kraft, die in der Angst steckt, nicht zu eliminieren versucht, sondern ihr neue Wege kraftvoll eröffnet (Butollo, 2000).

Eine andere Möglichkeit der Angstdifferenzierung kann in Richtung Trauer gehen, die im nächsten Abschnitt behandelt wird. Grundsätzlich gehen wir in Zusammenhang mit Angstdifferenzierung davon aus, dass bei Angst eine Blockierung sich widersprechender Handlungsimpulse vorliegt, nämlich Angriff und Flucht, und dass das resultierende Gefühlsgemisch sich aus Furcht und Ärger zusammensetzt.

7.2.2 Trauer

Trauer bezeichnet einerseits einen emotionalen Zustand der Niedergeschlagenheit, des sozialen Rückzugs, wenig oder fehlender Lebensfreude, andererseits einen Prozess, der insbesondere nach dem Verlust nahestehender Menschen eintritt, der immer schmerzlich, aber natürlich ist und sich in Intensität und Dauer bei den verschiedenen Menschen unterscheidet.

Gerade beim Verlust einer nahestehenden Person fällt es schwer zu realisieren, was wirklich geschehen ist. Man befindet sich in einem »Schockzustand«. Häufig ist man in den Wochen danach mit der Aufregung, dem Unverständnis über das Geschehen beschäftigt. Man redet mit Freunden, Bekannten, muss eine Trauerfeier organisieren, wird vielleicht auch immer wieder von Weinkrämpfen geschüttelt. Aber man lernt vielleicht auch, wieder ein Stück Alltagsnormalität zu leben. Manchmal wird der Trauerprozess, gerade weil er mit viel Schmerz und Leid verbunden ist und weil man es geschafft hat, irgendwie zurechtzukommen, völlig in den Hintergrund gedrängt.

Bei Trauer vermeiden die Betroffenen, mit jemandem darüber zu reden oder jemanden zu treffen, weil sie befürchten, wieder in die Ohnmacht abzurutschen und dies nicht dosieren zu können, oder weil sie keine Kontrolle darüber haben, wann und ob sie wieder abrutschen. In der therapeutischen Arbeit übt der Patient abwechselnd, über das Ereignis zu reden, ohne sich berühren zu lassen, und dann lässt er sich wieder berühren und beobachtet, wie er den Wechsel schafft. Diese Erfahrung kann er übertragen und sich jedes Mal, wenn die Traurigkeit kommt, entscheiden, ob es der richtige Zeitpunkt ist, jetzt die Traurigkeit zuzulassen.

Es erfolgt eine Desensibilisierung gegenüber dem Gefühl von Ohnmacht, bei der der Patient erlebt, dass er das Gefühl zulassen und danach wieder weitergehen kann, ohne jedes Mal in Tränen auszubrechen oder paralysiert zu sein.

Trauer bedeutet loszulassen, die Person gehen zu lassen. Hier ist es Aufgabe der Therapeutin nachzufragen, wie und ob getrauert wird. Es gibt indirekte Indikatoren, die signalisieren, dass der Trauerprozess nicht vollzogen oder unterbrochen ist: Verspannungen, innere Leere, Fehlen von Trauergefühlen, Gereiztheit, Träume darüber, mit dem Verstorbenen wieder vereint zu sein, Fehlleistungen, Vergesslichkeit, Konzentrationsstörungen. Symptome der Depression ebenso wie übermäßige Aktivität haben oftmals die Funktion, den Trauerprozess zu vermeiden: Wenn dies der Fall ist, kann über die Körperwahrnehmung exploriert werden, wie der Kontakt unterbrochen wird.

Die Therapeutin kann, indem sie nach solchen Phänomenen fragt, den Patienten wieder in den Prozess der psychischen Verarbeitung zurückholen, indem sie ähnlich wie bei den vorherigen Übungen den Patienten anhält, diesen inneren Gefühlen Raum zu geben und sie zu erfahren. Bei Verlusterlebnissen sollte immer auch ein Abschiedsritual eingebaut werden, das dem Verstorbenen den Respekt und die Achtung entgegenbringt, aber dem Lebenden auch die Chance gibt, sein Leben weiterführen zu können.

Trauer als Gegenpol zu Dissoziation: Wir haben auch die Erfahrung gemacht, dass Dissoziation häufig nicht nur die traumatische Erinnerung fernhält, sondern vor allem auch die Trauer. Gelingt es, die Trauer als Gefühl zuzulassen und in der Trauer den Verlust zu bearbeiten, löst sich in der Regel die Dissoziation auf. Es wäre nun eine empirisch zu prüfende Frage, ob dieser Zusammenhang nur für Trauer und Dissoziation gilt oder auch für den Zusammenhang zwischen anderen Emotionen und Dissoziation, z. B. Ärger, Freude oder Scham.

Beispiel: Verlusterleben

Der Sohn stirbt nach einem Unfall: Der Patient vermisst ihn sehr. Je länger das Ereignis zurückliegt, umso schlimmer wird es, andererseits machen ihm die Leute in seinem Umfeld Druck, dass das Ereignis nun schon lange zurückläge und er wieder mehr am Leben teilhaben sollte und der Rückzug unangemessen sei.

Der Therapeut exploriert zuerst, ob er dem Sohn etwas mitteilen möchte, ob irgendetwas unerledigt ist. Der Patient möchte auf keinen

Fall mit seinem verstorbenen Sohn in Kontakt treten. Daraufhin bittet der Therapeut den Patienten, ihm etwas von seinem Sohn zu erzählen, z. B. als er klein war. Dies fällt ihm vergleichsweise leicht. Er erzählt Episoden aus der Kindheit. Dabei wird sofort sichtbar, wie der Patient seine Haltung verändert, sich aufrichtet, lächelt und sich gut dabei fühlt. Der Therapeut ermutigt ihn, dem guten Gefühl Raum zu geben. Der Patient kann dieses Gefühl nicht zulassen und fühlt sich sofort wieder schlecht, weil ja alles vorbei ist.

An diesem Punkt kann die Logik des Patienten verändert werden. Er soll verstehen, dass er trauern und trotzdem schöne Erinnerungen haben kann, beides darf nebeneinander stehen und ist gültig. Generell gilt, dass Traumatisierte wieder lernen müssen, Momente der Trauer und Momente der frohen Erinnerung zu differenzieren und schöne Erinnerungen gegen habituell Festgefahrenes wieder zugänglich zu machen.

Blockierte Trauer, verbunden mit Schuldgefühlen, zeigt das Beispiel einer jungen Frau, die durch einen Verkehrsunfall ihren Freund verloren hat. Sie ist allein in ihrer Trauer und nimmt vermutlich deshalb verstärkt Kontakt zur Familie des Verstorbenen auf. Sie will zusammen mit der Familie – insbesondere mit der Mutter – trauern, ansonsten fühlt sie sich abgelehnt. In einer dialogischen Arbeit imaginiert sie die Mutter des Freundes auf den Leeren Stuhl. Der Therapeut exploriert:

Therapeut: Was möchten Sie, dass die Mutter zu Ihnen sagt?

Patientin: Sie soll sehen, dass es mir auch schlecht geht.

Therapeut: Wie können Sie das erreichen?

Patientin: Ich könnte es ihr sagen. Ich könnte sagen, für mich wäre es eine Erleichterung, wenn wir zusammen trauern könnten.

Therapeut: Erfüllt die Mutter Ihren Wunsch?

Patientin: Vielleicht schon …

Therapeut: Wie fühlt es sich an, nicht mehr allein zu sein?

(Im anderen Fall, wenn die Mutter ablehnt: Wie fühlt es sich an, allein zu sein? Gibt es jemanden, dem Sie sich anvertrauen können?

Hier könnte der Therapeut anregen, eine unterstützende Person, z. B. ihre eigene Mutter, zu imaginieren und sie um Trost zu bitten oder ihr zu erzählen, wie allein sie ist.)

Vermutlich ist die Trauer der Familie (Mutter) der Türöffner für ihre eigene Trauer; das Ziel der Arbeit ist, dass sie unabhängig von der Befindlichkeit anderer zu ihrer Trauer findet. Als weiteres Thema ist zu vermuten, dass sie sich schuldig am Tod des Freundes fühlt. Sie hofft auf Entlastung. Indem die Familie mit ihr trauert, fühlt sie sich anerkannt, die Familie hat ihr verziehen. Tatsächlich trifft sie am Unfalltod keinerlei Schuld.

7.2.3 Schuld

Schuld entsteht, wenn jemand gegen sittliche, ethisch-moralische oder gesetzliche Wertvorstellungen verstößt. Schuld bezieht sich auf einzelne durchgeführte (z. B. beim Banküberfall hat der Kassier eine zu hohe Summe ausgezahlt) oder unterlassene Handlungen (z. B. der Mann hat einen Herzinfarkt erlitten, die Witwe hat nicht dafür gesorgt, dass der Mann einen Arzt aufgesucht hat), nicht auf das ganze Selbst. Sie ist Folge des Eindrucks, für den Schaden verantwortlich zu sein, und erweckt in der Regel das Bedürfnis nach Wiedergutmachung. Besonders wenn Wiedergutmachung nicht möglich ist, sind die Gedanken an das Ereignis besonders schmerzhaft und das Vermeidungsverhalten sehr stark ausgeprägt. Selbstvorwürfe und Schuldeingeständnisse sind immer auch eine Möglichkeit, eine scheinbare Kontrollierbarkeit herstellen zu können (z. B. hätte ich anders gehandelt, wäre das nicht passiert), sodass Hilflosigkeitsgefühle bezüglich der Zukunft kurzfristig gemindert werden.

Wir unterscheiden zwischen irrationalen Schuldgefühlen, einem verantwortungsvollen Schuldgefühl im Kontext von realem Fehlverhalten und einer realen Schuld: Irrationale Schuldgefühle erfordern eine kognitive Auseinandersetzung mit den »falschen« Bedeutungszuschreibungen. Bei realem Fehlverhalten müssen die Anteile des fehlerhaften Verhaltens ausgelotet und für diese die Verantwortung übernommen werden. Bei realer Schuld erlauben erst die Übernahme der Schuld und die Verantwortung eine Erleichterung und Befreiung.

Die Definition und Differenzierung der »Schuldbegriffe« entlastet die Betroffenen sehr, ebenso die Klärung darüber, welche Verantwortung der Betroffene zu übernehmen hat. Es sollte auf keinen Fall versucht werden, den Patienten ein Schuldgefühl auszureden oder bei einem Fehlverhalten das Verantwortungsmaß abzumildern. Die Patienten würden sich dabei nicht ernst genommen fühlen.

Exploration über Einflussmöglichkeiten und Verantwortlichkeit

Traumatisierte Menschen leiden häufig an Schuldgefühlen und Schuldgedanken: Sie bewerten die Situation retrospektiv und beziehen Informationen mit ein, die zum Zeitpunkt des Ereignisses nicht zur Verfügung standen. Sie legen strengere Maßstäbe für das eigene Verhalten an als für das anderer Menschen. Sie unterliegen einer selektiven Wahrnehmung, indem sie Aspekte, die in ihrer Verantwortung lagen, überinterpretieren, andere hingegen weglassen. Und schließlich nehmen sie eine übertriebene Bewertung des eigenen Verhaltens vor. Folgende Fragen sind geeignet, um die »Schuldanteile« zu relativieren und das Maß der eigenen Verantwortlichkeit zu finden: »Welche Möglichkeiten hatten Sie tatsächlich? Welche Informationen haben Sie nachträglich bekommen? Beeinflussen diese Informationen Ihre aktuelle Interpretation?« Zudem wird das Verhalten in der Stresssituation unterstützt mit dem Hinweis auf die bedrohliche Lage, in der sich der Patient befand. Außerdem können positive Aspekte der peritraumatischen Verhaltensweisen betont werden.

In manchen Fällen bietet das Aufsuchen des Ortes eventuell die Möglichkeit, das Geschehen zu rekonstruieren. Dies gilt insbesondere bei Überzeugungen, das Geschehene hätte verhindert werden können (s. Konfrontationsphase). Ebenso kann eine dialogische Arbeit zwischen zwei Selbstanteilen zur Klärung der Frage nach Verantwortlichkeit beitragen.

Der Therapeut muss die subjektive Bewertung der Situation seitens des Patienten sehr genau verstehen, und er sollte sich immer die Frage stellen, was an die Stelle des Schuldeingeständnisses treten kann: Für manche Betroffene bleibt das Schuldeingeständnis das Einzige, was sie ihrer Verantwortung, z. B. für den Tod eines anderen, entgegensetzen können.

Schuldgefühl

In der Psychotherapie haben wir uns meistens mit Schuldgefühlen auseinanderzusetzen. Schuld gilt hier als unangenehmes Gefühl, das aufgrund der Überzeugung entsteht, man hätte in einer Situation anders handeln, denken, fühlen müssen. Sie ist immer eine sekundäre Bewertung des eigenen Verhaltens während einer Situation – nämlich etwas falsch gemacht zu haben. Schuldgefühle können demnach überwunden werden, wenn Bewertungen überprüft und korrigiert werden. Schuldgefühle haben die Funktion, eine Kontrollierbarkeit der Ereignisse zu suggerieren. Eine Akzeptanz des Zufalls ist oft härter zu nehmen als die Konstruktion einer Verursacherkonstellation.

Ziel der Arbeit mit Schuldgefühlen ist, die Verantwortung zurückzugeben und damit die Ich-Grenzen (wieder) zu sichern.

Arbeit mit irrationalen Schuldgefühlen
Das Schuldgefühl wird benannt, es erhält eine Stimme, das Gefühl darf da sein, soll aber in seiner Absurdität anerkannt werden. Der Therapeut kann mit Nachfragen z. B. »wie kann es sein, dass …« den Patienten unterstützen, das Gefühl zu relativieren; erst wenn das Gefühl relativiert werden kann (Schuld vs. Schuldgefühl), kann es zurückgegeben werden (»ich habe ein Schuldgefühl – das ist absurd – aber du bist schuld«).

Beispiel: Patientin nach Autounfall

Die Patientin war zu Fuß unterwegs ins Kino. Bei regennasser Fahrbahn kam ein Autofahrer ins Schleudern, fuhr auf den Fußweg und erfasste dabei die Patientin und verletzte sie schwer. Die Patientin trifft keine reale Schuld, sie leidet aber unter irrationalen Schuldgefühlen. Es fällt ihr sehr schwer, Aktivitäten wieder aufzunehmen, und falls sie es doch macht, hat sie keine Freude daran.

Therapeut: Wer hat einen Fehler gemacht? Sie oder der Autofahrer?

Patientin: Naja, ich hätte einfach nicht da sein sollen. Wegen mir hat der Autofahrer jetzt noch mehr Probleme. Ich verdiene nicht, dass es mir gut geht.

Therapeut: Wem gegenüber fühlen Sie sich im Vorteil / wem gegenüber fühlen Sie sich schuldig?

Patientin: Das ist schwer zu sagen. Meine Mutter sagte immer, die Welt sei gefährlich, man müsse immer auf der Hut sein. Ich habe einfach nicht genügend aufgepasst.

Therapeut: Wer hat einen Nachteil?

Patientin: Meine Eltern haben sich sehr aufgeregt, mein Freund auch; sie müssen sich immer noch Sorgen um mich machen. Und sie sind auch in Mitleidenschaft gezogen, weil ich meine Aufgaben nicht mehr erfüllen kann.

Therapeut: Was haben Sie angestellt?

Patientin: Eigentlich nichts, trotzdem habe ich das Gefühl, ich sei schuld.

Therapeut: Wie fühlt sich das an?

Patientin: Wie eine feste Kugel, sie erzeugt Druck im Bauch.

Therapeut: Geben Sie ihr eine Stimme, was könnte sie sagen?

Patientin: Du bist schuld, du hast zu wenig aufgepasst.

Therapeut: Wer sagt das?

Patientin: Der Fahrer (Täter), er hat gefragt, ob ich hingefallen bin; ich hätte besser aufpassen sollen.

Therapeut: Stimmt das?

Patientin: In der Situation hätte ich gar nicht gewusst, was ich hätte anderes machen sollen.

Therapeut: Wie hätten Sie besser aufpassen sollen?

Patientin: Ich hätte nichts anderes tun können, eigentlich war schon der Autofahrer schuld.

Therapeut: Der Verstand sagt, Sie sind nicht schuld, trotzdem haben Sie ein Schuldgefühl. Es ist Fakt, dass dieses Gefühl ein Teil des Unfalls ist. Wie ist es für Sie, wenn ich sage, das Schuldgefühl ist Teil der Unfallfolgen?

Patientin: Es macht mich traurig.

Therapeut: Es macht Sie traurig. Wo ist das Schuldgefühl? Ist es weg, vermischt es sich mit der Trauer, geht es hin und her? Versuchen Sie ein bisschen intensiver zu atmen.

Patientin: Ich fühle mich schlecht, dass mir so etwas passiert ist.

Therapeut: Der Fehler liegt beim Autofahrer und Ihnen macht das ein schlechtes Gefühl. Können Sie sich vorstellen, ihn anzusprechen?

Patientin: Er war viel zu schnell, überhaupt ist alles so hektisch und rücksichtslos geworden (die Patientin schweift ab, beginnt über die Hektik in der Welt im Allgemeinen zu reden).

Therapeut: (der Therapeut geht nicht darauf ein, sondern kommt auf das Schuldgefühl zurück) Sagen Sie mir, wie komisch es ist: Der Autofahrer hat einen Fehler gemacht und Sie fühlen sich schlecht.

Patientin: Ja, es ist komisch.

Therapeut: Erzählen Sie es mir, als würden Sie es neu erzählen.

Patientin: Er ist viel zu schnell gefahren, er hat einen Fehler gemacht, und es ist komisch, dass ich mich deswegen schlecht fühle.

Therapeut: Können Sie es so stehen lassen, obwohl es absurd ist? Haben Sie eine Idee, warum das so ist?

Patientin: Meine Mutter hat immer gesagt, die Welt ist gefährlich, man muss aufpassen.

Therapeut: Wenn man alles vermeidet, nicht außer Haus geht, kommt man nicht in solche Situationen, damit hat sie recht. Wollen Sie so leben? Es war Pech. Sie waren zum falschen Zeitpunkt am falschen Ort. Sie haben einfach Pech gehabt.

Patientin: Das ist eine schöne Vorstellung, so zu denken.

Bei irrationalen Schuldgefühlen ist es wichtig, diese anzuerkennen, obwohl sie absurd sind. Ein wichtiger Schritt ist, dass die Patientin nachformuliert und selber die Absurdität zum Ausdruck bringt und somit auch anerkennt, dass der Kosmos erlaubt, dass sie einen Unfall hatte.

Schuld hat vermutlich die Funktion, die Traurigkeit nicht zu spüren bzw. andere Gefühle nicht wahrnehmen zu müssen. Dabei ist vor allem an das Gefühl der Ohnmacht zu denken.

Schuldeingeständnisse sind häufig Ausdruck eines geringen Selbstwertes. Die Patienten sollen lernen, andere Gefühle zuzulassen. Damit geht es ihnen in der Regel schlecht, sie sind ganz unten, aber sicher. Wenn sie schmerzhafte Gefühle zulassen und aushalten können, brauchen sie keine weiteren Befürchtungen zu haben und erlangen damit Sicherheit.

Bei tief greifender Schuldthematik lässt der Therapeut die gesamte Schuld übernehmen. Damit wird er auf Widerstand stoßen, und er regt beim Patienten eine Bewegung an, die von innen herauskommen soll. Somit können verschiedene Positionen zum Ausdruck gebracht werden. In der Stabilitätsphase wird ein Dialog zwischen verschiedenen Selbstanteilen jedoch nicht angeregt. Der Dialog regt eine Synthese oder zumindest eine Annäherung an und birgt die Gefahr, dass die Gefühle zu wenig wahrgenommen und zum Ausdruck gebracht werden. Der Therapeut kann nicht gegen die Standards des Patienten arbeiten (»Wenn dies Ihre Maxime ist, dann haben Sie die gesamte Schuld.«), und häufig halten Menschen lieber an Standards fest, als Änderungen vorzunehmen.

Reales Fehlverhalten (Schuld)

Um den Anteil der eigenen Schuld und Verantwortung festlegen zu können, ist eine klare Präzisierung des Vokabulars notwendig. Es braucht eine Differenzierung der Themen: Was ist Mord, was ist fahrlässiges Verhalten, was ist eine Unachtsamkeit, durch die eine Situation herbeigeführt wurde (z. B., dass ein anderer Mensch zu Tode gekommen ist).

Die Arbeit mit realem Fehlverhalten erfordert die Exploration von Ressourcen: Welche Möglichkeiten hat der Patient, um mit seiner Schuld zurechtzukommen? Hat er diesbezüglich Ressourcen, oder lebt er mit einer unrealistischen Erwartung, immer unschuldig leben zu müssen, um zufrieden sein zu können? Er muss sich zu seiner Verantwortung bekennen, aber auch sehen, was zu viel ist. Dazu werden der konkrete Handlungsvorgang (»was haben Sie gemacht, wie oft haben Sie das gemacht, wie oft ist nichts passiert«) und die Konsequenzen (»dieses Mal ist etwas passiert«) getrennt. Die Konsequenzen sind entstanden, weil der Betroffene in einer gewissen Art und Weise gehandelt hat (wenn der andere nicht gekommen wäre, wäre die Katastrophe ausgeblieben). Das trennt die tatsächliche Schuld, die aus dem Zusammentreffen der Faktoren einschließlich der eigenen Handlungsweise resultiert, vom Schuldgefühl.

Beispiel:

Der Patient hat beim Autofahren überholt, in diesem Moment ist ein Radfahrer aus einer Seitenstraße eingebogen. Er ist direkt vor sein Auto gefahren und zu Tode gekommen: Der Therapeut exploriert den Unfallhergang: Was hat der Patient gemacht? Er ist Auto gefahren und hat überholt wie viele andere Male auch. Er ist vielleicht zu schnell gefahren oder hat zu wenig aufgepasst, das sind Fehler, die andere Leute auch machen, und meistens passiert nichts, das Verhalten hat keine Konsequenzen. In diesem einen Fall hat sein Verhalten fatale Konsequenzen, er hat einen Fehler gemacht, aber er wollte den Radfahrer nicht umbringen. Die therapeutische Haltung dabei ist: Es tut mir leid, dass Sie in eine so missliche Lage gekommen sind.

Wie kommt jemand mit der Schuld in Berührung?

Der Therapeut sollte bei dem bleiben, was der Patient mitbringt, und nicht versuchen, ihn von seiner Überzeugung wegzubringen.

Die dialogische Arbeit besteht darin, sein Selbst mit zwei Seiten in Beziehung zu bringen:

- Der eine Anteil, der unter keinen Umständen die Schuld anerkennen will.
- Der andere Anteil, der diesbezüglich nachdenklich wird und ahnt, dass er einen großen Fehler gemacht hat.

Der Therapeut anerkennt das Verhalten des Patienten, nämlich, dass es Anteile gibt, die sich nicht mit dem Fehlverhalten auseinandersetzen wollen. Er bestätigt, dass der Patient vielleicht depressiv wird, sich zurückzieht, sich isoliert oder Schmerzen bekommt, und erkennt an, dass er über keine anderen Skills verfügt. Entlastungen über die Fehler der anderen (z. B. der Motorradfahrer hat keine Schutzkleidung getragen, der Radfahrer trug keinen Helm, der andere ist bei Rot über die Ampel gelaufen, der Hausmeister hat die Tür nicht abgeschlossen) sollten nicht zugelassen werden. Vielmehr soll eine klare Trennung erfolgen, beispielsweise: Der eine ist an einer unübersichtlichen Stelle über die Straße gelaufen, das hat ihn das Leben gekostet; der andere ist viel zu schnell gefahren, er konnte nicht mehr bremsen und hat jemanden überfahren. Der Fokus sollte allein auf die Anteile des Patienten gerichtet werden: Was haben Sie gemacht (Sie waren genervt, ungeduldig, betrunken, haben sich überschätzt, haben sich riskant verhalten etc.) und was ist daraus geworden (ein Todesfall, ein Unfall, verletzte Menschen, ein kaputtes Auto, Schulden …)?

Manche Patienten machen sich sehr abhängig von der Reaktion oder dem Verlauf der Genesung der Personen, die sie geschädigt haben. Sie müssen wieder lernen zu differenzieren: Was ist mein Anteil, was habe ich gemacht und was ist das Leben (Schickal) des anderen? Der eigene Anteil soll nicht abgemildert werden dürfen, indem die Konsequenzen sich noch einmal zum Positiven gewendet haben, sondern der Patient muss seinen Anteil an Verantwortung anerkennen und übernehmen können. (»Ich bin viel zu schnell gefahren, und dieses Mal hatte ich noch Glück.«)

Möglichkeiten der Wiedergutmachung bei realer Schuld

Das Anerkennen der Schuld (bzw. eines Fehlverhaltens) bedeutet, sich in den anderen hineinzuversetzen und wahrzunehmen, dass ich die Grenzen des anderen überschritten und ihn geschädigt habe. Mit der Anerkennung der Schuld ist die Frage nach Wiedergutmachung verbunden. Schuld erfordert immer einen Ausgleich. Solange er nicht stattfindet, fühlt sich »der Schuldige« unterlegen und verliert seine Würde. Bei Arbeiten an der Schuldthematik muss der Aspekt des Bedürfnisses nach Ausgleich immer mitberücksichtigt werden. Der Schuldige braucht ein Gegengewicht zu seinen destruktiven Selbstanteilen, indem er erfahren kann: »Ich bin nicht nur zerstörerisch und rücksichtslos, sondern ich kann auch etwas Gutes, etwas Positives tun.« Hier bieten sich Aktivitäten an, bei denen die Schuld symbolisch abgetragen werden kann, z. B. in karitativen oder sozialen Projekten zu arbeiten. In der dialogischen Arbeit kann der Patient Kontakt mit dem Geschädigten oder dessen Angehörigen aufnehmen und sich entschuldigen oder um Verzeihung bitten.

Manche Patienten haben das Bedürfnis, mit dem Geschädigten direkt Kontakt aufzunehmen. In diesen Fällen regen wir ein sehr umsichtiges, vorsichtiges Vorgehen an. Wir vertreten die Haltung, die Geschädigten zu schützen und die Entscheidung für eine Kontaktaufnahme bei ihnen zu lassen. Das bedeutet für unsere Patienten: Wir empfehlen, sich zunächst in schriftlicher Form an die Geschädigten zu wenden, dann obliegt es ihnen, die Post zu öffnen und in Kontakt zu treten. In jedem Fall sollten die Patienten darauf vorbereitet sein, dass die Geschädigten mit Vorwürfen, Ablehnung oder auch Beschimpfungen reagieren können und das Anliegen der Patienten zunichte machen.

7.2.4 Scham

Im Gegensatz zum Schuldgefühl, das die Selbstbestrafung zum Inhalt hat, wirkt das Schamgefühl selbstvernichtend. Scham will eliminieren, der sich Schämende buchstäblich im Boden versinken. Der sich Schämende bietet der Autorität nicht seine Bestrafung, sondern seine Selbstvernichtung zur Versöhnung an. Indem er sich selbst opfert, hofft er, in den Augen der Autorität wieder anerkannt zu werden. Durch seine Scham unterwirft er sich einem Wertsystem, das für seine Fehler und Schwächen keinen Raum vorsieht. Bei geschwächter Selbstunterstützung steht dem sich Schämenden keine Trennung von der Gemeinschaft mit ihrem unerbittlichen Wertkodex zur Verfügung, sondern nur die bedingungslose Unterwerfung unter diese Gesetze, um den Preis der Aufgabe seines eigenen Lebens, aber mit dem fantasierten

Gewinn der Wiederherstellung seiner Ehre. Traumatisierte Menschen schämen sich aufgrund ihres traumabedingten Selbst für Eigenschaften, für die sie selbst nicht verantwortlich sind. Dennoch überschwemmt die Scham mit ihren Vernichtungsimpulsen diese Menschen, die durch die schamvolle Unterwerfung sich gleichsam auf die Seite des Aggressors stellen, ohne dessen Wertesystem durch ihre eigenen Eigenschaften entsprechen zu können. Bei der Therapie der Scham verlässt der Therapeut die therapeutische Abstinenz und bezieht persönlich Position, indem er den Patienten gegenüber seine Empörung über die Unmenschlichkeit des Wertesystems des Aggressors zum Ausdruck bringt. Durch die Allianz mit dem Therapeuten und dessen so anderen Wertesystem wächst im traumatisierten Menschen die Kraft, dem Aggressor gegenüber eine Grenze zu ziehen und der Forderung nach Unterwerfung zu widerstehen. Die dialogische Arbeit ist ein ideales Hilfsmittel, um diese Abgrenzung gegenüber introjizierten Selbstabwertungen zu fördern.

Scham gilt also als Reaktion auf die dysfunktionale Bewertung des Traumas und seiner Konsequenzen – nämlich, dass eine Normverletzung am internalisierten System stattgefunden hat und dass diese mit Ausschluss aus der Gesellschaft sanktioniert wird. Schamreaktionen können entstehen, obwohl faktisch nichts Beschämendes erlebt wurde. Schamgefühl betrifft immer die negative Bewertung des gesamten Selbst und führt zu schmerzhaften Gefühlen der Minderwertigkeit, Macht- und Wertlosigkeit. Bei internalisierter Scham bezieht der Betroffene das Gefühl auf sich selbst (weil er sich hilflos gefühlt hat, weil er sich nicht gewehrt hat, weil er geschrien/geweint hat; das bedeutet in seinen Augen, dass er schwach ist). Bei externalisierter Scham ist der Betroffene der Meinung, dass die Traumatisierung für sein Selbst keine negativen Konsequenzen hat, aber dass er von anderen Vorwürfen bekommt oder stigmatisiert wird.

Anzeichen für Schamgefühle können eine Vermeidung des Blickkontaktes, das Gesicht verstecken, zusammengesunkene Körperhaltung oder Rückzugsverhalten sein.

Scham bei Opfern von Gewalttaten

Bei Opfern von Gewalttaten muss eine Differenzierung bezüglich häufig auftretender Schamreaktionen nachgeholt werden: Dazu bieten sich folgende Erklärungen an:

- Beleidigungen und Demütigungen gehören zur Pathologie des Täters und haben nichts mit der betroffenen Person zu tun.
- Eigene sexuelle Erregung ist eine reflexhafte Reaktion des Körpers, die nicht beeinflusst werden kann.
- Besonders bei Tätern aus dem nahen Umfeld sind auch positive Gefühle gegenüber dem Täter vorhanden, aber sexuelle Handlungen waren dennoch unerwünscht und damit Unrecht.

Auch hier kann mithilfe des Leeren Stuhls das empfundene Schamgefühl in eine Auseinandersetzung mit dem Selbst treten. In einem weiteren Schritt kann dieses in der Konfrontation mit der Täterrepräsentation verbalisiert werden.

Scham verhindert Handlungen im interpersonalen Kontext und führt zu Hemmung und Rückzug. Die Annahme dieser Scham ist ein erster Schritt zur Veränderung. Ein weiterer wäre der offene Ausdruck der Scham anderen Personen gegenüber. Betrifft die Scham eine Regelüberschreitung, deren Regel der Therapeut (auch) aus seiner eigenen Werthaltung heftig ablehnt – z. B. die Scham nach sexueller Belästigung, für die sich die Patientin schämt, obwohl sie Objekt der Belästigung war –, so empfiehlt es sich, entgegen der sonst empfohlenen therapeutischen Abstinenz parteilich zu sein und die Ungeheuerlichkeit der Belästigung, die der Patientin widerfahren ist, ihr gegenüber mit der entsprechenden Vehemenz zu vertreten.

7.2.5 Ohnmacht, Ärger, Wut und Aggression

Grundsätzlich kann gesagt werden, dass viele traumatisierte Menschen sich Ärger nicht erlauben, weil dies eine Abgrenzung von der internalisierten Instanz von Macht und Gewalt impliziert. Diese Abgrenzung läuft in der Realität Gefahr, als Provokation der externen Macht verstanden und zum Auslöser für neuerliche Gewaltexzesse zu werden. Im intrapsychischen Ablauf bedeutet das, dass berechtigter Ärger und Aggression unterdrückt und der Ausdruck selbst im Rollenspiel abgelehnt wird. Das hat zur Folge, dass die intrapsychische Imbalance von Selbstrepräsentation und Täterrepräsentation zugunsten einer übermächtigen Täterrepräsentation weiter zementiert wird. Die Arbeit an der Aggression ist immer eine Arbeit an der Angst vor dieser eigenen Aggression bzw. dem dieser zugrunde liegenden Ärger. Mithilfe von

Rollenspielen wird an der Unterstützung der Aggression und ihres Ausdruckes gearbeitet, um den Betroffenen zusätzliche Optionen für Verhaltensweisen neben der bisher dominanten Unterwerfung zur Verfügung zu stellen. Dies gilt für die intrapsychische wie auch die reale Auseinandersetzung zwischen Patient und Täter. Sollten die Patienten ihre Aggressionshemmung positiv bewerten, um sich dadurch vom Täter zu unterscheiden, sich gleichsam moralisch über ihn zu stellen, wird daran zu arbeiten sein, dass diese vermeintlich moralisch höhere Position letztendlich eine Vermeidung der realen Auseinandersetzung darstellt und damit den notwendigen Risiken eines Kampfes um physisches und psychisches Territorium und Selbstachtung zu entgehen. Unter diesem Aspekt ist Aggressionshemmung eine Vermeidung, für die Sicherheit und Wertigkeit des eigenen Lebens die Verantwortung zu übernehmen.

Manchmal stellt sich die Frage, welches Gefühl im Vordergrund steht, z. B., wenn ein Patient zwischen Hilflosigkeit und Wut hin- und herpendelt. An welchem Gefühl wird weitergearbeitet? Wenn Wutausdruck das typische Ablaufmuster als Reaktion auf Hilflosigkeit ist, macht es keinen Sinn, dieses Muster zu verfolgen, denn nach der Abreaktion geht es ihm vielleicht kurzfristig besser, aber er entwickelt sich nicht weiter. Wenn er aber normalerweise keine Wut ausdrücken kann bzw. gar nicht haben darf, empfiehlt es sich, daran zu arbeiten. Wenn jemand wiederholt wütend wird, aber sich nicht artikuliert, ist es wichtig zu lernen, sich auszudrücken und nicht stumm zuzusehen.

Beispiel: Der Patient ist gegenüber dem Unfallverursacher sehr aggressiv. Er hat Sorge, dass er handgreiflich werden könnte, deshalb hält er sich sehr zurück und lässt seine Wut gar nicht zu. Ziel der therapeutischen Arbeit ist es, mit der Wut in Kontakt zu kommen, ohne gemeingefährlich zu werden. Der Patient wird unterstützt, während er seine Wut wahrnimmt, seine Handlungen zu kontrollieren und sich selbstunterstützende Instruktionen vorzusagen (z. B. »ich bin so wütend, dass ich dich umbringen könnte, aber ich werde es nicht tun«).

Das Gefühl von Ohnmacht im Zentrum der traumatischen Erfahrung wird oft vermieden. Die Fähigkeit aber, ein realistisches Ohnmachtsgefühl erleben zu können, trägt jedoch zur posttraumatischen Entspannung wesentlich bei.

7.2.6 Ekel

So unangenehm Ekel erlebt wird, ist er doch ein psychisch wie physisch extrem wichtiges Gefühl zur Sicherung des Überlebens und zum Schutz vor Heimsuchung durch und Kontakt mit noxischen oder giftigen Inhalten. Das gilt für physische Begegnungen (Essen, sexuelle Überwältigung) ebenso wie für psychische Vereinnahmung (Indoktrinationen, negative Botschaften über das eigene Selbst, Zwang zu Loyalität gegenüber destruktiven Menschen oder Gemeinschaften). Angesichts der enormen Bedeutung von Ekel wird dieses Gefühl, auch wenn es aus Sicht von Unbeteiligten irrational ist, unbedingt zu unterstützen sein. Wichtiger ist es, die unmittelbare Ablehnung zu fördern und auszudrücken und der realen Basis dieses Erlebens nachzuspüren, als voreilig die Realitätsangemessenheit dieses Gefühls zu überprüfen.

Ekel muss nicht immer ein unmittelbares Gefühl der Abneigung sein, sondern kann auch ein Gefühl gegenüber einem anderen Gefühl sein: Bevor man sich ekelt, baut sich ein innerer Zustand auf, gegenüber dem man sich ekelt. Auch Ekel ist wahrzunehmen und zu halten und nachzuspüren, bevor man ihn ausdrückt.

7.3 Die Rolle der Kognitionen (Arbeit an inneren Dialogen)

Neben der Arbeit an Gefühlen werden wir immer wieder mit dysfunktionalen Kognitionen der Patienten in Berührung kommen. Kognitive Verhaltenstherapien wie die CPT (Cognitive Processing Therapy; König, Resick, Karl & Rosner, 2011) beschreiben ausführlich die Prozesse, die Menschen durchlaufen, um Ereignisse und Erfahrungen verstehbar zu machen. Im Verständnis der CPT werden neue Erfahrungen assimiliert oder (über-)akkommodiert, um kognitive Dissonanzen abzubauen. Selbstvorwürfe (»Ich hätte es wissen müssen. Ich bin schuld.«) oder negative Überzeugungen bezüglich sich und der Welt gegenüber (»So etwas kann nur mir passieren. Die Welt ist gefährlich.«) werden wir häufig von traumatisierten Patienten hören. Das verloren gegangene Wissen um die eigene Handlungskompetenz und um den eigenen Selbstwert stellt eine erneute demütigende Erfahrung dar, in deren Gefolge die eigenen internal ablaufenden Prozesse zu einer massiven

Bedrohung führen und Vermeidungsstrategien nach sich ziehen. Die stattfindenden inneren Dialoge sind die Repräsentationen dessen, was wir über uns denken und fühlen, und werden nach einer traumatischen Erfahrung oft drastisch verändert. Sie drehen sich in der Regel um Selbstvorwürfe, Unverständnis oder Selbstbeschuldigungen. Diese inneren Dialoge werden nach außen verlagert und somit einer externen Bearbeitung zugänglich gemacht.

Beispiel:

Der Patient hatte im Ausland einen Unfall und musste sich im Krankenhaus behandeln lassen. Er regt sich sehr über die Art und Weise der Behandlung auf, spricht ausführlich über Fehler und angebliche Missstände und beklagt vor allem die Unfreundlichkeit des Pflegepersonals. Dabei habe er schon oft in diesem Land Urlaub gemacht, aber nach diesen Vorkommnissen werde er nie mehr dorthin fahren.

Der Therapeut validiert seinen Ärger und zeigt Verständnis für die Unannehmlichkeiten, die der Patient offenbar durchmachen musste. Dann fragt er nach dem Gefühl. Nachdem der Patient seinen Ärger fertig ausgedrückt hatte, stellte sich keine Erleichterung ein. Vielmehr änderte sich seine Haltung, und er wird plötzlich sehr ruhig und wirkt traurig. Der Therapeut fragt wieder nach dem Gefühl. Der Patient benennt, wie enttäuscht er sei.

Der Therapeut ermutigt ihn zu versuchen, seine Enttäuschung zu halten und zu spüren, wie enttäuscht er in dem berichteten Vorfall war. Er fragt immer wieder nach, wie er die Enttäuschung spürt, wie sich bestimmte Körperpartien anfühlen: Der Patient soll das Gefühl noch einmal ausdrücken, und er soll lernen zu akzeptieren, wie enttäuscht er war.

Im nächsten Schritt wird dann an den verallgemeinernden übergeneralisierenden Kognitionen gearbeitet. Die Tatsache, dass er in einem Krankenhaus von einer Krankenschwester schlecht behandelt wurde, heißt nicht, dass das Krankenhaus schlecht ist oder alle Menschen in dem Land unfreundlich sind. Er hat auch andere Erinnerungen, aber es zeigt sich, dass der Patient dazu tendiert, sich kategorisch abzugrenzen, und dass er den Vorfall nicht relativieren will.

Die Arbeit zeigt die polarisierte Sichtweise des Patienten (es gibt nur gute und schlechte Menschen), mit der er wahrscheinlich noch sehr viele Enttäuschungen erleben wird. Das Thema des Patienten ist es, Grauzonen in seiner Einschätzung von Menschen zuzulassen und die

Schwächen der Menschen zu akzeptieren, ohne z. B. seine Freude, dieses bestimmte Land zu bereisen, aufgeben zu müssen. Dadurch, dass er so korrekt und perfektionistisch ist, leitet er das Recht ab, von allen anderen dasselbe zu verlangen. Diese Haltung hat eine selbststabilisierende Funktion um den Preis, immer wieder enttäuscht zu werden.

7.4 Selbstwahrnehmung und Beziehungen

Eine weitere Aufgabe der Stabilitätsphase ist es, die Kontaktfähigkeit wiederherzustellen. Dazu gehört, Beziehungen stufenweise aufzunehmen sowie die eigenen Bedürfnisse zu spüren und auszudrücken. In der Sicherheitsphase wurden die Patienten bereits angeregt, Kontakt zu einer vertrauten Person, die nicht an der Traumatisierung beteiligt war, aufzunehmen. Im weiteren Verlauf sollen Rollenspiele derart gestaltet sein, dass der Patient mit Menschen in Kontakt tritt, bei denen er sich seiner sicher und bei denen kein Verlust bzw. Beziehungsabbruch zu erwarten ist. In einem nächsten Schritt soll der Patient mit Menschen in Kontakt treten, mit denen eine Beziehung in irgendeiner Form schwierig ist (die aber nicht unbedingt oder nur peripher mit der Traumatisierung zu tun haben). Dabei können nur aktuelle Konflikte angesprochen und geklärt werden, eine Traumatherapie kann jedoch nicht den Rahmen bieten, alte Konflikte aus der Biografie zu bearbeiten.

In der Regel können Traumatisierte im Verlauf der Stabilisierung ihre Ressourcen so weit mobilisieren, dass sie Bedürfnisse wahrnehmen und dafür einstehen können, insbesondere auch, wenn es um Auseinandersetzungen mit Versicherungen, die Notwendigkeit von Krankschreibungen, Wiedereingliederung oder Verbesserung der Arbeitsbedingungen (v. a. bei Arbeitsunfällen) geht. Für Patienten, die vor dem traumatischen Ereignis über wenige oder ungeeignete soziale Skills verfügten, müssen zuerst Skills aufgebaut und eingeübt werden.

Als Vorbereitung kann eine allgemeine Übung zur Wahrnehmung der eigenen Bedürfnisse durchgeführt werden: Der Patient thematisiert seine momentanen Bedürfnisse und versucht, diese zu verbalisieren. Im Rahmen eines Rollenspiels soll der Patient dieses Bedürfnis einer anderen (ihm vertrauten) Person gegenüber ausdrücken. Er soll gleichzeitig wahrnehmen, welche Gefühle/Befindlichkeiten er dabei wahrnimmt. Je nachdem, wie sich der Patient fühlt, kann ein Bedürfnis über eine zusätzliche Bewegung oder Ton verstärkt und/oder stabilisiert werden.

Viele Patienten reagieren mit sozialem Rückzug, sodass sie ermutigt werden, wieder Kontakt aufzunehmen. Die Gründe für den Rückzug können sehr vielfältig sein. Manche schämen sich, weil ihnen das Ereignis passiert ist, manche befürchten, nicht angemessen Rede und Antwort stehen zu können, wieder andere befürchten, komisch angeschaut oder »geschnitten« zu werden. Alle Eventualitäten können im Rollenspiel geübt werden.

Ein Patient spricht darüber, dass er seit dem Ereignis nicht mehr am Fußballplatz war, weil er befürchtet, nach dem Ereignis befragt zu werden. Im Rollenspiel üben wir verschiedene Möglichkeiten des »Nein-Sagens«. Dabei stellt der Patient fest, dass es durchaus Unterschiede gibt, mit wem er sprechen möchte.

Das folgende Fallbeispiel zeigt, dass die Patientin zum einen eine sehr klare Vorstellung über ihre Bedürfnisse, den Arbeitsplatz zu gestalten, entwickelt hat und sich bemüht, Veränderungen einzufordern, zum anderen missversteht sie jedoch, dass strukturelle Gegebenheiten nicht verändert werden (können). Ihre Konsequenz besteht darin, sich krankschreiben zu lassen und eine Teilzeitbeschäftigung einzufordern, womit sie eine latente Vermeidung betreibt; vielmehr sollte sie sich entscheiden können, ob sie unter den gegebenen Bedingungen arbeiten will oder sich einen anderen Arbeitsplatz sucht.

> Die Patientin arbeitet als Krankenschwester in einer großen Klinik. Während ihres Dienstes kam es zu einem Todesfall, den sie nicht zu verantworten hat. In der Klinik treten wiederholt sehr anstrengende und belastende Situationen auf. Seit dem traumatisierenden Vorfall bemüht sich die Patientin sehr, Missstände und Widrigkeiten zu thematisieren, Unterstützung für Veränderungen zu finden, aber auch Sonderkonditionen für ihre Tätigkeit zu erlangen, da sie sich aufgrund des Vorfalls in einer besonderen Situation sieht. Therapeutische Interventionen kann sie zunächst gut umsetzen und macht gute Fortschritte. Plötzlich kommt es ohne ersichtlichen Grund zu einer deutlichen Verschlechterung der Symptomatik, sie kann nicht mehr entspannen und zur Ruhe kommen, die Konflikte mit KollegInnen dauern an, sodass sie beschließt, sich erst einmal krankschreiben zu lassen und dann eine Teilzeitbeschäftigung zu beantragen.

Der Therapeut validiert die schwierige Situation der Patientin und anerkennt, dass sie sich erschöpft und ausgelaugt fühlt. Er anerkennt außerdem, wie sehr sie um Veränderungen bemüht ist, um ihre Arbeitsbedingungen und damit ihr Bedürfnis nach Sicherheit zu verbessern. Gleichzeitig ist jedoch ihre reale Lebenssituation nicht bedroht, und ihre Aufgabe beinhaltet an sich eine gewisse Unsicherheit. Eine Stärkung ihrer Position und damit ihrer Befindlichkeit kann deshalb nur darüber erfolgen, die aktuellen Konflikte zu lösen. Die Patientin wird ermutigt, an ihrem Supportsystem zu arbeiten. Hier muss man thematisieren, ob es nicht das Ergebnis ihrer latenten Vermeidung ist, dass Leute sich gegen sie stellen. Gibt es eine reale Unterstützung, z. B. durch den Vorgesetzten? Kann sie erkennen, dass ihr Verhalten zu den Spannungen im Team beiträgt, indem sie Vergünstigungen beansprucht? Kann sie wahrnehmen, wie sie sich schwächt? Statt sich zurückzuziehen und zu vermeiden (nicht mehr hingehen), soll sie unterstützt werden, sich den Konflikten zu stellen, und erkennen, dass sie in der Lage ist, ihre Problematik zu lösen.

7.5 Interpersonelle Verteidigung der eigenen Bedürfnisse

Psychische Traumatisierung bedeutet immer auch eine Verletzung der Grenzen der betroffenen Person. Diese Grenzen sind im besten Fall (nur) beschädigt, im schlechtesten Fall zerstört. Der Aspekt der massiven Grenzüberschreitung erfordert in der Therapie einen sehr sensiblen Umgang mit Grenzen.

Arbeit an den Grenzen bedeutet, in einer realen oder vorgestellten Episode ein Gefühl der Integrität aufrechtzuerhalten. Traumatisierte Menschen haben ihr Selbstvertrauen verloren und geben nur allzu schnell ihre Anliegen auf. Sie müssen darin unterstützt werden, ihre Bedürfnisse und Wünsche (wieder) wahrzunehmen, zu benennen und durchzusetzen. Die Möglichkeit, persönliche Grenzen wieder aufrechtzuerhalten und sicher über Techniken der Selbstunterstützung zu verfügen, sind Voraussetzungen für die Konfrontation mit der Täterrepräsentanz, um sie im imaginativen Dialog in ihre Schranken verweisen zu können.

Als Weiterführung oben genannter Wahrnehmungsübung soll der

Patient seine Bedürfnisse nicht nur wahrnehmen und ausdrücken, sondern sie auch gegenüber anderen verteidigen, dabei nimmt die interpersonelle Wahrnehmung eine zentrale Rolle ein. Der Patient soll seinen Spielraum kennenlernen, d. h. seine Möglichkeiten, dem anderen gegenüber »Nein« oder »Stopp« zu sagen. An welchen Indikatoren kann er festmachen, dass seine Grenzen bedroht oder überlaufen werden? Manche traumatisierte Menschen haben keine Idee zum Thema Grenze, bestenfalls stellen sie sich an die Wand, die ihnen Schutz bietet, im schlechten Fall stehen sie verloren im Raum. In diesen Fällen arbeiten wir mit Hilfsmitteln, z. B. einer Schnur oder mit Kissen, die die Patienten verwenden können, um ihre Grenzen abzustecken. Eine schwierige und deshalb sehr vorsichtig zu gestaltende Übung ist die Nähe-Distanz-Übung. Dabei übt zuerst der Patient, wie nah er der Therapeutin kommen kann, wie viel Abstand er braucht, um sich sicher zu fühlen. Im nächsten Schritt darf sich die Therapeutin sehr vorsichtig bewegen und auf den Patienten zugehen. Der Patient gibt Anweisungen, wie nah die Therapeutin kommen darf, sodass dieser sich noch wohlfühlt. Dabei ist es wichtig, darauf zu achten, wie sich die Grenze bzw. ihre Überschreitung innerlich/körperlich ausdrückt (Indikator für Grenze). Der Patient wird dazu angehalten, das Körpergefühl bewusst wahrzunehmen und in Interaktionen darauf zu achten, dass er seine individuelle Grenze versucht einzuhalten und zu verteidigen. Sobald der Patient seine Grenzen wieder etwas aufgerichtet hat, üben wir im Rollenspiel oder in der Vorstellung, wie er seine Bedürfnisse gegenüber anderen durchsetzen kann. Der Patient versucht, sein Gegenüber zu imaginieren (»Wie nehmen Sie Ihr Gegenüber wahr?«), und achtet gleichzeitig auf seine Befindlichkeit (»Wie fühlen Sie sich?«, »Wie sicher sind Sie?«, »Was brauchen Sie, um sicherer zu werden?«, »Wo könnten die Grenzen sein, wie weit können Sie gehen?«).

Das Modell der interaktionellen Traumatisierung beschreibt, dass die Repräsentation der Selbstprozesse im Vergleich mit den Nicht-Selbstprozessen zu schwach ist, um sich zu konfigurieren. Der Druck aus der Außenwelt wird zu stark, sodass der Druck nach innen geht. Der Patient hat Angst zu agieren, aber er braucht die Erfahrung, dass er etwas tun kann, indem er nach außen geht und den Druck nach außen zurückgibt.

Beispiel:

Ein Patient hatte innerhalb kurzer Zeit zwei medizinische Indikationen, die lebensbedrohlich waren. Er ist sehr gut genesen, und aus medizinischer Sicht besteht kein Grund zu übertriebener Vorsicht. Seine Frau ist allerdings sehr besorgt um ihn und kontrolliert ihn ständig. Er ist mit der Zeit resigniert, weil er nichts machen darf, ist völlig passiv und hat sich zurückgezogen. In der dialogischen Arbeit regt der Therapeut an, eine Situation herzustellen, in der seine Frau kontrollierend ist. Er wird angeleitet, sich zunächst mit kleinen Gesten Distanz zu verschaffen. Da der Patient sehr passiv und ideenlos wirkt, schlägt der Therapeut vor, ein Stück von einem Papiertaschentuch vom Tisch zu pusten. Im nächsten Schritt kann er einen Ton dazu machen und schließlich Worte finden (z. B. »geh weiter weg«; »jetzt nicht«). Er soll sich nicht rechtfertigen, sondern mit der Gestik sein Gegenüber in Schranken weisen und so seinen Energiefluss zurück zu dem andern (nach außen) spüren. Er schiebt etwas weg, ohne sich lange rechtfertigen zu müssen.

Ein weiteres Beispiel zeigt die Dynamik, die durch Grenzverwischung entstehen kann:

Der Patient ist im Rahmen seiner Arbeitstätigkeit Zeuge eines schweren Unfalls geworden, bei dem drei seiner Kollegen zu Tode kamen und weitere Kollegen schwer verletzt wurden. Er war als einer der Ersten an der Unfallstelle und hat bei der Bergung und Erstversorgung geholfen. Nur zufällig war er zum Unfallzeitpunkt nicht an der Arbeitsstelle. Infolge des Ereignisses bildete er eine schwere Traumasymptomatik aus, zudem kam es zu gravierenden Beziehungsproblemen, weil seine Frau schon in der Vergangenheit von ihm verlangt hatte, er müsse sich um eine weniger gefährliche Arbeitsstelle bemühen. Der Patient hatte sich immer geweigert und wollte auch jetzt nach seiner Genesung wieder an diesen Arbeitsplatz zurückkehren. Er hat sich von der Ehefrau sehr unverstanden und wenig unterstützt gefühlt und die Lösung der emotionalen Unzufriedenheit in einer Außenbeziehung gesucht, was die Partnerschaft noch zusätzlich belastet. Der Patient kann keine Traumaarbeit leisten, da er mit der Beziehungsproblematik beschäftigt ist. Andererseits kann er sich nicht mit den Beziehungsthemen auseinandersetzen, weil er sich durch die Traumasymptomatik zu sehr geschwächt fühlt.

Der Therapeut anerkennt seine schwierige Situation und motiviert ihn, sich der Traumasymptomatik zuzuwenden. Die Vermutung ist, dass er durch die Partnerschaftsprobleme die Konfrontation mit dem traumatischen Ereignis vermeidet.

Er braucht eine Klärung der Grenzen und muss wieder hinschauen, was seine Bedürfnisse sind und was die Wünsche der beiden Frauen sind. Im Vordergrund steht die Grenzverwischung durch die Traumatisierung. Dadurch erlangen die Eheprobleme eine besondere Dominanz. Jetzt soll er wieder zu sich kommen und von sich aus klären, was er will. Demgegenüber stehen die Wünsche der Frauen; er soll sich anschauen, welchen Druck sie ihm machen, und diesen wieder zurückgeben. Er glaubt, er müsse alles miteinander vereinbaren können. Im ersten Schritt konnte er in der dialogischen Arbeit für sich klären, dass er weiterhin seine Arbeitsstelle behalten will. Für die Klärung gegenteiliger Positionen bietet sich die Arbeit mit dem Leeren Stuhl an. Im nächsten Schritt hat er die Bedürfnisse seiner Frau gegenüber formuliert. Inwieweit seine Frau in der Realität auf seine Wünsche eingeht, ist ein anderes Thema; wichtig für den Patienten ist, seine Grenzen wieder aufzubauen und die Selbstprozesse zu stärken.

Spezialfall
Nach Gewalttraumatisierungen besteht weiterhin Täterkontakt:

Wie beschrieben ist bei anhaltendem Täterkontakt eine Traumatherapie kontraindiziert. Das heißt allerdings nicht, dass die Patientinnen keine Unterstützung brauchen. Die Themen der Stabilität sind geeignet, zunächst eigene Bedürfnisse und Wünsche wahrzunehmen und dann Stück für Stück Grenzen aufzubauen, um nicht weiter in die Defensive zu gehen.

Vor dem Hintergrund der realen Möglichkeiten wird die Selbstunterstützung so aufgebaut, dass eine Kontaktgrenze zum Täter geschaffen wird, die sich mehr und mehr unter der Kontrolle der Patientin befindet. Unter »realen Möglichkeiten« ist zu verstehen, dass aggressionsbereite Täter die wachsende Abgrenzung durch gestärkte Selbstprozesse ihrer Opfer früh spüren und darauf mit Eskalation von Gewalt reagieren. Die Verantwortung der Therapeuten in solchen Fällen schließt die Fürsorge für die Patienten und die Stärkung diplomatischen Vorgehens ein. Wenn Therapeuten ihre Empörung gegenüber dem Verhalten des Täters ausdrücken, ist das für die Patienten hilfreich. Jedoch darf diese Empörung der Therapeuten von Patienten niemals dahingehend missverstanden werden, diese an der Front der Gewalt zu äußern, da sie sich dadurch gefährden und zudem retraumatisiert werden können. Dies gilt für die verschiedensten Lebensbereiche wie Paarkonflikte, elterliche Gewalt oder Mobbing in Subkulturen.

Zudem muss berücksichtigt werden, dass Patientinnen manchmal das Gefühl nach Sicherheit und Bindung dem Schutz vor Gewalt und Verletzung vorziehen: In dem Moment, in dem sich die Betroffene zurückzieht, um sich zu schützen, erhöht sich der Leidensdruck. Wenn sie merkt, dass ihr die Bindung fehlt, geht die Vorstellung von der Verletzung verloren. Und sie findet sich gleichsam auf einer »Achterbahnfahrt« zwischen Weggehen und Zurückkommen.

Wichtig ist, die Grenzen kennenzulernen und den Weg stückweise zu finden. Dabei würdigt die Therapeutin die Angst und Vorsicht der Patientin und benennt sie. Häufig ist es sehr schwierig, in das bestehende System einzugreifen: Sobald die Patientin selbstständig und autonom wird, läuft sie Gefahr, dass sie umgebracht wird (Therapie zerstört das kranke, aber funktionierende System). Die Betroffenen müssen verstehen, dass die Qualität der Beziehung und Intensität der Beziehung (oder Bindung) unterschiedliche Themen sind.

In der therapeutischen Arbeit lässt sich die Therapeutin die einzelnen Schritte des Prozesses genau beschreiben: »Wie laufen die Mechanismen ab? Was tut sie, wenn er ausrastet? Wie reagiert sie darauf? Hat sie Signale, mit denen sie ihn stoppen kann? Was möchte sie gerne?«

Das Ziel ist die Verbesserung verbaler Skills unter bestehender Bedrohung. Die Patientin kann sich eine Position aufbauen und eine Meinung haben (z. B. »Ich kann mich jetzt nicht trennen, aber sein Verhalten ist unakzeptabel.«).

Umgang mit sehr engen Grenzen

Manche Traumatisierte haben sich sehr zurückgezogen, scheinen unnahbar und sind schnell im Widerstand – ihre Grenzen scheinen sehr eng gesteckt und wenig flexibel. Hier ist es notwendig, dass die Therapeutin die Grenzen des Patienten besonders wahrt, aber dennoch Möglichkeiten anbietet, diese Grenzen zu erweitern, ohne den Schutz aufzugeben.

Eine umgelegte Decke, eine schützende Wand im Rücken, eine veränderte Körperhaltung, z. B. Arbeiten im Stehen, sich ganz aktiv aufrichten, können die Grenzen stabilisieren und so viel Sicherheit und Schutz geben, dass der Patient ausprobieren kann, seine Grenzen zu erweitern. Hilfreich können auch Objekte sein, die am Boden ausgelegt werden (z. B. eine Schnur, Kissen, Papierblätter), um eine sichtbare Grenze zu markieren. Der Patient probiert aus, wie sich bei solchen Übungen die Wahrnehmung von »Grenze« anfühlt und verändert werden kann. Ist ein Schutz gefunden, der die Grenzziehung unterstützt, soll dieser verankert und als Ressource an die Hand gegeben werden.

Die Arbeit an den Grenzen ist für traumatisierte Menschen von zentraler Bedeutung. Erst wenn diese wieder einigermaßen stabil sind, können sie den traumatischen Inhalten begegnen. In diesem Zusammenhang möchten wir noch einen Hinweis für die Arbeit mit Schmerzpatienten geben. Das Aufrichten und Sichern persönlicher Grenzen ist für chronische Schmerzpatienten besonders mühsam, weil Schmerz zermürbt. In der dialogischen Arbeit können jedoch auch dem Schmerz gegenüber Selbstprozesse aufgebaut werden. Mithilfe des Leeren Stuhls kann der Schmerz auf einen Stuhl gesetzt werden. Zuerst anerkennt der Patient seine Macht. Im nächsten Schritt gilt es zu sortieren und zu differenzieren: was kann der Patient noch machen und was kann er nicht mehr; diese Position kann er gegenüber dem Schmerz vertreten, z. B.: »Ich bin ohnmächtig dir gegenüber, aber es gibt Grenzen.«

Möglichkeiten der Arbeit für den Transfer in den Alltag

In der Stabilitätsphase haben die Patienten ihre Selbstprozesse dahingehend aufgebaut und gestärkt, dass sie

- ihre Gefühle überhaupt wahrnehmen können und sich erlauben, diese auszudrücken. Dabei haben sie verschiedene Möglichkeiten des Ausdrucks kennengelernt.
- gelernt haben, ihre Emotionen auszudrücken und zu akzeptieren, aber auch, sie nicht auszudrücken. Dies kann unter Umständen ein Überlebens-Skill sein.
- sich wieder eine Meinung bilden können und sich dann Optionen dazu überlegen (wie ist meine Beziehung, wie kann ich meine Situation verändern).

- Tatsachen benennen können (z. B. das ist ein Übergriff) und ein Vorgehen zur Veränderung bearbeiten. Dabei hat die Berücksichtigung der realen Möglichkeiten einen hohen Stellenwert.

Die Stabilitätsphase ist vorerst abgeschlossen, wenn Patienten in der Lage sind, schmerzliche Gefühle wahrzunehmen und auszudrücken. Der Gefühlsausdruck ist immer ein Zeichen für Akzeptanz, nämlich, so ist mein Erleben und somit der Schritt zur Veränderung. Die Patienten haben erfahren, dass sie über die Rollenspiele, Wahrnehmungsübungen und Wiederherstellen der Kontaktfähigkeit mit den Belastungen, die durch das Trauma entstanden sind, umgehen und sie selbst positiv beeinflussen können. Sie sind den Gefühlen nicht mehr hilflos ausgeliefert, sondern können sich beruhigen bzw. ihr inneres Supportsystem aktivieren, um den belastenden Gefühlen standzuhalten. Schließlich hat sich auch die Haltung der Patienten verändert: Sobald sie immer mehr ihren »Opferstatus« aufgeben und ihre Ressourcen aktivieren können, ist der richtige Zeitpunkt für die Konfrontation gekommen.

8. Phase III: Konfrontation

Themen der Konfrontationsphase

Objektorientierte Konfrontation (Situative Exposition): Sprechen über das Trauma (oder Einzelaspekte) in der dritten Person

- Kontaktaufnahme mit inneren Bildern
- Zulassen emotionaler Prozesse (sich den Gefühlen aussetzen) und Standhalten in bzw. Annehmen der Emotion
- Posttraumatische Antwort- und Kontaktfähigkeit
- Neue Wege suchen, finden und umsetzen, um den mit dem Trauma verbundenen Emotionen Ausdruck zu verleihen

Interaktionelle Konfrontation mit der traumatischen Erfahrung

- Ein Gegenüber für den Ausdruck von Gefühlen und Wahrnehmungen finden
- Auseinandersetzung mit den Inhalten des Traumas, die verletzend waren
- Auseinandersetzung mit den Auswirkungen der Erfahrung auf das Leben
- Selbst-Formung im adressierten Ausdruck
- Schließen der »Kluft« zwischen prä- und posttraumatischem Selbst

Die Phase der Konfrontation konzentriert sich auf diejenigen Aspekte der traumatischen Erfahrung, die für die Deformierung des Selbst verantwortlich sind. Dabei geht es um die Wiederherstellung des inneren Kontaktes und um eine Korrektur übergeneralisierender Konsequenzen, damit das Selbst eine Möglichkeit findet, der ihm auferlegten Traumabotschaft zu antworten (Response-Ability).

Das bedeutet für den therapeutischen Prozess die Wiederaufnahme des Kontaktes mit den Erinnerungen. Dabei müssen zum einen posttraumatisch entwickelte Fantasien zu den Umständen des Erlebten untersucht werden, zum anderen müssen Blockierungen und Einschränkungen der Möglichkeiten eines Menschen infolge der traumatischen Erfahrung wahrgenommen und bearbeitet werden.

Die Erfahrungen, mit denen sich ein Patient zu konfrontieren hat, kann auf verschiedenen Ebenen stattfinden: Zum einen findet Konfrontation mit realen Objekten, Personen oder Situationen (in der Regel außerhalb des therapeutischen Settings, möglicherweise in Begleitung des Therapeuten) statt, zum anderen mit *innerlich* realen Objekten, Personen, Situationen, d.h. mit vorgestellten, fantasierten oder auch nachgestellten inneren Repräsentationen in Zusammenhang mit der Erfahrung.

Wie schon in früheren Arbeiten vorgestellt, kann die Konfrontation demnach unterschiedliche Schwerpunkte einnehmen (Butollo et al., 1998, S. 275; Butollo & Hagl, 2003):

- Konfrontation mit Orten, an denen sich traumatische Erfahrungen ereigneten;
- Konfrontation mit Menschen, die einem traumatische Erfahrungen zufügten;
- Konfrontation mit Gefühlen, die in Verbindung mit der Erinnerung an das Trauma stehen;
- Konfrontation mit den Bewältigungsversuchen, die nach der traumatischen Erfahrung einsetzten, also Konfrontation mit den erlittenen Symptomen oder Entbehrungen der Zeit zwischen dem Trauma und jetzt;
- Konfrontation mit den Gefühlen, die mit der Gewissheit der Unbeeinflussbarkeit und des Ausgeliefertseins an unser individuelles menschliches Schicksal verbunden sind;
- Konfrontation mit dem Erkennen, dass die Entscheidung für die Welt, für die Lebendigkeit der zwischenmenschlichen Begegnung auch die Möglichkeit oder eher die Gewissheit erneuter Verletzungen beinhaltet;
- Konfrontation mit der Möglichkeit, das traumatische Ereignis in sich anzunehmen.

Es geht aber immer darum, Kontakt mit tabuisierten und/oder nicht zugelassenen Gedanken, Vorstellungen und Gefühlen aufzunehmen. Dabei sollte das Basisgefühl der Traumatisierung noch einmal beachtet werden: Schuld und Scham könnten einen auftretenden Widerstand gegen die Konfrontation erklären bzw. höhere Therapieresistenz nach sich ziehen, Angst erfordert in der Regel mehr Konfrontation. In den Phasen der Konfrontation soll möglichst verhindert werden, dass der Patient in dissoziative Zustände kommt, der Therapeut achtet besonders auf Anzeichen und holt den Patienten in die Realität zurück (Kapitel 10.1: Anzeichen der Dissoziation und gegensteuernde Maßnahmen).

Ziel der Konfrontation ist, sich Gefühlen der Angst, Scham, Schuld etc. auszusetzen und sich mit den Inhalten des Traumas und den Auswirkungen auf das gesamte Leben auseinanderzusetzen. D. h., die Betroffenen müssen sich mit ihrer Bewertung des Traumas und dessen Folgen konfrontieren.

Durchführung der Konfrontation

Die Konfrontation findet in zwei Stufen statt: Zunächst spricht der Patient mit dem Therapeuten über das Ereignis in der dritten Person, dabei werden auch die damit verbundenen Gefühle aktiviert. Das Sprechen über das Ereignis kann ebenso Einzelaspekte beinhalten, z. B. kann es bei Gewalttraumatisierungen der Aggressor (sprechen über den Aggressor) sein, bei Naturkatastrophen das Wasser oder die Welle (sprechen über die Situation). Der Aggressor bzw. die Repräsentation des Aggressors meint in der dialogischen Arbeit immer die Auseinandersetzung mit den aversiv erlebten und gespeicherten Selbstanteil. In der Regel überfordert die Vorstellung bzw. das Herholen der gesamten Situation den Patienten, sodass zunächst Veränderungen im Bild vorgenommen werden, bevor der Aggressor bzw. die Repräsentation in der Konfrontation das Bild betreten darf. Der Patient spricht dann »in Anwesenheit« seines Aggressors mit dem Therapeuten über ihn, wobei der Patient gemeinsam mit dem Therapeuten Themen oder Sätze generiert, die er dem Aggressor später mitteilen möchte. Im zweiten Schritt sitzt der Patient seinem Aggressor gegenüber, er spricht ihn direkt an, er teilt ihm das, was es zu sagen gibt, mit und bringt seine Gefühle zum Ausdruck. Er zeigt sich mit seiner Verletztheit und seinem Schmerz; dabei kann es hilfreich sein, dass der Patient unterstützende Personen seines »Clans« (Kap. 7.1) zur Unterstützung imaginiert. Durch die direkte Konfrontation mit der Täterrepräsentanz wird die intrapsychische Abwertung nicht nur gedacht und kognitiv bearbeitet, sondern aktuell erfahren. Das heißt, der Patient macht jetzt aktuell eine neue Erfahrung, nämlich dass er gegenüber dem Aggressor Stellung bezieht, handlungsfähig ist und Respekt einfordert.

Die einzelnen Schritte werden im folgenden Abschnitt besprochen.

8.1 Objektorientierte Exposition (Situative Exposition)

Objektorientierte Exposition bzw. Konfrontation beinhaltet die indirekte Auseinandersetzung mit dem Ereignis, das heißt, der Patient spricht mit dem Therapeuten in der dritten Person über das vergangene Ereignis und über die gegenwärtige Intrusion. Die objektorientierte Konfrontation geht der direkten Konfrontation mit dem Aggressor (dialogische Exposition mit dem Aggressor) voraus und hat zum Ziel, Kontrolle über die Vorstellung und Sicherheit über die Gefühle gegenüber dem Aggressor zu gewinnen. Alle Themen der objektorientierten Konfrontation zielen darauf ab, den in der peritraumatischen Situation eingefrorenen Zustand aufzuweichen und zu verändern. Traumatisierte Personen sind Gefangene ihrer Imagination/Fantasie. Im Nachhinein stellt die Imagination ihre reproduzierte Realität dar, in der sie sich meist passiv erleben. Im Abschnitt der objektorientierten Exposition sollen die Betroffenen lernen, dass sie selbst der Gestalter ihrer Imagination sind, dass sie die Vorstellungen verändern und damit gestaltend auf den Prozess einwirken können.

In der Phase der objektorientierten Konfrontation findet der Dialog über die Situation mit dem Therapeuten statt. Die Entlastung sollte darüber erfolgen, dass mit einer dritten Person über Gefühle gesprochen wird (»aboutism«). In diesem Stadium der Konfrontation erhält der Patient Hilfestellung vom Therapeuten, sich seiner Gefühle gegenüber dem Aggressor sicher zu sein und diesen standhalten zu können, bevor dann im weiteren Verlauf der direkte Kontakt mit dem Aggressor stattfinden kann.

8.1.1 Aktive Kontrolle der Vorstellung

Die einzelnen Schritte sind:

- Rückversetzen in die traumatische Situation: Kontaktaufnahme mit den Inhalten der Intrusion (Bild) und Einfrieren des Bildes: d. h. die Geschwindigkeit aus dem Ablauf herausnehmen – ein Standbild schaffen, das Frontale wegnehmen.
- Kontrolle der Vorstellung (Regulierung der Rahmenbedingungen): Der Film kann gestoppt oder weitergespult werden, der Betroffene

gewinnt die Kontrolle über die Situation und verschafft sich somit Distanz. Selbstwahrnehmung ist die Ressource für die Wahrung der Grenze, sich vor der Macht des Bildes zu schützen (Atmung – Distanz – Befreiung).

- Aboutism: mit dem Therapeuten über das Bild sprechen und sich den Gefühlen zuwenden. Die Auseinandersetzung mit den Gefühlen heißt anzuerkennen, dass die Situation so ist. Es geht dabei vor allem auch um die zunehmend entspannter werdende Beschreibung der »Beschaffenheit« des Aggressors.
- Anmerkung: Im Buber'schen Sinne wäre dies ein Fall von »ICH-ES«-Beziehung, also eine Wahrnehmung/Vorstellung der anderen Person ohne direkte interaktionelle Kontaktaufnahme. Perls nannte diese Form der indirekten Kontaktaufnahme etwas despektierlich »Aboutism«, da eben über den sogenannten Gegner, über die eigenen Gefühle und Gedanken ihm gegenüber gesprochen wird, ohne in medias res zu gehen. Gestalttherapie damals wollte die Menschen vom Aboutism zum Interagieren bringen.
- Geltendmachen der eigenen Bedürfnisse und Einfordern derselben.

Kontaktaufnahme: Rückversetzen in die traumatische Situation

Der Patient wird ermutigt, das bzw. eines der bedrängenden Bilder/Intrusionen aus der traumatischen Situation herzuholen und zu beschreiben (Kontaktaufnahme). Ein schwieriger Moment wird als Szenenbild herausgestellt, in dieser Szene wird nach dem Ungeklärten gesucht, das den Patienten noch beschäftigt. Die Intervention startet im Hier und Jetzt. D.h., der Therapeut lässt den Patienten den aktuellen Moment beschreiben, achtet dabei auf seine Körperhaltung und seinen Selbstausdruck. Der Patient wird vom Therapeuten dahingehend unterstützt, eine angemessene Haltung (Würde) einzunehmen. Der Therapeut fragt nach, wie es dem Patienten gerade geht, wie er sich fühlt, wo im Körper sich Gefühle lokalisieren lassen, was braucht er, um im Augenblick sicher zu werden. Aus einer selbstbewussten Position soll sich der Patient in die traumatische Situation zurückversetzen.

Die meisten Patienten können sofort die Erinnerung abrufen: Der Trambahnfahrer sieht, wie der Fahrradreifen eines Radfahrers in den Gleisen hängenbleibt und die Situation für ihn unausweichlich ist; eine Frau ist im Unfallauto eingeklemmt und sieht neben sich ihren Mann blutüberströmt sitzen etc. In der Stabilitätsphase haben die Patienten gelernt, die dabei entstehenden Gefühle anzunehmen und auszudrücken. Jetzt geht es darum, sich den Inhalten der Erinnerung zu stellen.

Kontrolle der Vorstellung: Veränderung von Rahmenbedingungen

Dann wird das Bild in der Vorstellung verändert: z. B., indem Größen-(Distanz-), Lichtverhältnisse variiert oder der Blickwinkel erweitert werden; auch Gegenstände oder das Verhalten von Personen kann verändert werden (das Unfallauto kann weiter weggezoomt oder näher herangeholt werden, die Landschaft neben dem Bahngleis kann beschrieben werden etc.). Dabei werden alle Sinneseindrücke aktiviert (visuell, akustisch, olfaktorisch, taktil, propriozeptiv). Die Therapeutin nimmt eine aktive Haltung ein und unterstützt den Patienten, indem er zwischen Anweisung und Aufmerksamkeit wechselt. Die Therapeutin gibt Anleitungen, fragt nach, macht Vorschläge zum Perspektivenwechsel bis hin zu direktiven Angaben und nimmt sich dann wieder vollkommen zurück. Auf diese Weise werden die Rahmenbedingungen eines »eingefrorenen« Bildes in der Vorstellung verändert, und der Patient kann lernen, dass er derjenige ist, der »sein« Bild in der Vorstellung gestaltet und damit die Kontrolle über die Situation hat. Je ängstlicher beispielsweise die Betroffenen sind, desto weniger Möglichkeiten hat das Selbst, der von innen heraus reproduzierten Täterrepräsentation entgegenzutreten. Wenn die Betroffenen aber in dieser Sequenz verstanden haben, wie sie selbst in die Szenerie eingreifen und das Geschehen steuern können, sollte dies den nächsten Schritt erleichtern, nämlich sich direkt der Täterrepräsentanz zu stellen.

Beispiel eines Lokführers mit einem Suizidanten im Gleisbereich:

Therapeutin: Worunter leiden Sie speziell?

Patient: Ich kann niemandem mehr in die Augen sehen.

Therapeutin: Was haben Sie in der realen Situation gemacht?

Patient: Ich hab ihn (den Suizidanten) angeschaut, in seine Augen geschaut. Er hat sich direkt vor mir aufgerichtet.

Therapeutin: Sie haben ein Bild in der Erinnerung, dass er sich vor Ihnen aufgerichtet hat. Wahrscheinlich stimmt das so, möglicherweise aber stimmt dieses Bild nicht ganz genau mit der Wirklichkeit überein, wir wissen es nicht. Vielleicht wird es jetzt aber in der

Vorstellung so zusammengefügt. Es ist eben eine Vorstellung, keine Wahrnehmung. Eine Vorstellung ist ein inneres Bild, das aus der Erinnerung rekonstruiert wird, das Sie aber auch verändern können.

Stellen Sie sich jetzt vor, er schaut Sie an und senkt den Kopf.

Patient: Das geht nicht, ich kann nicht hinschauen.

Therapeutin: Wir wollen versuchen, die Abläufe in der Vorstellung zu verändern. Haben Sie eine Idee, wie Sie ihn herholen können, ohne dass Sie davon ganz erfasst werden, einen Aspekt, der nicht ganz so bedrohlich ist?

Patient: Ich sehe eine Kugel auf dem Gleis, gar kein menschliches Wesen, eigentlich dachte ich, es wäre ein Reh.

Therapeutin: Wie fühlt sich das an, die Hoffnung zu haben, es könnte ein Reh sein?

Patient: Ich möchte bremsen.

Therapeutin: Lassen Sie den Zug langsamer fahren oder anhalten und achten Sie dabei wieder auf Ihre Atmung. Wie geht's Ihnen dabei, wenn Sie langsamer fahren?

Patient: *(atmet hörbar aus)* Das ist besser.

Therapeutin: Lassen Sie in der Vorstellung den Zug etwas weiterfahren, bis Sie sehen, dass aus der Kugel ein menschlicher Körper wird. Wie sehen Sie jetzt die Gestalt?

Patient: Wie ein Monster, das auf der Lauer liegt.

Therapeutin: *(bestätigt)* Sehr gut, Sie können jetzt hinschauen; schauen Sie noch einmal hin, wie sieht die Umgebung aus?

Patient: Es ist Nacht, alles ist schwarz, im Scheinwerferlicht sieht die Landschaft etwas gespenstisch, aber so wie immer aus. Dann taucht die Gestalt auf.

Therapeutin: Wie fühlen Sie sich jetzt hier, im Augenblick?

Patient: Weiß nicht.

Therapeutin: Wir halten das Bild hier an: Richten Sie sich auf, lehnen Sie sich zurück, verstärken Sie Ihre Atmung, dann stellen Sie sich vor, Sie sind als Lokführer im stehenden Zug und schauen sich den Mann an – spüren Sie, ob Sie verspannt sind, verstärken Sie die Atmung, machen Sie einen Seufzer beim Ausatmen.

Patient: *befolgt die Anweisungen, atmet durch, richtet den Blick auf, atmet hörbar aus*

Therapeutin: Wie fühlen Sie sich jetzt?

Patient: Ruhig, viel ruhiger, ich kann ihn jetzt anschauen. Er ist nicht mehr bedrohlich.

In der Nachbesprechung erklären wir den Patienten, dass man das Geschehene natürlich nicht verändern kann, das ist vorbei. Was man verändern kann, ist die Erinnerung daran. Die Erinnerung ist nicht vorbei, die verursacht die Probleme und die können wir verändern. Anstatt, wie in dem Beispiel, weiterhin gebannt auf die Gleise zu starren und unausweichlich »dem Monster« ausgeliefert zu sein, lernt der Patient, wieder handlungsfähig zu werden, indem er die Gestalt verändert und den Blick ausbreitet (er sieht die Landschaft, die Scheinwerfer). In dem Augenblick, in dem er sich entscheidet, die Gestalt herzuholen und zu vergrößern, kann er ihn anschauen; »das Bild« verliert seine Bedrohlichkeit. In vielen Fällen kann man an der Stelle sofort in die direkte Auseinandersetzung übergehen und sie z. B. mit dem Satz »Was möchten Sie ihm sagen?« einleiten.

Geltendmachen der eigenen Bedürfnisse und Einfordern derselben

Nachdem der Patient gelernt hat, die Intrusion, das Bild zu verändern, wird er im nächsten Schritt angeleitet, die Bedürfnisse des eigenen Selbst in der Interaktion zu registrieren und in der Vorstellung das zu tun, was er bräuchte (z. B. die imaginierte Person soll sich setzen oder umdrehen usw.), mit anderen Worten, er spricht mit seinem Bild. Die Aufgabe des Patienten ist es, in der Vorstellung in die damalige Situation zurückzugehen und jetzt in der Situation neu zu agieren. Er geht sozusagen auf die Bühne und inszeniert die Szene neu, wobei er der Akteur ist, der die Kontrolle hat. Die Frage muss heißen: »Was brauche ich jetzt von dem (der Täterrepräsentanz)?«, sie heißt nicht: »Was hätte ich damals gebraucht?« Der Therapeut unterstützt offensiv, mit der damaligen Kollision umzugehen. Dieses Rollenspiel ist eine legitime Forme des Agierens, um die Selbstprozesse wieder zu mobilisieren, es ist kein Modell für das Verhalten in der Realität.

Beispiel:

Der Patient wurde in eine Schlägerei im Bierzelt involviert. Nach kurzer Zeit kamen Sicherheitskräfte und Polizisten, die mit Helm, Visier und Schlagstöcken ausgerüstet waren. Wenn er daran denkt, fühlt er die enorme Hilflosigkeit, die er kaum aushält, er fängt zu zittern an und bekommt Panik.

Patient: Der Polizist steht vor mir in voller Montur, wie ein anonymer Zombie, er hat ziellos daraufl osgeprügelt.

Therapeut: Was brauchen Sie jetzt in der Situation von dem?

Patient: Ich möchte sehen, wer das ist, wer sich hier so ungezügelt benehmen darf.

Therapeut: Fordern Sie ihn auf, das Visier zu öffnen, … stellen Sie sich vor, er öffnet das Visier …

Patient: Ich sehe einen jungen Mann, der Angst hat, der sich wahrscheinlich nur pflichtgemäß verhält und seinen Dienst machen muss.

Das Beispiel zeigt, dass sich mit der erweiterten Vorstellung der Szene der Blick des Patienten öffnet und er weniger Angst hat. Die reale Situation ist natürlich schon lange vorbei und per se nicht mehr bedrohlich. Er betritt die Szene noch einmal und handelt, er behält damit die Kontrolle und ist dadurch weniger bedroht. Der nächste Schritt wird sein zu akzeptieren, dass es Situationen gibt (dass er in Situationen kommen kann), in denen er hilflos ist und nicht agieren kann, aber dass dieses Gefühl aushaltbar ist und die Selbstprozesse dabei nicht kollabieren müssen. Das Akzeptieren der Gefühle bedeutet anzuerkennen, dass meine Situation so ist.

Ein anderes Beispiel zeigt, dass Mythen oder tabuisierte Gefühle dem Patienten erschweren, eigene Bedürfnisse auszusprechen. Eine Patientin berichtet, dass sie oft sehr ungeduldig und leicht reizbar sei und damit in sozialen Situationen, z. B. mit den Kollegen, zunehmend in Konflikte kommt und häufig von sozialen Aktivitäten ausgeschlossen wird. Sie berichtet, sie habe schon viel Therapie gemacht, um den Suizid ihres Partners vor vielen Jahren zu bearbeiten. Das Ereignis beschäftigt sie aber immer noch, sie kann nicht damit abschließen, dass seine Eltern sie dafür verantwortlich gemacht haben. Nachdem die Patientin die Szene geschildert hat, nehmen wir die Konfliktpunkte heraus: In diesem Fall ist es die Klärung mit den Schwiegereltern, es könnte auch sein, dass sie ärgerlich auf ihren Mann ist oder dass sie sehr einsam ist, usw. Sie weiß schon sehr viel, deshalb darf sich der Therapeut nicht täuschen lassen. Sie hat ihre Kränkungen noch nicht bearbeitet, sondern hat sich immer zurückgenommen, indem sie versucht hat, den Entschluss des Mannes zu verstehen und zu entschuldigen, den Verlust und die Trauer ihrer Schwiegereltern wertzuschätzen und sich nicht auf ihre Stufe zu stellen. Aber sie hat sich nie damit beschäftigt, dass sie auch ein Problem und ein Gefühl damit hat, und möchte, dass dies angesprochen werden kann. Dies zu benennen hat sie sehr erleichtert.

Therapeut: Was ist ungeklärt, was ist noch offen?

Patientin: Die Schwiegereltern sagen, ich sei schuld.

Therapeut: Stellen Sie sich vor, Ihre Schwiegereltern sind dort, Ihnen gegenüber; wo ist Ihr Mann, möchten Sie ihn jetzt hier haben?

Patientin: … weiß ich nicht.

Therapeut: Gab es irgendeine Art von Kommunikation, bevor das passiert ist?

Patientin: Er hat einen Abschiedsbrief hinterlassen, in dem steht, warum er zu dem Entschluss gekommen ist. Er schreibt, es hat nichts mit mir zu tun.

Therapeut: Wunderbar, er hat sich um Sie gesorgt.

Der Therapeut betont diese Tatsache als Ressource für die Auseinandersetzung.

Also stellen Sie sich vor, Ihr Mann sitzt neben Ihnen und unterstützt Sie, während Sie einen Konflikt mit seinen Eltern haben.

Patientin: … *wird ganz weich und kann den Schwiegereltern Vorwürfe machen:* »Ich habe auch einen großen Verlust erlitten …« (sie stellt sich auf die gleiche Stufe mit den Schwiegereltern).

Die Patientin erlebt eine große Erleichterung darüber, dass sie sich erlaubt, sich den Schwiegereltern gegenüber zu positionieren. Sie hat die ganzen Jahre gedacht, sie dürfe ihnen nicht widersprechen, da ihr Verlust (Tod des Kindes) viel schwerer wiege als ihr eigener Verlust (Verlust des Partners). Im realen Leben hat sie seit vielen Jahren keinen Kontakt mehr zu ihnen, sie hat auch kein Bedürfnis nach einer tatsächlichen Begegnung, vielmehr bringen der Kontakt und der Dialog mit dem schuldbehafteten Selbstanteil die Entlastung. Im weiteren Verlauf berichtet sie, die Schwierigkeiten mit den Arbeitskollegen seien wie »weggeblasen«, sie sei jetzt auch viel weniger gereizt.

Die Arbeit mit traumatisierten Menschen erfordert viel Zeit und Geduld für die Sicherung der Selbstprozesse, bevor der direkte Kontakt riskiert werden kann. Dann nämlich aktualisiert sich das Selbst als Teilnehmer in der konflikthaften Auseinandersetzung. Das zuvor in Ohnmacht und Angst zerflossene Selbst wird aktiv, lenkt seine Energie nicht mehr in Richtung Unterwerfung und Aufgabe, sondern formiert sich in Richtung Grenzziehung, Sich-Zeigen, vielleicht sogar Angriff. Man gibt der Welt im weitesten Sinne wieder etwas von sich zurück, macht auch Druck auf die Welt, nachdem davor sie es war, die Druck auf die Grenzen des Betroffenen in überwältigendem Ausmaß ausgeübt hat.

8.1.2 Weitere Themen der objektorientierten Konfrontation

Zeugenvernehmung oder Zeitungsbericht

Patienten, denen es sehr schwerfällt, das traumatische Ereignis zu erzählen, können unterstützt werden, die Abläufe und Fakten möglichst sachlich zu berichten. Sie können sich dabei eine dritte Instanz (»Rechtsautorität« → Zeugenvernehmung) vorstellen. Eine andere Möglichkeit besteht darin, das Geschehene im Zeitungsstil zu berichten, auch hier werden Fakten und Abläufe ohne emotionale Beteiligung berichtet. Das Ziel ist, dass die traumatische Erfahrung »erzählbar« und damit handhabbar ist.

Verfassen einer Anklage

In der Vorstellung wird analog einer Gerichtsverhandlung eine Anklageschrift verfasst und gegenüber einer Rechtsautorität mündlich vertreten. Mit Unterstützung des Therapeuten werden Anklagepunkte exploriert, begründet und schriftlich festgehalten. Den Abschluss bildet die Forderung eines Strafmaßes, das ebenfalls begründet wird.

Objektorientierte Konfrontation in vivo

Der Ort des Geschehens soll entweder in der Vorstellung, besser noch in der Realität aufgesucht werden. Der Fokus liegt darauf, den Ort so wahrzunehmen, wie er sich jetzt darstellt: wahrscheinlich ist er unauffällig, ruhig, »normal«, auf jeden Fall ohne die Katastrophe. Wir lassen den Patienten die Umgebungsvariablen genau beschreiben einschließlich aller wahrnehmbarer Modalitäten (Wind, Wetter, Regen, Sonnenschein …) und Vergleiche anstellen, z. B. damals war es sonnig, heute regnet es. Die Person soll sich in der gegenwärtigen Realität wahrnehmen und das traumatische Ereignis als vergangen (an-)erkennen. Die Therapeutin achtet auf Beruhigung, sie leitet Awarenessübungen an. Ziel ist, sich in der gegenwärtigen Realität zu erkennen, in der das traumatische Ereignis vorbei ist.

Objektorientierte Konfrontation für Zeugenaussagen

In manchen Fällen müssen sich Traumatisierte sozusagen unfreiwillig mit dem Traumageschehen konfrontieren, weil bspw. Versicherungsangelegenheiten oder Gerichtsverhandlungen anstehen. In diesen Fällen ist es immer hilfreich, im therapeutischen Setting die Aussage zu üben oder die Katastrophenfantasien zu benennen (z. B. der Richter sagt, er habe den Täter provoziert, oder der Täter grinst und zeigt keine Reue). Häufig wird die Frage gestellt, ob Patienten stabil genug sind, sich mit ihren katastophisierenden Gedanken zu konfrontieren: Alles, was man im Vorfeld an gefürchteten Kontakten schon bearbeiten kann, sollte vorher durchgesprochen werden. Wenn in der therapeutischen Situation die Katastrophe durchgespielt wird, kann der Patient erfahren, wie er reagiert, welche Momente besonders kritisch sind und letztlich, wie abhängig er sich vom Täter bzw. von den Autoritäten macht. Dann kann exploriert werden, wie der Patient die Situation bewältigen kann. Wer kann ihn unterstützen und begleiten, wen kann er um Hilfe bitten? Welche Maßnahmen kann er außerdem für die Zukunft einrichten?

Bei bevorstehenden Gerichtsverfahren können im Rollenspiel auch verschiedene Urteile durchgespielt werden. Was verändert sich für den Betroffenen mit dem Richterspruch? Wie sehr machen sich die Betroffenen von den Äußerlichkeiten abhängig? Wie fühlen sich verschiedene Urteile an? Eine umfassende Lebenswahrnehmung gilt als gute Erdungsressource.

8.1.3 Vorbereitung auf die Dialogische Exposition

Häufig geht die objektorientierte Exposition nahtlos in die direkte Konfrontation über. In jedem Fall gilt aber die indirekte Auseinandersetzung als Vorbereitung der Dialogischen Exposition. Meistens können Patienten sehr gut in der dritten Person mit dem Therapeuten über die Inhalte und Verletzungen sprechen, haben aber dann Schwierigkeiten, sich dem direkten Kontakt mit der Täterrepräsentanz zu stellen. Hier motiviert der Therapeut wiederholt zum Kontakt und zum Ausdruck und versucht zu explorieren, was den Patienten blockiert. Der Patient soll verstehen, dass es um eine Transaktion geht und dass es wichtig ist, diese Transaktion stellvertretend, aber wirklich zu machen. Die Transaktion ist insofern real, weil der Patient zielgerichtet adressiert.

Je nach Art der Traumatisierung kann es mehr oder weniger schwierig sein, mit der Repräsentanz ins Gespräch und in Kontakt zu kommen (Verlust einer geliebten Person vs. Gewalttäter). In dem Moment, in dem man einen Täter in der Vorstellung herholt, kann schon die Vermeidung beginnen, indem z. B. die Vorstellung nicht gelingt, kein Gefühl zugelassen werden kann oder der Patient sagt, die Situation sei ja nicht real. Der Therapeut muss das Bedürfnis nach Vermeidung benennen und gleichzeitig anerkennen und validieren, nämlich die Vorstellung, der »Täter wäre jetzt da«, ist noch zu schwierig.

Insgesamt gilt, sich viel Zeit zu nehmen und lange über das, was gesagt werden muss, in der dritten Person zu sprechen, bevor man sich der direkten Interaktion nähert. Solange die Vorstellung einer direkten Konfrontation noch zu schwierig ist, müssen weitere kleine Schritte der Erleichterung eingefügt werden. So kann man mit Nähe und Fokus experimentieren, z. B. wie wäre es mit mehr Abstand (ausprobieren lassen) oder die Person zeigt sich nur von hinten. Dabei spricht der Patient immer in der dritten Person. Patient und Therapeut gehen aber davon aus (stellen sich vor), als würde die Repräsentanz, um die es geht, irgendwo im Raum sein. Der Therapeut exploriert, wie es dem Patienten geht, wenn die Repräsentanz hier sitzt und zuhört und er über sie spricht. (Der sitzt da und hört zu.) In der Regel gelingt es den Patienten sehr gut, auf dieser Ebene (mit dem Therapeuten über die Aggressorrepräsentanz in dessen imaginierter Anwesenheit) zu sprechen, und sie gewinnen zusätzlich an Stabilität, sodass es häufig nur noch ein kleiner Schritt ist, bis sich die Patienten tatsächlich der Repräsentanz zuwenden. In manchen Fällen kann als Zwischenschritt auch hilfreich sein, dass der Therapeut sich stellvertretend der Repräsentanz zuwendet und eine Modellfunktion übernimmt. Der Therapeut sagt dann bspw.: »Hier bei mir sitzt Herr X, und er hat Ihnen/dir Folgendes zu sagen …«

8.2 Dialogische Exposition: Interaktionelle Konfrontation mit der Aggressorrepräsentanz

Über das indirekte Gespräch mit dem Therapeuten werden die Themen wahrnehmbar, und diejenigen Episoden, die der Patient schließlich dem Aggressor gegenüber direkt aussprechen möchte, kristallisieren sich heraus. Dazu ist es notwendig, die entsprechende Repräsentanz in der Vorstellung in den Raum zu holen und sie zu platzieren. Im therapeutischen Setting wird die traumatische Erfahrung neu aktualisiert und gespeichert – mit dem Ziel, eine neue Sicht auf das Selbst und die Welt entstehen zu lassen: Der Patient nimmt im Dialog den Kontakt, der in der Traumatisierung unterbrochen wurde, wieder auf und führt ihn weiter. Er übt in der Konfrontation (in der Vorstellung) die wiedergewonnenen Ausdrucksmöglichkeiten dem Täter gegenüber und hebt somit den Agoniezustand auf, der in der Traumatisierung konditioniert wurde.

So können offene Gestalten, die mit starken Emotionen verbunden sind, zu einem Abschluss gebracht und damit geschlossen werden. Im imaginierten Dialog antwortet das Selbst des Patienten (Selbstantwort) der Repräsentation des Aggressors. Das Rückversetzen in die traumatische Situation und dort insbesondere die Konfrontation und der Dialog mit der Objektrepräsentanz ermöglichen eine Auflösung und eine klare Abgrenzung vom anderen. Der Betroffene findet seine Selbstbestätigung. Zum letzten Abschnitt der Konfrontation und im Übergang zur Integration gehört auch, dass er eine Form des Verständnisses für den anderen aufbringen kann, ohne dessen Handeln zu akzeptieren, und dass er ihm die Verantwortung zuweist.

Die Dialogische Exposition bzw. die Konfrontation kann unter Umständen viele Sitzungen umfassen, sie muss in der Regel mehrmals wiederholt und geübt werden, d.h., es kann sich dabei um einen längeren Prozess handeln. Sie wird so lange durchgeführt, bis der Patient die Kontrolle über die Situation erlangt hat. Die Vorstellung der Täterrepräsentanz versetzt ihn nicht mehr in Angst und Schrecken, sondern er hat das Gefühl, die Situation tragen und ertragen zu können. Das heißt nicht, dass er keine negativen oder bedrohlichen Gefühle mehr hat, sondern dass er diese handhaben kann. Er kann die Vorstellung der Täterrepräsentanz abrufen und kontrollieren und ebenso wieder »wegschicken«, und er begegnet ihr, ohne das Selbst zu fragmentieren.

Die Konfrontationsphase ist abgeschlossen, wenn der Patient das Traumanarrativ zusammenhängend und mit adäquatem Gefühlsausdruck erzählen kann. Er sollte dabei nicht (mehr) ins Stocken kommen, nichts auslassen, und verbaler und nonverbaler Ausdruck sollten übereinstimmen.

Im folgenden Abschnitt wird das Vorgehen der Dialogischen Exposition in den einzelnen Schritten vorgestellt.

8.2.1 Dialogische Exposition

Die »Dialogische Exposition« bildet das Kernstück der therapeutischen Behandlung. Sie verlangt von Patienten und Therapeuten aktive Mitarbeit. Eine Modifikation der Leere-Stuhl-Technik (Greenberg et al., 1993) eignet sich besonders, um die Repräsentationen des »Zustandes einer Beziehung« einschließlich der dazugehörenden Gefühle zu externalisieren und sie einer Bearbeitung, d. h. Veränderung, zu unterziehen. Der Ablauf ist immer: Aktivieren der Emotion, Ausdruck unaufgelöster Gefühle und Unerledigtes zum Abschluss zu bringen. Der Patient imaginiert ein Gegenüber und aktiviert damit seine Gefühle. Er drückt »seinem Aggressor« gegenüber unaufgelöste Gefühle und zurückgehaltene Affekte aus und bringt seine Bedürfnisse und Rechte vor. Der Patient beendet den Kontakt bzw. verlässt die Situation, sobald er sich seinem Aggressor gegenüber zufriedenstellend ausgedrückt und eine Erleichterung erfahren hat. Die Technik der Dialogischen Exposition ist ebenfalls geeignet zur Exploration verschiedener Selbstanteile, die dann differenziert wahrgenommen werden und in Kontakt treten können. Im imaginierten Dialog werden verbliebene Probleme und die dazugehörigen Emotionen ausgedrückt und schließlich aufgelöst.

Im Zuge des Sich-selbst-Ausdrückens und Pochens auf eigene Rechte sowie Wertschätzung desselben wird das eigene Selbst aktualisiert, mit dem Selbstwert offensiv umzugehen und vom anderen, z. B. dem Aggressor, Wertschätzung und Respekt einzufordern. Durch die Tat hat der Aggressor diesen Selbstwert ins Gegenteil verkehrt, sodass die Implikation der Abwertung jetzt wieder revidiert/widerrufen werden muss. In diesem Prozess aktualisiert sich das Selbst als ein wertvolles, zu respektierendes Selbst, das es ablehnt, missbraucht und abgewertet zu werden, und das es selbstverständlich verdient, zum Kreis der wertvollsten Menschen zu gehören. Durch die direkte Konfrontation mit der Täterrepräsentation sentanz wird die durch die Tat internalisierte Abwehr aktualisiert und intrapsychisch aufgewertet. Mithilfe dieses Vorgehens ist die Aktion nicht nur gedacht oder heraufbeschworen, sondern der Patient macht aktuell die Erfahrung, dass er gemeint ist.

Die Dialogische Exposition arbeitet mit drei Instanzen: Patient (A), Therapeut (B) und eine vorgestellte dritte Person (C):

- Im ersten Schritt nimmt der Patient seinen innerpsychischen Zustand wahr und bringt ihn gegenüber dem Therapeuten zum Ausdruck (A > B). Der Patient spricht (noch) mit dem Therapeuten, aber »angesichts« einer in der Vorstellung anwesenden Person (C).
- Der Patient wechselt zwischen Therapeut (B) und vorgestellter dritter Person (C). Erst äußert er sich gegenüber (C): (A > C), und bespricht mit dem Therapeuten (B) seine Wahrnehmung und Empfindungen (A > B // C).
- Der Therapeut hört den Bericht des Patienten, er unterstützt ihn, kommentiert die Vorgänge beim Patienten und hilft ihm, wenn notwendig, sich auszudrücken und seine Position zu vertreten.

Die Dialogische Exposition muss als sehr komplexe Leistung angesehen werden, die nicht jedem Patienten sofort gelingt, deshalb werden in der Sicherheits- und Stabilitätsphase vorbereitende Maßnahmen zur Desensibilisierung eingeführt. Dazu wird das dialogische Rollenspiel zuerst mit peripheren Interaktionspartnern geübt, wobei der Therapeut eventuell ein Repertoire an Sätzen anbieten muss, deren sich der Patient bedienen kann, um so wieder Ideen zu produzieren und Ausdrucksimpulse zu fördern, die durch das Trauma erstarrt und stereotyp geworden sind. Dies verschafft der ganzen Persönlichkeit, die durch das Trauma dominiert ist, wieder mehr Spielraum.

Emotionale Veränderungen gelingen, wenn die relevanten Selbstanteile mit allen Modalitäten (kognitiv, emotional, motivational, expressiv) aktiviert werden. Dabei wird nicht mit dem »wirklichen Geschehen« gearbeitet, sondern mit dessen innerer Repräsentation, die der Patient hat. Sie wird mithilfe des Leeren Stuhls nach außen projiziert und so in der therapeutischen Situation bearbeitbar.

Bei der Technik des Leeren Stuhls dient der Stuhl in erster Linie als Projektionsfeld und ist für konfliktlösende Arbeiten bei durchschnittlich belasteten Personen gedacht; eine Anwendung bei Krisen oder Traumatisierungen (mit hoher Dissoziationsneigung) bedarf eines sehr differenzierten Vorgehens (d. h. einer Einschätzung des Therapeuten, ob der Betroffene über ausreichend Stabilität verfügt, mit verschiedenen Anteilen zu arbeiten). Die Technik des Leeren Stuhls forciert das Pendeln zwischen sicheren und unsicheren, stabilen und instabilen, traumatisierten und nicht traumatisierten Selbstanteilen und setzt voraus, dass die Patienten stabil zwischen den Positionen wechseln und ihre Aufmerksamkeit auf die jeweils aufgerufene Polarität lenken können.

Eine Person oder ein bestimmter Aspekt des eigenen Selbst wird als Gegenüber auf einen »Leeren Stuhl« projiziert, damit eine Begegnung und Auseinandersetzung stattfinden kann – zur Feststellung, Klärung oder Veränderung der Beziehung. Dabei sollen sowohl Nähe und Distanz des Stuhls Berücksichtigung finden als auch, in welcher Art und Weise sich der Patient diesem annähert (von der Seite, von hinten, im Angesicht), als ein Ausdruck der momentanen Beziehungsqualität. Es geht darum, die innere Situation vor sich selbst klarzumachen und einzugestehen.

Die einzelnen Schritte sind (in Anlehnung an Greenberg et al., 1993):

Sich das Gegenüber konkret vorstellen: Die Beschreibung soll möglichst detailliert sein, auch negative und belastende Aspekte (z. B. herablassender Blick, ständiges Grinsen der Täterrepräsentanz) sollen berücksichtigt werden, um ein lebendiges Bild von ihm zu haben, den Einfluss auf sich wirken lassen (»objektorientierte Exposition«: A zu B über C).

Aktivierung der Emotion: Wahrnehmen und Würdigen des eigenen innerpsychischen Zustands und phänomenologische Beschreibung desselben (A zu B über A). Der Weg zur Auflösung geht nur über den gesteigerten Erregungszustand.

- **Unaufgelöste Gefühle zum Ausdruck bringen:** Beschwerden, Vorwürfe und Beschuldigungen werden vorgebracht, das Gegenüber wird negativ dargestellt, zum Ausdruck kommt das, was er nicht gemacht hat, die eigene Verletztheit wird noch nicht genannt.

Ausdruck der Gefühle: Der Patient bringt seine Gefühle möglichst differenziert zum Ausdruck, dabei soll sich das Gefühl auch im Verhalten widerspiegeln (z. B. Weinen, Schreien, Treten). Schließlich wird das Gefühl auch in Sprache umgesetzt und zum Ausdruck gebracht (ich hasse dich, ich bin so einsam, ich fühle mich so ohnmächtig). Der Patient wechselt zwischen Ausdruck, Wahrnehmung und Zulassen bisher unterdrückter Gefühle (A > B über C). Auf dieser Stufe des Erlebens ist wichtig, sich der Unzulänglichkeiten des Gegenübers gewahr zu werden und neue Informationen und Bedeutungen den inneren Repräsentationen hinzuzufügen.

Unerledigtes zum Abschluss bringen: Unerfüllte Bedürfnisse zum Ausdruck bringen und für eigene Rechte eintreten, dabei auf klare Grenzsetzungen achten. Herstellen des Kontaktes zwischen eigenem Bedürfnis und seinem Objekt (A > C). Hier erschweren oft dysfunktionale Überzeugungen die Arbeit, sie müssen zuerst bearbeitet werden, Bedürfnisse und Rechte brauchen eine Legitimität. (Aussagen wie »ich bin schuld«, »ich habs nicht anders verdient« müssen korrigiert werden.)

- Haltung des Therapeuten: Er kann den Gefühlsausdruck fördern; er unterstützt die Mobilisierung und Anerkennung der Bedürfnisse des Patienten und achtet darauf, wie Patienten den Ausdruck verhindern (B > A).

Mit einer Stärkung des Selbst verändert sich die Sicht auf das Gegenüber. Es wird von seiner dominanten Position entthront und in seinen Mängeln gesehen. Der Veränderungsprozess läuft über zwei Stufen. Zum einen werden über die emotionale Erregung die Gefühle zum Ausdruck gebracht und vollendet und die damit einhergehenden Bedürfnisse mobilisiert, zum anderen die innere Repräsentation des anderen verändert. Die Auflösung findet sich in Selbstbestätigung und Selbstbejahung, im Stolz auf die eigenen Fähigkeiten und im Verständnis für den anderen. Die innere Balance zwischen Selbst und Nicht-Selbst ist wieder hergestellt.

Schwierigkeiten können auftreten, wenn Patienten zum einen den Ausdruck immer wieder abbrechen oder ganz verhindern, indem sie auf die kognitive Ebene gehen und den Prozess kommentieren oder bewerten. Der Therapeut unterstützt den Patienten, indem er immer wieder auf den Ausdruck des Gefühls hinweist. Voraussetzung dafür ist, dass der Patient prinzipiell in der Lage ist, sich auszudrücken. Zum anderen verhindern Patienten den Ausdruck, indem sie z. B. durch Rückzugsverhalten (Kontaktabbruch), muskuläre Anspannung oder Verkrampfungen den Prozess unterbrechen. In diesen Fällen muss erst der Konflikt geklärt werden, der den Patienten hindert.

Varianten der Leeren-Stuhl-Technik ergeben sich, wenn man das projizierte Gegenüber in angenehme und unangenehme Anteile aufteilt und mit dem jeweiligen Teil in Kontakt tritt. Diese wird angewandt, wenn zwei ambivalente Haltungen/Selbstanteile des Patienten zum Ausdruck gebracht werden sollen. Als Ordnungshilfe wird eine therapeutische Spaltung benutzt (Hartmann-Kottek, 2004).

Hierbei spricht der Patient zu den Stühlen als Platzhalter für diese Anteile. Von Greenberg et al. (1993) wird diese Technik als sogenannte »Zwei-Stuhl-Technik« vorgestellt. Dabei ist nicht zwingend notwendig, tatsächlich zwei Stühle aufzustellen. Die Auseinandersetzung kann auch stattfinden, indem den verschiedenen Anteilen bestimmte Orte zugewiesen werden und der Therapeut besonders darauf achtet, welcher Anteil gerade angesprochen wird.

Kein Rollentausch: Die klassische Variante des Rollentauschs (Zwei-Stuhl-Technik der Gestalttherapie) beschreibt, die Position des Gegenübers einzunehmen, um so seine Sichtweise erweitern zu können. Sie ist geeignet, um eigene Anteile auszulagern und einer Betrachtung sichtbar zu machen. Sie erleichtert dem Patienten eine Erweiterung seiner Selbsterkenntnis.

Diese Technik wird in den Phasen der Traumatherapie definitiv nicht angewendet, weil der Rollenwechsel für traumatisierte Menschen in der Regel zu verwirrend und schwierig ist. In der therapeutischen Arbeit sollte der Aufbau eines stärker werdenden expressiven Selbst nicht ständig unterbrochen werden, indem der Patient angehalten wird, andere Positionen einzunehmen. Das Lernziel ist vielmehr, sein fragmentiertes Selbst zusammenzubringen, sich wieder artikulieren und zu sich stehen zu können. Nicht das Einfühlen in eine andere, völlig fremde Identität ist in der Traumatherapie gefragt, zumindest nicht in den frühen Phasen des Wiedererstarkens eines posttraumatisch geschwächten Selbstes. Dazu müsste der Patient seine Persönlichkeit gleichsam künstlich fraktionieren, was kontraindiziert wäre.

Rollenwechsel sollten – wenn überhaupt – erst später eingeführt werden, wenn Einbahn-Interaktionen gut funktionieren. Ein Rollentausch ist eine sehr komplexe Geschichte und kann bei traumatisierten Personen erst zum Einsatz kommen, wenn sie sich mit all ihrer Negativität fertig ausgedrückt und sich voll abgegrenzt haben bezüglich dessen, was ihr Gegenüber ihnen »angetan« hat. Erst dann können die Seinsweise der anderen Person exploriert und ein Verständnis für die andere Seite entwickeln werden, ohne dass man das Verhalten gutheißen muss. Wenn es sich um einen Täter handelt, ist von einem Rollentausch ganz abzusehen:

CAVE: Kein Rollentausch mit der TÄTER-Repräsentanz in Phase III!

Vielmehr kann der Patient im Gespräch klären und dem Therapeuten mitteilen, was er denkt, wie die andere Person antworten könnte. Der Therapeut paraphrasiert und fragt z. B. nach: »Was möchtest du jetzt darauf erwidern? Was ist jetzt deine Angst, was kannst du als Nächstes sagen?« Das Gespräch wird weitergeführt, aber die Vorstellung darüber, was der andere sagt, bleibt ein Lateralgespräch (A zu B über C; B zu A).

Widerstände, Einwände oder Ängste haben immer Vorrang: In diesen Fällen wird zuerst der Widerstand oder die Angst thematisiert, indem z. B. dem Widerstand oder der Angst eine Stimme gegeben wird, die Positionen verändert werden oder dem Patienten eine unterstützende Person zur Seite gestellt wird, um die Auseinandersetzung zu erleichtern oder zu ermöglichen. In manchen Fällen kann der Widerstand so stark sein, dass zuerst die Befürchtungen (z. B. »was dürfte auf keinen Fall passieren«) und Katastrophenfantasien (z. B. »was wäre das Schlimmste, was passieren könnte«) exploriert werden.

8.2.2 Dialog zwischen Selbst- und Objektrepräsentanz

Stufen der Intervention (Aktivierung – Ausdruck – Abschluss)

Interaktioneller Dialog zwischen dem Selbst und der Objektrepräsentanz

- Aktivierung – Ausdruck – Unerledigtes zum Abschluss bringen gegenüber dem Aggressor
- Aufheben der Konfluenz
- Aufheben der Agonie
- Bedrohliche Interaktion mit dem Aggressor
- Reaktivierung der Schmerzempfindung in der Therapie
- Reaktion auf Veränderungen
- Spontane Bewertung (oder in Nachforschung) neuer Positionen
- Abschluss und Exploration des augenblicklichen Empfindens

Die objektorientierte Konfrontation geht meistens nahtlos in die direkte Konfrontation über. Ansonsten regt der Therapeut den Übergang zur Dialogischen Exposition mit einleitenden Sätzen an wie z. B.: »Stellen Sie sich vor, es käme die Situation, in der Sie dem Täter, der verstorbene Person, dem ›Schicksal‹, dem Zufall etc. etwas sagen könnten. Stellen Sie sich vor, die Person wäre hier im Raum.«

Wir nehmen uns ausreichend Zeit für die Beschreibung der imaginierten Person, der Patient soll ein möglichst lebendiges Bild der Repräsentanz, die auf dem Leeren Stuhl positioniert werden soll, herstellen können. Der Therapeut stellt dazu präzise Fragen, z. B.: Wie sitzt die Person da, wie ist sie gekleidet, wie ist der (Gesichts-)Ausdruck, wie ist die Haltung? Im nächsten Schritt motiviert der Therapeut den Patienten, sich dem Leeren Stuhl mit der imaginierten Repräsentanz zuzuwenden: »Was verändert sich, wenn Sie sich jetzt dem Täter (der Aggressorrepräsentanz) zuwenden, um dann dieser Person genau diesen Satz, den Sie mir gegenüber geäußert haben, zu sagen? Welches Gefühl haben Sie dabei? Und was möchten Sie ihm jetzt gerne sagen?«

Der Therapeut fragt nach jeder Sequenz, wie es ihm dabei ergangen ist, etwas zu sagen, und wie das Gefühl dabei ist, diese »Tatsachen« ausgesprochen zu haben. Wir legen immer wieder Pausen ein. Sie dienen der Orientierung und Stabilisierung des Patienten. Der Patient erfährt zudem, dass er zwischen der Realität und der Vorstellung beliebig oft wechseln kann, die Situation für ihn kontrollierbar wird und er sich nicht überlastet. Pausen dienen auch der weiteren Strukturierung des Dialogs, der Patient hat genügend Zeit für seine Wahrnehmung. Wir laden die Patienten auch ein, darauf zu achten, wie es sich anfühlt, wenn sie in die Beziehung mit dem Gegenüber eintreten, selbst wenn es nur das vorgestellte Gegenüber ist. Damit soll die Formierung des Selbstes bewusster wahrgenommen werden.

Entscheidend an der Dialogischen Exposition ist, dass der Patient direkt Kontakt mit dem imaginierten Aggressor aufnimmt. Solange der Patient mit dem Therapeuten über die Person (Täter) spricht, die bereits in der Vorstellung anwesend ist, entsteht eine ES-hafte Kontaktaufnahme, wobei der Gefühlsausdruck an die imaginierte Person geht.

In die dialogische Beziehung tritt der Patient erst dann ein, wenn er die andere Person meint, d.h., er sie direkt anspricht.

Der Patient spricht also sein Gegenüber direkt an und spricht aus, was er diesem zu sagen hat. Er konfrontiert den Aggressor mit seinen Gefühlen, Affekten, Impulsen, Bedürfnissen, Wünschen und Fragen. Er bringt seine Anklage vor und äußert seine Bedürfnisse und Erwartungen. Dabei wird er vom Therapeuten aktiv unterstützt, bestärkt und ermutigt, und es wird auf klare Grenzen geachtet.

Fallbeispiel:

Ein beruflich erfolgreicher Mann mittleren Alters berichtet von Missbrauchserfahrungen in der Grundschulzeit, wobei ihn der Täter über einen Zeitraum von zwei Jahren regelmäßig in seine Wohnung gelockt hat und dort an ihm sexuelle Handlungen vollzogen und sie durch das Kind vollziehen lassen hat. Der verheiratete Mann hatte seine Frau für die Zeit dieser Tat immer mit einer Aufgabe außer Haus beschäftigt, um ungestört seine missbräuchlichen Handlungen begehen zu können.

Der Therapeut schlägt dem Patienten vor, sich den Täter auf dem Leeren Stuhl vorzustellen und ihn mit den schweren Folgen seiner Tat zu konfrontieren.

Patient (zum Therapeuten): Ich würde ihn am liebsten fragen, was er sich dabei gedacht hat, mich und andere Schüler so zu missbrauchen.

Therapeut: Stellen Sie ihm keine Fragen (außer rhetorische), sondern sagen Sie ihm, was Sie beschäftigt. Indem Sie Fragen stellen, machen Sie sich wieder abhängig vom Täter und seiner Kooperationsbereitschaft.

Achten Sie vielmehr darauf, wie Sie sich jetzt fühlen und wozu Sie die Antwort des Täters jetzt tatsächlich brauchen.

Patient (zum Therapeuten): Ich habe immer noch Angst, eine Grenze zum Täter zu schaffen. Ich fühle mich wie ein Verräter, dass ich diese »besondere« Beziehung verraten habe. Vom Verstand her weiß ich, dass das Unfug ist, aber ich fühle mich schuldig, als ich damals bei der Polizei gegen ihn ausgesagt habe, nachdem er auf Verdacht des Vaters eines anderen Kindes verhaftet worden war.

Therapeut: Versuchen Sie sich dem Täter gegenüber so auszudrücken, dass Sie das sagen, was Sie ihm gegenüber jetzt empfinden, versuchen Sie sich dabei nicht von ihm und seinen möglichen Aussagen abhängig zu machen. Halten Sie Ihre Grenzen ihm gegenüber dicht, als wäre eine Mauer zwischen Ihnen, und sagen Sie ihm über diese Mauer hinweg, was Sie ihm sagen möchten, unabhängig davon, ob es ihm gefällt oder nicht.

Patient (zum Täter resp. zum Leeren Stuhl gewandt): Ich bin fassungslos angesichts dieser bodenlosen Schweinerei, die Sie sich mir gegenüber erlaubt haben.

Therapeut: Sagen Sie den Satz noch einmal und achten Sie dabei auf Ihr Gefühl.

Patient: Das, was Sie mit mir gemacht haben, ist eine bodenlose Schweinerei, und ich werde wütend, wenn ich daran denke, wie Sie mich reingelegt haben.

Therapeut: Sagen Sie den Satz noch einmal und versuchen Sie etwas von der Wut in diesen Satz fließen zu lassen, sodass die Botschaft drüben wirklich ankommt.

Patient (schreiend): Ich könnte Sie umbringen vor Wut für dass, was Sie mir schutzlosem Kind angetan haben!

Therapeut: Wie fühlt sich das an, das so zu sagen?

Patient: Ich bin ein bisschen über die mörderische Wut erschrocken.

Therapeut: Ich denke, Ihre mörderische Wut ist angemessen, verglichen mit dem, wie Sie missbraucht wurden.

Aufhebung der Konfluenz

Die innere Haltung der Patienten ist meistens, nie mehr etwas mit dem Täter zu tun haben zu wollen und jeglichen Kontakt oder jede Begegnung zu vermeiden. Jedoch statt andauernd zu versuchen, ihn wegzuschieben, wird der Täter in der Vorstellung hergeholt und die Verkettung bekräftigt. Zunächst unterstützt der Therapeut Aussagen wie »geh weg!, hau ab!, ich bring dich um!«; er bekräftigt, dass es für den Patienten gut ist, sich zu trauen, all diese Dinge zu sagen, und er sich danach besser fühlt. Doch damit ist der Täter nicht unbedingt verschwunden. In der Konfrontation gilt es, einen subtileren Monolog zu entwickeln, dann kann die Verkettung aufgelöst werden (Aufhebung der Konfluenz). Der Patient könnte beispielsweise Folgendes sagen: »Am liebsten würde ich dich auf den Mond schießen; wenn ich es mir aussuchen könnte, möchte ich mit dir nichts mehr zu tun haben, aber was ich dir zu sagen habe, ist Folgendes: Ich akzeptiere nicht, dass du mich in der Weise behandelst; ich weise das Selbst, das durch diese Behandlung entsteht, zurück, und dennoch erkenne ich an, dass du dich in meine Psyche eingeprägt hast, ich werde oft daran denken müssen, es ist Teil meines Lebens.«

Die Haltung des Patienten ist, er kann nicht verhindern, dass der Täter in dieser Art und Weise agiert hat, er kann sich auch nicht davor schützen, dass ihm etwas Ähnliches noch einmal passieren kann, aber er verurteilt dieses Verhalten. Dem imaginierten Täter gegenüber werden auch die Gefühle benannt, die er ausgelöst hat, z. B. Hilflosigkeit, denn das ist real passiert und muss vom Patienten auch so akzeptiert werden. Aber der Patient wird darin unterstützt, sich eine Meinung zu bilden und nicht mehr sprachlos dem Täter gegenüberzustehen: »Es kann sein, wenn wir uns wieder begegnen, dass es mir wieder genau so geht, ich mich genau so fühle wie damals – aber ich kann jetzt sagen, dass ich dieses Verhalten ablehne und zurückweise, dass ich das respektlos und unmenschlich finde …«

Fallbeispiel:

Die Patientin trauert ungewöhnlich stark um ein Kind aus der Nachbarschaft, das ermordet wurde. In der Konfrontation erfolgt keine Erleichterung. Sie hat die Grenze zu dem Kind verloren und benimmt sich, als wäre es ihr eigenes Kind. In der therapeutischen Arbeit wird sie unterstützt, diese Grenze wieder aufzubauen und zu akzeptieren, dass das Kind ein schreckliches Schicksal hatte: Dazu kann der Therapeut ihr vorschlagen, sie solle eine Beerdigung symbolisch nachholen, indem sie sich einen Gegenstand aussucht, der das Kind symbolisiert (Zettel mit dessen Namen, eine kleine Puppe etc.), und diesen real begraben. Mit diesem Ritual kann sie sich vom Kind verabschieden und die Konfluenz aufheben.

Der nächste Schritt ist dann zu explorieren, wofür dieses Kind steht (welche Bedeutung hat es für sie), warum es so intensive Gefühle bei ihr auslöst. In diesem Fall besteht wahrscheinlich ein sehr großer Konflikt mit ihrer Mutter und/oder die Auseinandersetzung mit ihrer Kinderlosigkeit.

Aufheben der Agonie

Es geht darum, dass mit dem Auftauchen einer Intrusion nicht automatisch die gleiche Hilflosigkeit als einzige Reaktionsoption folgt, sondern eine offensive Reaktion produziert und ausgedrückt wird. Der Patient muss sich darüber klar werden, welche Meinung er dem Täter gegenüber hat. In der Vorstellung darf er alles sagen; in der realen Situation gilt es aus taktischen Gründen natürlich abzuschätzen, was er tatsächlich sagen kann. In der Konfrontation übt der Patient in der Vorstellung die wiedergewonnenen Ausdrucksmöglichkeiten dem Täter gegenüber. Ziel der Konfrontation ist die Aufhebung des Agoniezustandes, der in der Traumatisierung konditioniert wurde. Entscheidend für die Möglichkeit, die Agonie aufheben zu können, ist, die Interaktion zwischen beiden Repräsentationen im Kopf herzustellen. Ob die Interaktion dabei real ist oder nicht, ist dabei unerheblich. Entscheidend ist, dass ein Interaktionsprozess zustande kommt, in dem der Patient die Person in direkter Rede mit »du bist …, du hast …« anspricht. Wenn die Interaktion nicht in Gang kommt, kann der Therapeut modellhaft eingreifen und sagen: »An Ihrer Stelle würde ich sagen, du …!, wie ist es für Sie, wenn ich das sage?, möchten Sie es auch ausprobieren?« In den meisten Fällen gelingt es den Patienten, mithilfe des Therapeuten mit der Repräsentanz in Kontakt zu gehen und die Interaktion zu gestalten.

Beispiel:

Der Patient hat seinen Sohn durch einen Unfall verloren. Sobald er an ihn denkt, geht er in einen Zustand der Agonie. Er verharrt dann gleichsam in einem eingefrorenen Zustand und kann seine täglichen Angelegenheiten nicht mehr regeln. Wenn er Erinnerungen an frühere Zeiten mit dem Sohn zulassen kann, erkennt er plötzlich: Es gibt eine Kontinuität, da sind andere Menschen, auch sein Sohn, zeitlich vorausgegangen, und er wird auch an den Punkt kommen, da sein Leben zu Ende geht. In der Vorstellung geht er vielleicht dahin, ihn wiederzusehen, vielleicht aber auch nicht. Im Zustand der Agonie hat er diese Vorstellung aufgegeben. Auch bei Menschen, die keinen religiösen oder spirituellen Zugang haben, bewirkt eine Kontaktaufnahme mit dem Verstorbenen, dass ihm ein angemessener Platz eingeräumt wird. Auch wenn jeder Kontakt noch so schmerzlich sein mag, bewirkt er eine Teilnahme und Handlungsfähigkeit im Gegensatz zu Passivität und Erstarrung.

Häufig stellt sich die Frage, ob man dem Aggressor gegenüber alle Gefühle, insbesondere seine Hilflosigkeit und Ohnmacht, zeigen soll. Dies erachten wir als einen wesentlichen Schritt, um das Verstummen aufzuheben und die Ausdrucksmöglichkeit zurückzuholen. Bevor der Patient an die Situation herantritt und die dialogische Arbeit beginnt, kann er weinen oder schreien; sobald er sich aber artikulieren kann, ist er nicht mehr ohnmächtig, sondern er anerkennt seine physische Ausgeliefertheit und Machtlosigkeit, aber nicht die Ohnmacht in dem Sinn, dass er weiterhin nicht benennen kann, was Sache ist.

Kontakt mit dem Ohnmachtsgefühl

Nachdem der Patient sich im Monolog dem Aggressor gegenüber geäußert hat, ist es an der Zeit, Kontakt mit dem Ohnmachtsgefühl aufzunehmen. Wenn der Patient bereit ist, seine Ohnmacht auszudrücken, hat er sie akzeptiert. Dies ist der erste Schritt zur Veränderung. Die Voraussetzung für die Konfrontation mit dem Ohnmachtsgefühl ist, dass sich der Patient im Rollenspiel mit dem Aggressor gut und sicher fühlt. Das Gefühl der Ohnmacht und Hilflosigkeit kann je nach Traumatisierung so stark sein, dass der Patient nicht »allein« in die Situation zurückkehren kann, denn die Konfrontation des Aggressors setzt einigermaßen intakte Selbstprozesse voraus. Diese können mit der imaginierten Unterstützung von Menschen, mit denen man positive Erfahrungen hat, reaktiviert werden. Der Therapeut regt deshalb an, sich eine unterstützende Person an die Seite zu holen. In der Vorstellung nimmt der Patient Kontakt mit dieser Person auf. Er hat sie im folgenden Rollenspiel an seiner Seite und kann sich nun in seiner Hilflosigkeit zeigen. Sinnvollerweise holt der Patient sich Personen aus seiner Familie bzw. aus seinem Freundeskreis zur Unterstützung.

Fallbeispiel: Patientin nach einer Vergewaltigung durch einen Bekannten

Therapeut: Was möchten Sie ihm (dem Täter) sagen?

Patientin: Es ist sehr feige, die Situation so auszunutzen und nicht aufzuhören, wenn ich mich schon wehre.

Therapeut: Wie fühlen Sie sich?

Patientin: Ohnmächtig.

Therapeut: Ich mache Ihnen den Vorschlag, jetzt in der Vorstellung mit einer Person in Kontakt zu treten, die Sie in der vorgestellten traumatischen Situation unterstützt: an wen denken Sie?

Patientin: An meinen Vater.

Therapeut: Holen Sie jetzt Ihren Vater an Ihre Seite und gehen Sie zurück in die traumatische Situation. Dann gehen Sie in das Gefühl der Ohnmacht (lassen dann die Ohnmacht zu).

Patientin: Entlastend und hilfreich, in der Situation nicht allein zu sein; die Ohnmacht weicht.

Therapeut: Zeigen Sie Ihrem Vater, wie hilflos Sie in der Situation sind.

Patientin (an den Vater gewandt): Ich habe gesagt, er soll aufhören, aber er hat nicht auf mich gehört. Das ist es, was ich dir sagen wollte, ich will dir zeigen, wie ohnmächtig ich bin.

In diesem Fall war es zunächst schwierig, den Vater in die Szene zu holen, da die Patientin große Meinungsverschiedenheiten mit dem Vater hat und er in der Realität auch suboptimal auf die Vergewaltigung reagierte. Trotzdem fiel ihr keine andere Person ein, zu der sie sich in schwierigen Situationen hinwenden könnte, da sie prinzipiell immer einen guten Kontakt zum Vater hatte. Die soziale Realität kann feindselig und schmerzhaft sein, sie muss aber deutlich von der Bindung, die zur Familie, Großfamilie und zum Freundeskreis besteht, unterschieden werden: Die Bindung zum Vater und die inhaltliche Auseinandersetzung über unterschiedliche Meinungen sind verschiedene »Themen« und dürfen nicht vermischt werden. Feindselige Auseinandersetzungen, Anschuldigungen oder Wut ändern nichts daran, dass man in der Bindung bleibt. Wer das akzeptiert hat, ist freier in den Auseinandersetzungen mit dem Vater bzw. mit der Familie.

Das Ohnmachtsgefühl auszudrücken ist ein Indikator für die Akzeptanz des Gefühls. Ähnliche Situationen können immer wieder auftreten, und deshalb ist es gut, die Kompetenz für das Wahrnehmen und Zulassen dieses Gefühls zu fördern. Das Auftreten eines Ohnmachtsgefühls kann in vielen Lebenssituationen angemessen sein; es ist gut, diese Situationen zu verbessern, wenn es Möglichkeiten dazu gibt. Aber das darf nicht um des Abstellen des Gefühls wegen geschehen, indem man sich dem Gefühl gegenüber phobisch verhält.

Bedrohliche Interaktion mit dem Aggressor

Die Kontaktaufnahme mit einer unterstützenden Person kann ebenfalls eingesetzt werden, wenn die Interaktion mit dem Aggressor selbst in der Vorstellung als zu bedrohlich erlebt wird. Häufig haben die Betroffenen Angst, dass sich in der bevorstehenden Konfrontation die demütigende Erfahrung mit dem Täter wiederholt, so wie sie damals in der realen Situation erlebt wurde, obwohl sie jetzt nur in der Vorstellung stattfindet. Sie fürchten, dass sie sich genauso hilflos und ohnmächtig fühlen und der Täter davon unbeeindruckt bleibt.

Wenn die reale Erfahrung mit dem Täter darin bestand, dass er z. B. trotz Eingeständnis der Hilflosigkeit nicht aufgehört hat, wiederholt man die Situation in der dialogischen Auseinandersetzung nicht, sondern bringt eine dritte Person ins Spiel, der gegenüber man sich ausdrückt und zeigt. Wenn also selbst in der Vorstellung die Interaktion mit dem Aggressor zu gefährlich ist, regt der Therapeut an, sich einer unterstützenden Person mitzuteilen und den Täter vorerst außen vor zu lassen. Der Betroffene wendet sich in diesem Fall in der Vorstellung der unterstützenden Person zu und kann beispielsweise sagen: »Ich möchte dir zeigen, wie ausgeliefert ich bin, er hört nicht auf mich, das ist meine Situation.« Dabei ist es zu empfehlen, dass der Patient in der Vorstellung eine vertraute Person aus seinem realen Umfeld in die Situation lässt und nicht den Therapeuten, der ja physisch anwesend ist und nicht gleichzeitig der virtuelle, vorgestellte Ansprechpartner sein sollte.

Anmerkung:
Es gibt noch einen weiteren Grund, warum der Therapeut an der Stelle ein falscher Adressat für die Arbeit mit dem Leeren Stuhl wäre. Die Reaktivierung einer gewachsenen internalisierten Bindung ist nicht zu vergleichen mit einer angemessenen empathischen Zuwendung bei Emotionsausdruck durch den Therapeuten. Das Selbst des Menschen wird verstanden als die aggregierte Menge seiner Beziehungserlebnisse, und da haben die familiären Beziehungserlebnisse ein besonderes Gewicht. Der Therapeut muss die realen Bedingungen der realen Beziehungen wahren; er kann zwar Modell sein für eine bestimmte Art von Menschlichkeit, aber er muss darauf achten, dass er nicht in eine intime Nähe geholt wird, die auf Dauer nicht tragfähig ist.

Der Therapeut wird eine Zeit lang eine wichtige Person sein, ähnlich einem Lehrer oder Trainer, aber die familiären Beziehungen und das System der Generationen in der Familie müssen immer gewahrt werden. Die Idealisierung des Therapeuten durch den Patienten hingegen ist ein anderes Thema: Eine schwer traumatisierte Person, die im Augenblick keine Modelle zur Verfügung hat, braucht vorübergehend die Idealisierung.

Besonders Menschen mit Persönlichkeitsstörungen haben es dann, wenn die Beziehung in der Therapie enger wird, oft schwer, eine reife, in ihren Grenzen wohldosierte Form der Kontaktaufnahme zu praktizieren. Sie pendeln dann eher zwischen Idealisieren und Verdammen, was die Therapiemotivation belastet und die regelmäßige Teilnahme an den Sitzungen gefährdet.

Die Idealisierung des Therapeuten soll nicht per se frustriert werden, denn eine therapeutische Arbeit ist häufig nur möglich, wenn der Therapeut die Idealisierung zulässt. Aber sie muss beizeiten wieder relativiert und gelöst werden, indem er die realen Gegebenheiten des Patienten thematisiert, z. B. »wie leben Sie tatsächlich«.

Reaktivierung der Schmerzempfindung in der Therapie

Häufig wird in Supervisionen die Frage gestellt, ob es notwendig ist, die Schmerzempfindung in der Therapie zu reaktivieren. Die Annahme ist, dass die Fühlbarkeit an Stellen, die der Täter verletzt hat, sensorisch taub ist. Wenn die Lebendigkeit in alle Teile des Körpers zurückgeholt werden soll, muss der Schmerz, der darin steckt, noch einmal wiedererlebt werden. Lang zurückliegende Traumata, die scheinbar weggepackt sind, kommen plötzlich immer wieder hoch und werden als extrem schmerzhaft erlebt. Erst das Durchleben des Schmerzes hat eine Revitalisierung zur Folge. Auch wenn es gelingt, durch Dissoziation in der peritraumatischen Situation die psychische Kohärenz durch Bindungsvorstellung aufrechtzuerhalten, verliert der Betroffene trotzdem etwas auf der körperlichen, sensorischen Ebene.

Deshalb geht der Patient in der Vorstellung wieder in die Erinnerung mit der Angst und Hilflosigkeit – und teilt sich in diesem Ohnmachtsgefühl einer unterstützenden Person mit. Der Therapeut fördert die Interaktion mit der unterstützenden Person und nicht das Ausblenden des Geschehens. Es soll nicht die Dissoziation gefördert werden, sondern der Kontakt. Wenn der Patient jemanden hat, der ihn unterstützt, kann er den Schmerz in der Situation wieder eher empfinden, als wenn er keine Unterstützung hat. Er kann sich in seiner Ohnmacht zeigen. Er ist ohnmächtig, aber verbunden, das ist etwas anderes, als sich ohnmächtig und völlig allein zu fühlen.

Anmerkung: Extremtraumatisierung
In Extremtraumatisierungen, z. B. bei Folter, ist die Dominanz der Herrschaft so stark, dass das Selbst nicht mehr gehalten werden kann, weil ein Teil auf die Seite der Gewalt gezogen wird und der Gefolterte nicht mehr die Kraft hat, diesem Konfluenzdruck zu widerstehen. Die eigentliche Traumafolge ist dann, dass infolge der immensen Gewaltgegenwart das Selbst gleichsam zerreißt und einzelne Selbstanteile eine enge Bindung zum Täter eingehen. Wenn Betroffene es aber in der Situation mithilfe einer starken Vorstellung dennoch schaffen, innerlich mit einer unterstützenden Person Verbindung aufzunehmen, läuft dieser Prozess peritraumatisch nicht ab. Formal handelt es sich dabei um eine Art der Dissoziation (initiierte Dissoziation) zur Herstellung einer Geborgenheit in einer realen Lebensbedrohung und Demütigung. Der Unterschied zur »normalen« Dissoziation besteht darin, dass man in der Bindungsvorstellung geborgen ist und nicht losgelöst, wie im leeren Raum, schwebt.

Mangelnder Gefühlsausdruck

Bei mangelndem Gefühlsausdruck merkt dies der Therapeut an und exploriert, welche Gründe es dafür geben könnte oder welche Blockaden der Patient hat: In den meisten Fällen ist die Situation/Konfrontation für den Patienten noch zu bedrohlich, oder er hat kein Repertoire zum Ausdruck zur Verfügung, weil er nicht gelernt hat, sich auszudrücken. Die Konfrontation kann an jeder Stelle unterbrochen werden, um noch einmal an der Stabilität (z. B. Einführung einer unterstützenden Person) oder an Übungen zum Gefühlsausdruck zu arbeiten. Mit der Energie aus den Übungen versucht er dann sich gegenüber dem Aggressor auszudrücken. Der Therapeut motiviert den Patienten zu versuchen, einen Satz mehrmals zu wiederholen und mehr Selbstunterstützung zu mobilisieren, damit auch mehr Gefühl fließen kann. Das ist der Zeitpunkt, an dem man Körperübungen dazunimmt: die Hände während des Sprechens dazunehmen (z. B. »das war eine große Gemeinheit« und dazu die Fäuste ballen), die Augen aufmachen und genau hinschauen, durch die Augen sprechen, mit der Hand ausholen; prinzipiell werden alle Gesten, die der Patient andeutet, verstärkt und mit einem Satz verbunden.

Beispiel:

Patient: *macht eine wegwischende Bewegung*

Therapeut: Spüren Sie die Bewegung, machen Sie die Bewegung deutlicher, wenn Sie das Bild ansehen, wiederholen Sie die Bewegung. Welchen Satz möchten Sie dazu sagen?

Patient: Er soll weiter weg gehen.

Therapeut: Sagen Sie ihm »geh weg« und unterstützen Sie den Satz mit der Handbewegung. Wiederholen Sie den Satz und werden Sie lauter.

Wie geht's Ihnen jetzt in Bezug auf das Bild?

Patient: Er ist fast weg.

Therapeut: Wie fühlt sich das an?

Patient: Ruhig!

Mit der körperlichen Bewegung kommt mehr Energie zum Fließen. Je mehr sensorische Modalitäten einbezogen werden, desto lebendiger wird sich der Patient fühlen.

Grundprinzip: Sich Ressourcen aufbauen und dann in die konflikthafte Position gehen.

8.2.3 Konfrontation mit eigenen aggressiven Anteilen

Im Rollenspiel ist es wichtig anzuregen bzw. zu erlauben, dass der Patient sich auf die Ebene, die der Täter gewählt hat, begibt und diese einnehmen darf/soll. Manche Menschen wollen sich nicht auf dieses Niveau begeben, sie wollen »gut« bleiben, wobei »gut« als Synonym für Opfer zu sehen ist. Der Therapeut gibt die Erlaubnis, sich in der Auseinandersetzung im Rollenspiel so unerträglich und grausam zu erleben wie der Täter. Das ist oft gegen das Selbstbild, das aufrechterhalten werden soll. Bei Personen, die Opfer einer Gewalttat wurden, kann der Rückzug in eine »höhere« moralische Position eine Form der Dissoziation sein, die den Fluss blockiert. Hier kann es hilfreich sein, selbst genau so laut, ordinär und extrem sein zu können wie der Täter, aber im Unterschied zum Täter als Reaktion auf die Tat und nicht ohne Not aus Lust und Laune.

Manche Patienten lehnen es bspw. ab, die Stimme zu erheben, zu schreien oder einen bestimmten Wortschatz zu benutzen. Es geht nicht darum, grundsätzlich laut und ordinär zu sein, sondern die eigene Aggressivität wahrzunehmen und zielgerichtet auszudrücken. Es geht nicht darum, die Seinsweise des Täters anzunehmen, sondern eigene aggressive Anteile wahrzunehmen und anzuerkennen. Wenn jemand seine menschlichen Abgründe »mit im Boot« hat, wird der Täter nicht mehr so wichtig sein. Denn dann kann man annehmen, dass es eine Fügung von Raum, Ort, Zeit und Entwicklungsgeschichte war, in der man mit dem Täter kollidierte, aber unglücklicherweise nicht gut darauf vorbereitet war. Wenn jemand seine Abgründe einräumen und annehmen kann, ist er in der Welt wieder besser zu Hause.

Beispiel:

Eine ältere Dame wurde Opfer eines Handtaschenräubers. Sie hat in der Situation sehr beherzt reagiert und hat nach dem Mann mit der vollen Einkaufstasche geschlagen, sodass dieser sogar für einen Moment ins Straucheln kam. In der Folge hat sie vor allem ein ausgeprägtes Vermeidungsverhalten aufgebaut, das sie sehr eingeschränkt hat. In der Therapie hat sie zunächst große Fortschritte gemacht. Sie konnte sich gut konfrontieren und sich dem Täter gegenüber ausdrücken und abgrenzen, trotzdem sind die Intrusionen geblieben. Im weiteren Verlauf konnten wir explorieren, dass sie sich sehr für ihre Aggression schämt und dieses aggressive Verhalten in keinem Fall mit ihren Überzeugungen und ihrem Selbstbild übereinstimmt. Erst die Annäherung an ihr aggressives Selbst machte die Verarbeitung möglich.

8.3 Transfer in den Alltag

Häufig gehen Patienten davon aus, dass sie die in der Sitzung besprochenen Themen auch in der Realität umsetzen müssen, und nehmen deshalb eine ablehnende Haltung gegenüber manchen Übungen ein.

Rollenspiele haben die Funktion, Gefühle zu explorieren, ihr Selbst in bislang nicht erlebten Interaktionen neu zu formieren und sich dabei selbstwirksam auszudrücken. Sie haben auch die Funktion, ein Repertoire zu entwickeln, das vorher nicht zur Verfügung stand. Inwieweit die Patienten das dann in der Realität einsetzen, liegt an ihnen, und sie tragen dafür die Verantwortung. In der Sitzung werden die Entscheidung und die Konsequenzen besprochen. Sie sollen sich erst im Klaren darüber werden, was sie von einer direkten Auseinandersetzung erwarten, eventuell müssen sie auch gebremst werden. Der Patient muss entscheiden, ob er sich der Auseinandersetzung gewachsen fühlt, ob er das Gegenüber direkt ansprechen kann oder ob es günstiger wäre, bspw. einen Brief zu schreiben. Dies hat den Vorteil, dass er genau überlegen kann, was er sagen möchte, und nicht riskiert, erneut verletzt oder zurückgewiesen zu werden. In den meisten Fällen müssen die Themen oft geübt werden, bevor sie in der Realität umgesetzt werden können. Die therapeutischen Interventionen zielen auf die Aktivierung der Selbstprozesse, die Ergebnisse müssen nicht unbedingt nach außen getragen werden, um hilfreich zu sein. In manchen Fällen kann es sogar lebenswichtig sein, sich nicht im Außen zu positionieren, aber die Selbstprozesse jedes Mal zu stärken.

8.4 Schwierigkeiten in der Dialogischen Exposition

Das Arbeiten mit Rollenspielen ist für die meisten Patienten sehr ungewohnt. Manche befürchten, peinlich zu sein, wenn sie sich vor dem Therapeuten exponieren. Selbstverständlich informiert der Therapeut den Patienten ausführlich über den Hintergrund und den Ablauf von Rollenspielen, und motiviert ihn, offene Fragen zu stellen. Die meisten Patienten lassen sich jedoch überzeugen – vielleicht mit ein paar Anlaufschwierigkeiten –, es einmal auszuprobieren und wirken zu lassen. Wenige Patienten weigern sich jedoch, sich auf Rollenspiele einzulassen. Trotzdem kann mit der Dialogischen Exposition gearbeitet werden. Der Therapeut muss dann sehr viel mehr eine Vermittlerrolle einnehmen.

8.4.1 Vermeidungsverhalten

Häufig werden Zweifel an der Wirksamkeit der Methode genannt und die »Künstlichkeit« der Situation betont. Die Patienten argumentieren, gespielte Situationen in der sicheren therapeutischen Umgebung wären nicht auf reale Situationen übertragbar. Sofern es sich um tatsächliche Zweifel an der Methodik handelt, werden Patienten in der Regel einverstanden sein, die dialogische Arbeit auszuprobieren und danach zu entscheiden. In einigen Fällen verbirgt sich hinter dem Zweifel jedoch Vermeidungsverhalten, dann empfiehlt es sich, den Widerstand in den Fokus zu stellen. Dabei sollte der Therapeut immer mit bedenken, dass sich häufig Scham und Schuld hinter dem Widerstand verbergen und die Vermeidung mitbedingen.

Manche Patienten lassen sich anfänglich auf die Dialogische Exposition ein, geben aber dann sehr schnell auf und argumentieren, die Situation wäre ihnen zu viel. Hier braucht der Patient noch mehr Unterstützung und gleichzeitig ein direktives Vorgehen. Der Therapeut kann z. B. sagen: »Ich verstehe, dass Sie sehr aufgeregt sind; ich weiß, dass Sie Angst haben, aber ich finde es wichtig, dass Sie dabeibleiben. Ich weiß aus vielen anderen ähnlichen Situationen, dass Ihnen diese Arbeit helfen wird, und ich werde Sie dabei unterstützen und dafür sorgen, dass Ihnen nichts passiert.« Des Weiteren hilft es dem Patienten, wenn der Therapeut würdigt, wie weit der Patient schon gekommen ist, wie viel er sich bereits zugetraut und geschafft hat. Die Patienten brechen häufig an den für sie schwierigen Szenen ab und bleiben somit wieder »im Trauma stecken«. Es ist wichtig, den Patienten in der Therapie zu helfen, durch derartige Situationen zu gehen und dabei zu lernen, dass das Gefühl der Ohnmacht nicht »tot sein« ist und dies auch nicht bedeutet.

Fallbeispiel:

Der Patient hat durch einen Unfall seinen Sohn verloren und verweigert bislang jegliche dialogische Auseinandersetzung. Der Unfallhergang wurde nicht geklärt, der Tod hat also vielleicht auch eine suizidale Komponente. Er denkt zuweilen an Suizid, kann sich aber aus Verpflichtungsgefühl gegenüber der restlichen Familie nicht umbringen.

Der Sohn hatte sich aus seinem sozialen Status gelöst; er hat studiert, während der Vater hart arbeiten musste. Diese »Partizipation« fällt jetzt weg. Diese Themen sind im Augenblick nicht ansprechbar. Der Therapeut muss sich mit dem Patienten langsam an die Dialogsituation heranarbeiten, um zu der Frage zu kommen, was zwischen Vater und Sohn ungeklärt ist, bzw. was er dem Sohn noch im Tod sagen möchte. Oft ist viel Zeit nötig, bevor man sich der Interaktion nähern kann.

In einem anderen Fall fühlt sich der Patient sehr ohnmächtig und extrem gedemütigt. Er entscheidet sich »bewusst«, diese Gefühle nicht mehr hervorzuholen bzw. überhaupt keine Gefühle mehr zuzulassen. Hier kann exploriert werden, wem gegenüber er sich so ohnmächtig fühlt (dem Unfall, der Polizei, der Behinderung ...), um dann gezielt die Ohnmacht dem Gegenüber, der sie erzeugt, auszudrücken.

8.4.2 Aktivierung von Bildern oder Beziehungen

Manche Patienten geben an, dass die Vorstellung einer Person oder einer Situation nicht gelingt. Dies kann sowohl bei der Vorstellung der Täterrepräsentanz, aber auch bei der Vorstellung geliebter Personen auftreten. Vielleicht verfügen sie nicht über die Fähigkeit zu visueller Vorstellung. Das lässt sich leicht überprüfen, indem man eine unverfängliche Vorstellung anbietet. (»Stellen Sie sich eine große Bahnhofsuhr vor, die 14.22 Uhr zeigt, und jetzt springt der rote Sekundenzeiger über das Ziffernblatt!«) Wenn die visuelle Vorstellung an sich gelingt, nur die Vorstellung der belastenden Person nicht, dann sind die Patienten meistens noch nicht bereit, sich zu konfrontieren.

Für die Aktivierung traumatischer Bilder gilt es, die Rahmenbedingungen zu regulieren. Insbesondere bei Tätern kommt die Angstkomponente dazu. Hier kann man das Bild verändern und mit Nähe und Distanz arbeiten.

Wenn es um Abschied geht, muss man immer wieder versuchen,

die Person genau zu beschreiben, wie sie dasitzt, wie sie schaut, wo jetzt ihr Platz ist, wie es ihr jetzt geht (hypothetisch im Jenseits). Der Patient wird angeregt, eine genaue Beschreibung der Person zu geben und die Vorstellung ganz lebendig werden zu lassen. Dabei werden alle Sinnesmodalitäten einbezogen.

Auch die Aktivierung früherer positiver Beziehungen kann Schwierigkeiten bereiten, besonders wenn noch Dinge ungeklärt sind. Gerade die Person, an die sich der Patient so schmerzhaft erinnert, hat eine wichtige unterstützende Funktion, und deshalb sollte auf eine Aktivierung der Bindung nicht verzichtet werden. Das folgende Fallbeispiel verdeutlicht die Situation.

Beispiel:

Der Patient benennt eine positive Figur, er kann und will sich aber die Person nicht vorstellen, weil die Erinnerung an die Person genauso schmerzhaft ist wie direkt zum Zeitpunkt nach dem Tod. Der Therapeut respektiert zuerst einmal diese Ablehnung der Vorstellung und das Zurückschrecken vor den mit der Vorstellung befürchteten Gefühlen. Er exploriert, was die Erinnerung so schmerzhaft macht. Es stellt sich heraus, dass besagte Person bereits gestorben ist, als der Patient noch ein Kind war. Der Patient hat lange Zeit geglaubt, er sei schuld am Tod der geliebten Person.

Der Therapeut greift die Situation auf und gibt dem Patienten ein Erklärungsmodell für die kindliche Schuldübernahme: Die Schuldübernahme durch Kinder wird oft gemacht, wenn der Schmerz des Verlustes und die Ohnmacht zu stark sind. Kinder haben keine reale Schuld am Tod einer Person, aber es fühlt sich für sie genau so an. Der Patient hat die Illusion einer Kontrolle, aber um den Preis, dass es ihm schlecht geht. Kinder können ihr schlechtes Gefühl wahrnehmen, möglicherweise hat auch der erwachsene Patient früher gelernt, dass das »Sich-schlecht-Fühlen« immer im Zusammenhang mit »Schuldsein« stand (z. B. er hat etwas kaputt gemacht und es wird geschimpft, infolgedessen fühlt er sich schlecht, und das »Sich-schlecht-Fühlen« wird mit Schuld attribuiert).

Ziel der therapeutischen Intervention ist, dass der Patient mit der geliebten Person in Kontakt geht. Bevor er jedoch die Person direkt anspricht, sind Zwischenschritte notwendig, damit er nicht überschwemmt wird. Zunächst bittet der Therapeut um Erlaubnis, ob er mit der Person sprechen darf und ihr sagt, wie sehr der Patient unter dem Verlust leidet. Im nächsten Schritt schlägt der Therapeut vor, der Patient möge in die Rolle eines guten Freundes gehen, um mit der geliebten Person zu sprechen, und erst im letzten Schritt spricht der Patient die Person direkt an.

8.4.3 Rationale Argumentation

Manche Patienten unterbrechen die dialogische Exposition, indem sie auf eine rationale Ebene wechseln und Vermutungen äußern, statt Gefühle und Gedanken der inneren Zustände auszudrücken. Sie stoppen den Kontakt mit der Vorstellung der Täterrepräsentanz und vermeiden damit die Auseinandersetzung und die Möglichkeit der Response-Ability. Die Aufgabe des Therapeuten ist es, den Patienten auf den Kontaktabbruch hinzuweisen und die schwierigen und/oder bedrohlichen Momente, die den Abbruch begünstigen, zu explorieren. Die rationalen Argumentationen werden vom Therapeuten nach Möglichkeit nicht aufgegriffen, sondern als Ablenkungs- und Vermeidungsstrategien benannt.

Häufig unterbrechen Patienten den Prozess mit »Ja-aber-Episoden« an Stellen, die sehr intensiv sind. Sobald der Therapeut jedoch auf die »Ja-aber«-Einwände eingeht, ist die Interaktion gestoppt. Deshalb empfiehlt sich, den Patienten auf den Prozess hinzuweisen und ihn in der Interaktion zu halten.

Der Therapeut könnte Folgendes sagen: »Ich höre Ihre Einwände, trotzdem möchten ich Ihnen vorschlagen: Bleiben Sie noch einen Moment in der Situation. Beschreiben Sie, was Sie sehen. Wie geht's Ihnen dabei, wenn Ihnen … (Person benennen) gegenübersitzt? Was möchten Sie ihr sagen? Was würden Sie gerne aussprechen? Wie ist es z. B. für Sie, dass sie nicht mehr mit Ihnen zusammenlebt und beerdigt ist? Wenn es zu schwierig ist, das der Person zu sagen, dann sagen Sie es mir, während Sie sich vorstellen, die Person sitzt hier.«

Der Gefühlsausdruck geht an die dabeisitzende Person, hier entsteht die Kontaktaufnahme, sie kann im ersten Schritt auch ES-haft sein. Danach kann der Therapeut noch einmal versuchen, den Patienten anzuregen, in die Beziehung einzutreten, d. h., er meint dann die andere Person, indem er sie direkt anspricht.

8.4.4 Reaktualisierung, emotionale Überflutung

Die Dialogische Exposition bereitet die Konfrontation mit den traumatischen Inhalten sehr behutsam und sorgfältig vor. Sie fördert vorher explizit die Ressourcen zur Sicherheitsgeneration und die innere Stabilität der Patienten (Phasen I und II). Sofern im Verlauf der Dialogischen Exposition Selbstprozesse aktualisiert werden, die den Therapiefortschritt gefährden können, wird die Therapie sofort auf die vorangegangenen Ressourcen zurückgeführt. In enger Abstimmung mit dem Patienten werden die anstehenden Therapieschritte besprochen, notfalls revidiert und neue Anläufe versucht. Niemals wird der Patient gedrängt, sich einer Situation in der Therapie auszusetzen, die er nicht erfahren will.

Das übergeordnete Therapieziel, die Sicherheit und Autonomie des Selbstes zu stärken, würde unterlaufen werden, wenn die Durchführung der konkreten Therapieschritte dies nicht auch widerspiegelt. Ziel der Dialogischen Traumatherapie und der Dialogischen Exposition ist, anders als in den verhaltenstherapeutischen Expositionstherapien, die Förderung der eigenen Selbst-Verantwortung und die Verbesserung der Fähigkeit, die eigenen Selbst-Ressourcen realistisch einzuschätzen und sich entsprechend zu verhalten. Die Therapie vorrangig am Aushalten intensiver Angstzustände zu orientieren, ist für die Dialogische Traumatherapie unakzeptabel. In dialogischer Manier achtet der Therapeut sehr gut darauf, immer im Kontakt zum Patienten zu bleiben und ihn nicht wegdriften zu lassen. Dennoch empfiehlt sich, besonders bei Patienten mit großer Dissoziationsneigung, bereits in der Stabilitätsphase sogenannte Notfallpläne zu erstellen und sie gegebenenfalls einzusetzen.

9. Phase IV: Integration

Das Kapitel Integration umfasst folgende Themen:

- Annehmen der Veränderung
  - Akzeptieren der eigenen Grenzen
  - Wertschätzung von Kontakt und neuen Begegnungen
- Identifikation isolierter entfremdeter Selbstanteile
  - Akzeptanz ambivalenter Selbstanteile
  - Annehmen eines neu formierten Selbstes
- Integration von aggressiven Anteilen: Annäherung an die Seinsweise des Täters
- Entwicklung von Zukunftsperspektiven
- Einordnen des Traumas in den biografischen Kontext
- Trauer (und Reifung)
- Rückfallprävention.

Dies ist eine Phase des Trauerns und des Neubeginnens. Oder anders gesagt: Traumatisierte vollziehen in dieser Therapiephase drei Schritte, erst vom *Opfer zum Überlebenden und dann zum Lebenden.* Damit ist gemeint, dass das Leben der Betroffenen nicht weiter durch das Trauma bestimmt sein soll. Hierzu gehört auch, sich von der Gewalt, die der Täter ausgeübt hat, endgültig zu befreien. Es geht darum, sich wieder *lebendig* zu fühlen, die Inhalte seines Lebens anzunehmen. Und indem man nicht länger in der Rolle des Opfers verweilt, kann dem Täter sozusagen im Nachhinein ein »Schnippchen« geschlagen werden: »Indem ich nicht mehr daran festhalte, mit meinem Schicksal zu hadern, entziehe ich dem Täter seine psychische Macht über mich.«

Es wird untersucht, in welcher Form sich traumabedingte Coping-Strategien einschränkend auf das Leben ausgewirkt haben, neue Verhaltensspielräume werden erarbeitet. Hierbei werden durchaus auch Imaginationen eingesetzt, um Zukünftiges in der Fantasie durchzuspielen. Auch die Übungen aus der Stabilitätsphase können weiterhin genutzt werden. Insgesamt ist die Arbeit in dieser Phase *konflikt- und beziehungszentriert.*

Die traumatische Erfahrung überwinden bedeutet schließlich, dass Gegensätze miteinander ausgesöhnt werden müssen, die sich bisher absolut ausgeschlossen haben. Dazu gehört z. B., sich in einem missbrauchten Körper wohlfühlen und Menschen vertrauensvoll begegnen zu können, trotz der Erfahrung, dass dieses Vertrauen in der Vergangenheit missbraucht wurde; auch sich generell in der Welt sicher fühlen zu können, obwohl sie sich als unsicher und lebensbedrohlich erwiesen hatte. Oftmals erfahren Traumatisierte, denen diese »Neuzusammensetzung« nach extrem erschütternden Erlebnissen gelingt, ihr Leben danach als wesentlich reichhaltiger und erfüllter.

Ziel ist es, die Selbstanteile des Menschen, also sowohl die gesunden als auch die traumatisierten, wieder »zusammenzufügen« oder besser: miteinander in Kontakt zu bringen. Dies bedeutet letztlich, dass die traumatische Erfahrung, die vorher nur fragmentiert oder frei flottierend verarbeitet worden war, als zur Gesamtperson gehörig gespeichert und damit integriert wird. Dies bedeutet aber, dass auch der traumatisierte Selbstanteil bei jeder Aktivierung des Selbst mitschwingt. Die traumatische Erfahrung ist somit ein fester Bestandteil des Selbst im weiteren Leben, ist also einerseits Teil der biografischen Geschichte geworden, wird andererseits aber auch zukünftige Erfahrungen mitbestimmen. Dieses Mitbestimmen erfolgt aber nicht mehr, wie am Anfang, in unkontrollierter Form (so wie es bei den typischen posttraumatischen Symptomen der Fall ist – z. B. in Form von Intrusionen).

Traumatisierte Anteile werden nicht mehr isoliert aktiviert, dabei verliert sich die Ohnmacht, hilflos ausgeliefert zu sein. Die Traumatisierung bleibt als Erfahrung präsent, hat aber nicht mehr die Wucht und Stärke wie vorher – sie wird im Bewusstseinsprozess kontrollierbar. Man ist intrapsychisch – und hoffentlich auch in der gelebten Realität – vernetzter in einem System der Selbstunterstützung. Traumatische Erlebnisse führen zu einem Bruch in der Entwicklung des Selbst. Kann das Trauma nicht integriert werden, kann es auch noch nach Jahrzehnten zu einer Erstmanifestation oder Verschlimmerung posttraumatischer Symptome kommen.

Das Alter stellt aufgrund seiner spezifischen Belastungen und Konflikte eine Lebensphase erhöhter Vulnerabilität dar, in der eine Reaktualisierung früherer traumatischer Erfahrungen nicht selten ist. Darauf ist in der Therapie besonders Rücksicht zu nehmen, auch auf die erhöhte Rückfallgefahr im Alter, da unverarbeitete alte Erinnerungen durch neue Erfahrungen in der Therapie u. U. nicht so stabil aufgehoben werden können.

Die Integration wird über das Annehmen des Traumas als Faktum in der persönlichen Geschichte und durch Annehmen der dadurch ausgelösten Veränderungen vorbereitet. So können die Kräfte auf die Konzentration und Auseinandersetzung mit der Gegenwart gelenkt werden, und der Mensch muss sich nicht mehr mit der Abwehr des Traumas beschäftigen, die vorher alle Energie aufgezehrt hat.

Nach einer erfolgreichen Traumatherapie sollten die Betroffenen einen besseren Kontakt zu den eigenen Gefühlen und Bedürfnissen haben und eigene Grenzen erkennen und akzeptieren können. Der Mensch wird vielleicht nüchterner und desillusionierter sein, weniger zum Schwärmen oder Idealisieren neigen, aber er wird auch nicht ins Gegenteil kippen und seinen Mitmenschen nicht übermäßig pessimistisch und defensiv gegenübertreten. Er kennt seine Möglichkeiten und weiß um seine Grenzen (s. a. Butollo et al., 1998).

Die Integration umfasst verschiedene Aspekte und Ebenen:

1) Die Ebenen der Erfahrung (sensorisch, emotional, imaginativ, verbal-kognitiv).
2) Die isolierten, inselhaft entfremdeten Selbstanteile, welche zuerst identifiziert und dann integriert werden sollen.
3) Die Kontakt-Sicherheit.
4) Desensibilisierung der Phobie vor bestimmten Gefühlen – manche Symptome werden nach dem Prinzip der negativen Verstärkung durch erfolgreiche Vermeidung bedrohlicherer Gefühle aufrechterhalten.

9.1 Annehmen der traumatischen Erfahrung und damit Annehmen der Veränderung

Die Annahme, dass alle Selbstanteile einer Person, die sich zum Selbst konfiguriert haben und sich immer wieder neu konfigurieren, bei der Aktivierung eines Selbstanteils aufgerufen werden, bedeutet, dass auch der traumatisierte Selbstanteil bei jeder Aktivierung mitschwingt. Die traumatische Erfahrung ist somit ein fester Bestandteil des Selbst im weiteren Leben. Unter Integration ist in diesem Zusammenhang zu verstehen, dass traumatisierte und nicht traumatisierte Selbstanteile in Kontakt gebracht werden und die Tatsache angenommen wird, dass die traumatische Erfahrung stattgefunden hat und dass sie Veränderungen nach sich zieht und gezogen hat.

Wirkliche, bewusste Erfahrung entsteht dann, wenn Körpersensationen, Gedanken und Gefühle gleichzeitig aktiviert/erlebt werden und die jeweilige Erfahrung ganzheitlich erfasst werden kann. Alle Erfahrungsmodalitäten, die mit dem traumatischen Ereignis verbunden sind, aber vorher im Sinne eines Selbstschutzes abgespalten wurden, sollen nun aktiviert, rekonstruiert und reaktiviert werden, sodass sie ein Teil des eigenen Selbst werden können. Es geht also darum, eine ganzheitliche Erfahrung zu machen.

Ob die traumatische Erfahrung nun wirklich integriert werden konnte, zeigt sich, wenn man mit den Patienten noch einmal über das Trauma spricht: In den Berichten der Patienten äußern sich »abgetrennte Anteile« häufig darin, dass sie bestimmte Sequenzen des Traumas, die sie eigentlich kennen (also keine dissoziativen oder amnestischen Lücken), beim Erzählen weglassen oder ihren verbalen oder körperlichen Ausdruck im Sinne eines Selbstschutzes verändern (z. B. leise sprechen, körperliche Anspannung, Gesicht wegdrehen). Manchmal »helfen« sie sich auch, indem sie das Ereignis umschreiben, um ihm so die emotionale Wucht zu nehmen (statt »gestorben« sagen sie dann »weiter gegangen« oder »ist nicht mehr mit uns«).

Wenn sie sich dann allmählich darauf einstellen, nicht wieder die Alte/der Alte werden zu wollen, ist der Boden für die Integration des Erlebten bereitet: Dazu braucht es eine vorsichtige Formulierung, festzustellen: Was können Sie noch alles machen? Was konnten Sie vorher machen? Was können Sie jetzt neu dazulernen? Das Leben ist anders geworden, doch nun gilt es hinzuschauen, wie es ist, statt im Klagen über das Verlorene zu verharren.

Das nun anstehende Leben stellt keine Degradierung dar, sondern eine Erweiterung des bisherigen Spektrums, häufig mit überraschenden Wendungen, in denen die Frage des Sinnes des individuellen Lebens neue Perspektiven erhält.

Fallbeispiel:

Die Patientin hat das Trauma insgesamt gut verarbeitet, sie kommt aber nicht mit den Folgen zurecht (ist seither gehbehindert und ist zusätzlich mit der Pflege eines Familienmitgliedes sehr belastet), sie ist schnell erschöpft und nicht mehr so leistungsfähig wie früher.

Therapeut: An Ihnen hängt sehr viel: Neben Ihrer Arbeit müssen Sie noch die Pflege übernehmen, und Sie sind nicht mehr so belastbar wie früher.

Patientin: Das macht mich sehr traurig, ich will das aber nicht, ich will so belastbar sein wie früher.

Therapeut: Entwickeln Sie die schlimmste Fantasie: Es geht bergab mit Ihnen, Sie verlieren vielleicht Ihre Arbeit, …

Patientin: Das ist schrecklich, ich will nicht jemand sein, der es nicht schafft, der nicht alles schafft.

Therapeut: Das kann ich verstehen, aber im Moment merken Sie, dass es so nicht weitergeht; gehen Sie in der Vorstellung weiter, stellen Sie sich ein Bild vor, auf dem Sie 10 Jahre älter sind, Sie sind dann schon in Pension, Sie werden vermutlich empfindlicher, langsamer und schwerfälliger.

Patientin: Das ist furchtbar, das Leben wäre dann sinnlos, warum bin ich dann noch da?

Therapeut: Das ist eine harte Logik, wenn Sie nicht mehr so viel schaffen, haben Sie keine Daseinsberechtigung mehr, woher haben Sie das?

Die Patientin hält daran fest, dass sie funktionieren muss, und deshalb verlangt sie von sich, dass die Verletzung wieder weggehen muss, um wieder leistungsfähig zu werden. Die Wahrnehmung von Bedürfnissen muss sich an den realen Möglichkeiten der Patientin orientieren. Sie muss sich damit auseinandersetzen, die Veränderungen anzunehmen. Die Frage ist, welche Vorstellung sie vom jetzt möglichen Leben hat. Viele Menschen stellen ihre Funktionalität auf ein sehr hohes Niveau und sind enttäuscht, wenn sie Einbußen hinnehmen müssen. In diesem Fall wird der Patientin empfohlen, noch weiter an der Ablehnung der gegenwärtigen Möglichkeiten der Wahrnehmung ihrer Bedürfnisse und an der Sicherung ihrer Grenzen zu arbeiten.

Natürlich respektiert der Therapeut die Weigerung der Patientin, sich mit der neuen Situation zu arrangieren, fragt jedoch detaillierter nach, welche Fantasien sie darüber hat, was ihr widerfahren würde, falls sie ihre neue Situation wirklich akzeptieren würde.

9.2 Identifikation isolierter entfremdeter Selbstanteile

Vielleicht ist das auch der Zeitpunkt, sich mit den isolierten, vom Idealselbst entfremdeten Selbstanteilen zu beschäftigen und eine Identifikation/Integration anzustreben.

In der Therapie wird dahingehend gearbeitet, dass der Patient die fraktionierten Selbstanteile selber wahrnimmt und anerkennt und ihre Bedeutung als Schutzfunktion würdigt. Die Integration fraktionierter Selbstanteile verlangt die Aktivierung sowohl der traumatisierten als auch der nicht traumatisierten Selbstanteile, um sie dann als zu sich gehörige Selbstanteile annehmen zu können. Danach werden kompetente Selbstanteile aktiviert, die in Kontakt mit den traumatisierten Selbstanteilen treten. Die Arbeitsweise mit dem Leeren Stuhl wird dafür auf die Arbeit mit zwei Stühlen ausgeweitet (Zwei-Stuhl-Technik). Das hilft, die Verknüpfung und wechselseitige Akzeptanz der Selbstanteile zu fördern.

Starke und schwache Selbstanteile werden miteinander in einen Dialog gebracht, um sich schließlich der Objektrepräsentanz (z. B. dem Täter) zuzuwenden. Anders aber als in der Konfrontation findet jetzt kein Ausdruck mehr statt, sondern die Wahrnehmung des Selbstgefühls für beide Selbstanteile. Dabei ist es wichtig, den Wechsel zwischen beiden Selbstanteilen vollziehen zu können. Rückzug und Isolation als wichtige Schutzmechanismen sind weiterhin »erlaubt«, jedoch darf der komplementäre Selbstanteil nicht vergessen werden.

Aktivierung stabiler posttraumatischer Anteile

Auch im posttraumatischen Selbst lassen sich stabile Selbstanteile finden. D. h., alle »kleinen« Begebenheiten, die der Patient häufig nur beiläufig berichtet (z. B. dass er phasenweise gar nicht an das Ereignis gedacht hat), müssen vom Therapeuten erkannt und fokussiert werden. Auch diese werden dann, ähnlich wie oben, in ihrer ganzen Bandbreite wahrgenommen und geankert, damit sie in den bewussten Teil der Erfahrung übergehen können und damit stabilisierend wirken.

Es ist die immer wiederkehrende Aufgabe der Therapeuten, diese Aspekte zu betonen und sie durch explizite Anerkennung aus der Versenkung der unbeachteten Fähigkeiten zu holen. Oft sind es kleine

Fortschritte, von den Patienten als selbstverständlich abgetan, die hervorzuheben sind.

Integration von Albträumen

Träume werden im Grunde wie Intrusionen behandelt, wobei auch hier das Prinzip zur Anwendung kommt, dort genauer hinzusehen, wo der Traum albtraumhaft wird und der Kontakt zum Geschehen im Traum abbricht. Dabei kommen Elemente gestalttherapeutischer Traumarbeit zum Einsatz – phänomenologisches Explorieren einzelner Trauminstanzen »von innen her« (Traum-Awareness).

Auf Traumdeutung wird in der Regel verzichtet. Ziel ist es eher, die entfremdeten Inhalte des Traumes besser zu explorieren und zu integrieren. Das wird unterstützt, indem die im Traum kreierten Personen und Objekte miteinander in Kontakt treten, ähnlich der Zwei-Stuhl-Technik. Unterbrochene Träume gilt es dann zu Ende zu bringen, so als könnte man in den Traum wieder einsteigen und die Traumgeschichte ergänzen. Durch die Exploration der Inhalte »von innen her« wird es dann auch eher möglich, die zuerst als bedrohlich erlebten Trauminstanzen besser zu erkennen und auf diese Weise Selbstspaltungen zu mildern bzw. ganz zu heilen. Die Kreativität des Traumes wird somit durch die Produkte der kreativen Fantasie des Patienten erweitert und die Spannweite des Selbst vergrößert.

Albträume eignen sich in der Regel besonders gut, um die Patienten in Kontakt mit ihren abgelehnten oder geleugneten Aggressionen zu bringen. Sie werden eingeladen, sich versuchsweise mit der bedrohlichen Instanz des Traumes zu identifizieren, also im Rollenspiel die Rolle des Aggressors anzunehmen und als Ich die Bedrohung für die anderen Personen im Traum zu erzeugen. Meist fällt das leichter als die Identifikation mit dem realen Täter, der das traumatische Ereignis zu verantworten hatte. Die Integration der für die Wiederherstellung intakter Ich-Grenzen so wichtigen eigenen Aggressivität des Patienten wird so gleichsam ICH-fern vorbereitet, nämlich durch die Exploration des Erlebens eines Traumbildes.

Die intrapsychische Macht des Täters bzw. die Täterrepräsentanz zu entschärfen ist Teil der Integration. Der Patient kann akzeptieren, dass die Täterrepräsentanz hin und wieder auftaucht. Sobald dies passiert, ist der Betroffene allerdings nicht mehr sprachlos, paralysiert und ohnmächtig, sondern adressiert ihn und wiederholt immer wieder die gleiche Anklage oder verweist ihn durch Worte in seine Schranken (z. B. »du kannst gleich wieder verschwinden oder ich sperre dich in den Tresor« o. Ä.). Ein anderer Satz könnte sein: »Gut, dass du wieder einmal auftauchst, ich wollte dir schon lange wieder sagen, wie sehr ich dein Verhalten missbillige.«

9.3 Integration von aggressiven Anteilen

Ein weiterer Schritt in dieser Phase ist die Annäherung an die Seinsweise des Täters, also dessen Aggressivität. Diese innere Repräsentation des Täters als Aggressor ist das, was der Betroffene auf keinen Fall als Erfahrensanteil in sich behalten möchte. Indem er sich also vornimmt, niemals so zu sein oder zu werden wie der Täter, initiiert er damit einen neuen Abspaltungsprozess, nämlich die Abspaltung eigener aggressiver Selbstanteile. Damit würden wieder Selbstanteile von dem Gesamtselbst entfremdet. Gegen alle tabuisierten Gefühle wehren sich die Betroffenen mit unzureichenden Mitteln, nachdem aber in der Dialogischen Exposition die Selbstprozesse wieder aufgebaut sind, können sie die eigenen nicht geliebten Seiten anschauen und akzeptieren bzw. verschiedene Selbstanteile in Kontakt zueinander bringen.

Widersprüchliche Selbstanteile werden der Reihe nach aufgerufen, um sie der subjektiven Wahrnehmung zugänglich zu machen. Es erfolgt dann, ähnlich wie zuvor im Zusammenhang mit der Arbeit an Albträumen beschrieben, die Exploration des Täters »von innen her«. Gelingt der Ausdruck des Tätererlebens, kann man versuchen, die Täteranteile und die Anteile der vom Täter attackierten Person in Form von identifizierten Selbstanteilen miteinander in Kontakt zu bringen. Mithilfe der Zwei-Stuhl-Technik kann eine Verknüpfung und somit die Integration dieser Selbstanteile angestrebt werden, als Teile des eigenen Selbst, die sich keineswegs, trotz ihrer vermeintlichen Polarität, ausschließen müssen. Ganz im Gegenteil, sie ergänzen sich gegenseitig, weil die Akzeptanz von »aggressiv vs. nicht aggressiv« es dem Menschen ermöglicht, zwischen beiden Polen flexibel hin- und herzuwandern, je nach Kontext.

Beispiel:

Ein Passant läuft kurz vor Einfahren des Zuges über die Gleise, der Lokführer kann durch eine Notbremsung den Unfall knapp verhindern. Er steigt aus und ohrfeigt den Passanten und hat deshalb große Schuldgefühle.

Der Patient darf sich nicht als jemand, der Ohrfeigen gibt, ablehnen oder verurteilen, sondern er soll erkennen, dass dieses Potenzial in ihm steckt und dass er diese Seite von sich annehmen will. Er sollte den Wunsch haben zu lernen, dass er nicht jedes Mal, wenn er extrem wütend ist, zuschlägt, aber dass er sich eben mit Recht so aggressiv fühlt, wenn er durch Leichtsinnigkeit eines Passanten so nahe an den Rand eines Unfalles gebracht wird. Und dass das so in Ordnung ist. Im Rollenspiel können beide Anteile – der friedliche, angepasste und der wütende – gegenübergesetzt werden und in Kontakt treten.

Die Erwartung ist, dass die Betroffenen sich dann freier, entspannter und offener fühlen können. Im Gegensatz zu Tätern werden die aggressiven Anteile wahrgenommen und akzeptiert, aber nicht ausagiert.

9.4 Trauer und posttraumatische Reifung

Integration geht immer auch mit Trauerprozessen einher. Einmal, dass man sich der schmerzhaften »posttraumatischen Versenkung« gewahr wird, aber auch, dass man Abschied nehmen muss von einer Unbeschwertheit oder Gelassenheit, wie sie womöglich vor der Traumatisierung bestanden haben mag. Es lässt sich aber gleichzeitig eine Stärke darin erkennen, einen so schwierigen Lebensabschnitt im wahrsten Sinne »überlebt« zu haben, und somit ist dies eine weitere Erfahrung über die eigenen (Lebens-)Fähigkeiten.

Thematisieren des Verlustes und Abschied nehmen

Traumatisierung geht meist mit wie auch immer geartetem Verlust einher. Neben offensichtlichen Verlusten bei Todesfällen sind auch materielle Verluste gemeint oder ein Verlust bestimmter Fähigkeiten, Fertigkeiten oder Möglichkeiten, auch eben Verlust von Spontaneität, Sicherheit, Zukunftsperspektive oder Sinnverlust. Hier können Wünsche weiterhin ihren Platz finden, aber gleichzeitig sollten realistische Möglichkeiten danebengestellt und formuliert werden.

Abschiednehmen ist ein aktiv gestalteter Prozess, der sich in Form von Ritualen, Briefen oder auch mithilfe des Leeren Stuhls unterstützen lässt. Wichtig ist, dass dies bewusst geschieht und ein klarer Anfang sowie ein klares Ende definiert werden. (Das heißt nicht, dass man nicht mehr trauern darf, aber der Abschied an sich sollte in sich geschlossen sein.)

Entwickeln von Zukunftsperspektiven

Traumatisierte Menschen haben in ihrem Erleben das Gefühl, keine Zukunft mehr entwerfen zu können. Die Planbarkeit des Lebens geht verloren. Sie leben subjektiv wie Treibsand. Unserer Vorstellung nach ist das eine subtile Form der Vermeidung: Sich im Leben wieder zu positionieren bedeutet auch, wieder angreifbar und verletzbar zu werden. Die Prozesse des Planens und Entwerfens von Zukunft können gefördert werden, indem man die Patienten eine Zeitreise durchführen lässt: Was wird die Patientin in einem Jahr, in fünf Jahren machen; was wird sie über die traumatische Erfahrung denken?

Dabei könnte sich ein Öffnen für neue Kontakte einstellen, wobei das Interesse an anderen Menschen wieder zugelassen wird. Der Patient gibt dem Kontakt wieder eine Chance und entwickelt so sein »beschädigtes« Selbst weiter. Treten dabei Widerstände auf, so ist das normal. Diese sollten einfach als protektive Versuche mit teilweise destruktiven Auswirkungen exploriert werden.

Zu diesem Zeitpunkt ist es wichtig, sich dem Leben, also auch wichtigen Kontakten, erneut zuzuwenden. Diesmal aber nicht mehr als Schutzsuchende/r, sondern um anderen zu begegnen.

Die Reifung, die sich im Zuge der Integration traumatischer Erfahrungen ergeben haben mag, erlaubt den genauen Blick auf das, was gewesen ist, was ist, wer man ist, und vor allem, wer man **nicht** ist. Sie lebt von der Existenz realistischer Selbst-Grenzen, die das Trauma einschließen. Sie entwickelt einen realistischen Blick auf die Facetten des Lebens und seine unverrückbaren Prämissen – offen für das Neue.

Hier schließt sich die Gestalt, und der Mensch ist gemäß der Idee, dass er sich und sein Selbst in der Beziehung und im Kontakt zu sich selbst und anderen gestaltet, wieder im Einklang.

9.5 Desensibilisierung als bedrohlich erlebte Gefühle

Traumatisierte Menschen setzen in der Regel alles daran, jener Agonie der im Zuge des traumatischen Ereignisses erlebten Ohnmacht unter Todesgefahr nie wieder zu begegnen. Und zu den Mitteln, das zu vermeiden, gehören »Warngefühle« wie Panik, Angst, aber u. U. auch Wut und die klassischen Kernsymptome der Traumatisierung: Intrusionen, chronische Übererregung und Vermeidung.

Verhalten und Kognitionen, die diese, der Agonie vorgeschalteten Gefühle intensivieren, bannen gleichsam die Gefahr der Agonie und werden so nach dem Prinzip der negativen Verstärkung fixiert. Denn jedes Symptom ist vermutlich der Versuch, ein vermeintlich schlimmeres Erlebnis zu verhindern. Die Lösung liegt in der behutsamen Hinführung an die Phobie vor der Agonie, vor den Gefühlen der Gelähmtheit in Hilflosigkeit und Ohnmacht.

Diese Hinführung ist dann erfolgreich, wenn während des Kontaktes mit diesen Emotionen gleichzeitig der Kontakt mit dem empathischen Gesprächspartner – der Therapeutin, dem Therapeuten – gehalten werden kann. Das Gefühl wird erlebt, dem Gesprächspartner gegenüber zum Ausdruck gebracht und dabei die Kompetenz zum Unterstützen und Erleben dieses Gefühles gestärkt. Das beinhaltet auch, dass die am Gefühl arbeitende Person in der Phase der Desensibilisierung sich der Agonie stellt und dabei im Kontakt mit dem Gesprächspartner simultan die begegnungsfähigen Selbstanteile in Aktion hält. Diese Selbstanteile tragen und umhüllen dabei förmlich den die Agonie fühlenden Selbstanteil und heben die Gefahr des Sichverlierens im vermeintlich unerträglichen Gefühl von Ohnmacht und Hilflosigkeit auf.

Diese Arbeit ist wesentlich für die Integration der Kernängste traumatisierter Menschen, aber auch wesentlich für die Vorbereitung auf die Gefahr von Rückfällen. Schließlich sind die Gefühle von Hilflosigkeit und Ohnmacht menschliche Gefühle, die in bestimmten extremen Lebenslagen angemessen, wenn auch natürlich nicht angenehm sind. Zu differenzieren, wann diese Gefühle »stimmen« und wann sie unangemessenen Übergeneralisierungen der Gefahr entspringen, ist eine der Aufgaben der Rückfallprophylaxe.

10. Therapeutische Arbeitsprinzipien

Die existenzielle Bedrohung der posttraumatischen Symptomatik rührt nach unserem Verständnis daher, dass die Betroffenen das Vertrauen und die Gewissheiten in die Welt und zu sich selber verloren haben. Das Hauptziel der Therapie besteht nun darin, als Mensch wieder sichtbar und berührbar zu werden – den Kontakt wieder aufzubauen und die verloren gegangene Beziehungsfähigkeit und Lebendigkeit wiederzuerlangen. In der Dialogischen Traumatherapie stellen gestalttherapeutische Konstrukte die theoretische Basis für die Auseinandersetzung mit den Belastungen der posttraumatischen Symptomatik. Im Folgenden werden die Leitsymptome der PTBS, ihre Funktionalität und Strategien der Bewältigung vorgestellt.

10.1 Symptome der PTBS

Unsicherheit

Im Kontext von Traumatisierungen gilt es, phobische Angst von realer Angst abzugrenzen. Ängste, die auf reale Gegebenheiten zurückzuführen sind, sind nachvollziehbar und erklären das entsprechende Vermeidungsverhalten. Sie bedürfen jedoch einer genauen Realitätsprüfung; vielfach wird ein überzogenes Sicherheitsbedürfnis deutlich, welches aus der Grundangst resultiert, die durch die Traumatisierung hervortritt und für deren Auftreten Begründungen gesucht werden. Es muss deshalb dahingehend gearbeitet werden, dass der Patient wieder lernt, zwischen realen und unangemessenen Sicherheitsbedürfnissen zu differenzieren und somit die Vermeidung, die sich hinter einem unangemessenen Sicherheitsbedürfnis verbirgt, nach und nach wieder aufzugeben.

Der Schwerpunkt im Umgang mit Unsicherheit liegt darauf, das tatsächliche Ausmaß der realen Gefahr und der damit einhergehenden Angst wahrzunehmen. Im zweiten Schritt muss daran gearbeitet werden, die Angst in Situationen zu akzeptieren, die nicht verändert werden können.

Körperbezogene Interventionen mit Fokus auf Wahrnehmung und Entspannung sowie Atemtechniken und Groundingübungen erleichtern den Umgang mit Unsicherheitsgefühlen und halten sie in einem erträglichen Rahmen.

Awareness für Angst und Unsicherheit durch intentionale Angstintensivierung (Angst-Inhalte überhöhen, Angstgefühle ausdrücken, Unterwerfung spielen, um die Arretierung von Gefühl und Ausdruck zu lockern) fördern und in das Gegenteil dessen bewegen, was der zurückschreckende Mensch intuitiv machen würde.

Intrusionen

Immer wiederkehrende, ungewollte Erinnerungen stellen für den Patienten ein hohes Belastungspotenzial dar: Aber es ist nicht nur die Erinnerung, sondern auch die Interpretation der auftretenden Symptome, die bei den Betroffenen eine enorme Verunsicherung auslöst und zeigt, dass durch die Traumatisierung eine gesunde Basis für Wahrnehmungen verloren gegangen ist. Häufig haben die Betroffenen Befürchtungen, dass sie verrückt werden, dass etwas mit ihrem Verstand nicht in Ordnung ist etc. Deshalb ist es sinnvoll, das Wesen und das Auftreten der Intrusionen zu erklären und sie in einen der Situation angemessenen Rahmen zu stellen. Als Erklärung für den Patienten dient das Prinzip der »offenen Gestalt« aus der Gestalttherapie.

Exkurs: Unfinished businesses

Der in der Gestalttherapie von Perls et al. (1951) verwendete Begriff »unfinished business« wird im Deutschen mit »unerledigte Geschäfte« oder »offene Gestalt« übersetzt. Greenberg verwendet in der Übersetzung den Begriff »unabgeschlossene Prozesse«, eine Formulierung, die das Konzept der dialogischen Arbeit noch mehr unterstreicht. Prozesse bleiben unabgeschlossen, wenn Interaktionen keine erfolgreiche Auflösung gefunden haben und Gefühle nicht ausgedrückt werden konnten, die in der Interaktion bereits aktiviert wurden. Diese sind anscheinend leicht hervorzurufen und drängen zum Ausdruck und zur Auflösung. Erfahrungen, die wir im Laufe des Lebens mit wichtigen Bezugspersonen bei wichtigen Entwicklungsaufgaben gemacht haben, bleiben besonders lange und einschränkend haften, wenn sie nicht abgeschlossen werden konnten. Eine andere, besonders markante und prägende Erfahrung sind traumatische Ereignisse, sie aktivieren sehr starke Gefühle wie Trauer, Ekel, Ohnmacht, Wut, die nicht zum Ausdruck kommen und sich in intrusivem Erleben bemerkbar machen (Greenberg et al., 1993). Solange kein Ausdruck stattfindet, d.h. keine Handlung umgesetzt und kein Bedürfnis befriedigt wird, bleibt die Situation unabgeschlossen und die Interaktion (z.B. zur Täterrepräsentanz) kann nicht beendet werden. Da der Ausdruck starker Gefühle für das Selbst (und vielleicht auch die Umwelt) bedrohlich ist, wird er unterdrückt, und im weiteren Verlauf muss viel Energie aufgewendet werden, um Reaktivierungen in der Gegenwart zu verhindern. Traumatisierte Menschen frieren gleichsam ihre Wünsche, Bedürfnisse, Gefühle und ihren Ausdruck ein und erstarren. »Um den Ausdruck der Emotionen und der Handlungstendenz zu ermöglichen, muss das Unerledigte wiedererlebt werden« (Greenberg et al., 1993, S. 320). Es muss reprozessiert werden, damit sich eine neue Sicht auf sich und die Menschen entwickeln kann.

Der Umgang mit den Intrusionen verändert sich im Verlauf der Therapie: Zu Beginn wird das Auftreten von Intrusionen normalisiert, der Patient wird angeleitet, sich zu beruhigen und die Symptomatik als angemessene Reaktion auf das Erlebte zu betrachten. Aus dem Erklärungsmodell geht hervor, dass es für Intrusionen immer Auslöser gibt, auch wenn sie nicht bewusst wahrgenommen werden. Deshalb wird der Patient unterstützt, Triggerreize zu finden, evtl. ein Intrusionsprotokoll zu führen, um immer einen Realitätsbezug herzustellen; d.h., der Patient erkennt, dass die Erinnerung aufgrund eines Triggers ausgelöst wurde, diese Situation jedoch der Vergangenheit angehört.

In der Stabilitätsphase wird die Erinnerung aufgegriffen, um die damit verbundenen Gefühle wahrzunehmen, auszudrücken und zu desensibilisieren. Der Inhalt der Intrusion wird nicht vertieft, sonders es geht darum, die Gefühle, die die Erinnerung auslöst, zuzulassen und einer Bearbeitung zugänglich zu machen. In dem Ausmaß, in dem die Gefühle wahrgenommen, zum Ausdruck gebracht und angenommen werden können, verlieren sie ihren Schrecken. Der Patient lernt Gefühle wahrzunehmen und auszudrücken und nicht länger in Schrecken und Panik zu verfallen. Er lernt, Gefühle der Hilflosigkeit und Ohnmacht auszuhalten, ohne dabei unterzugehen. Sobald der Patient in der

Erklärung für Patienten über das Auftreten von Intrusionen:

Intrusionen sind vergleichbar mit unerledigten Situationen oder Aufgaben. Sie kennen bestimmt aus eigener Erfahrung: Wenn Sie etwas Wichtiges noch nicht erledigt haben, z.B. einen wichtigen Anruf getätigt oder einen Brief zur Post gebracht, denken Sie tagsüber immer wieder daran, dass Sie dies noch tun müssen. Die Gestaltpsychologie spricht von unerledigten Gestalten (Situationen), die die Tendenz haben, immer wieder ins Gedächtnis zu kommen, sozusagen in den Vordergrund rücken, um nicht vergessen zu werden, eben weil sie noch erledigt werden müssen (in den Worten der Gestaltpsychologie: die Gestalt will geschlossen werden).

Die wiederkehrenden Bilder im Rahmen einer Traumatisierung funktionieren nach demselben Prinzip: Weil das Ereignis nicht verarbeitet wurde, d.h. die Gestalt nicht geschlossen werden konnte, hat es die Tendenz, sich immer wieder ins Gedächtnis zu rufen, eben aus dem Grund: um bearbeitet und dann geschlossen zu werden. Dazu kommt, dass in der traumatischen Situation unser Gedächtnis nicht in der gewohnten Art und Weise arbeitet, so werden u.a. alle Nebeneffekte (z.B. Gegenstände, Geräusche, Gerüche), und zwar auch alles, was kurz vorher oder kurz danach passiert ist, gespeichert. Wir können dazu gleich ein »Experiment« machen: »Stellen Sie sich vor, ich würde Sie jetzt bitten, den Therapieraum zu verlassen, und würde Sie draußen fragen, wie der Raum aussieht – z.B.: Welche Farbe haben die Möbel? Welche Bilder hängen an der Wand? Stehen Pflanzen im Raum? Wie sehen sie aus? usw. – Sie werden feststellen, dass Sie sich nur an wenige Dinge und noch weniger an Details erinnern. Das ist so, weil das Gehirn nur wichtige Informationen speichert«. In der traumatischen Situation (Schocksituation) läuft die Wahrnehmung und Speicherung ganz anders ab. Die Speicherung der Eindrücke findet nicht in der üblichen geordneten Abfolge statt, sondern alle Eindrücke werden gleichzeitig gespeichert. Deshalb werden alle möglichen Eindrücke, die dem bewussten Gedächtnis gar nicht zugänglich sind, sehr leicht abgerufen, und es kommt häufig zu Erinnerungen an das traumatische Erlebnis, ohne dass wir den Auslöser bewusst wahrnehmen.

Lage ist, den Gefühlen nicht länger zu entfliehen, kann er in der Konfrontationsphase die Inhalte der Intrusion thematisieren und mit ihnen in Beziehung treten. Er bewertet die Situation und nimmt dazu Stellung (»ich kämpfe dagegen an«, »ich lasse mir das nicht gefallen«) und verliert damit die Ohnmacht gegenüber der Erinnerung.

Erst im Verlauf der Konfrontationsphase geht er in Kontakt mit der Täterrepräsentation und bezieht Stellung gegenüber dieser Repräsentanz. Dabei wird nicht mit der realen Gegebenheit, sondern mit dem Inhalt der Erinnerung/Vorstellung gearbeitet.

Wir beschäftigen uns mit den Beziehungsinhalten der Intrusion nach den Aspekten von Bedrohung und Verlust:

Gibt es jemanden, der dich bedroht, wird jemand anderer bedroht, verlierst du jemanden, verliert jemand anderer jemanden, und welche Auswirkungen und welche Bedeutung hat dies für die Beziehungsgestaltung, sind die Fragen, die es in der Konfrontationsphase für den Patienten zu klären gibt. Mit anderen Worten: Welche Aspekte sieht der Patient in den Intrusionen und was bedeuten sie für ihn? In der Konfrontation mit den Inhalten der Intrusion positioniert sich der Patient gegenüber dieser sog. Täterrepräsentanz, er bezieht Stellung und drückt sich aus.

Das sind die Inhalte. Der Prozess wird dann separat exploriert: Gehe auf die Inhalte der Intrusion zu, anstatt vor ihnen zu fliehen! (Rollenspiel: Sei der Intrudor, antworte dem Intrudor.) Dieser Prozess kann über mehrere Sitzungen gehen, und je mehr sich der Patient den Inhalten stellen kann, den Intrusionen selbst und den Intrusionsinhalten, desto mehr verlieren die Intrusionen ihre Bedrohlichkeit. Die Patienten sind nun vielmehr in der Lage, die Erinnerung abzurufen und in ihrer Kontrolle zu halten. Wenn die Erinnerungen »ungebeten« auftreten, kann der Patient nun nahezu problemlos darauf reagieren, indem er die Täterrepräsentanz in seine Schranken verweist (z. B. »gut, dass du wieder einmal auftauchst, ich wollte dir schon längst wieder sagen, dass dich dein Verhalten disqualifiziert«, oder einfach: »Hau ab!« etc.). Ein weiterer Schritt ist, den Prozess der Intrusion in Bezug auf die Beziehungsgestaltung zu untersuchen. Welche Auswirkungen haben dissoziative und intrusive Zustände real auf das Umfeld des Patienten? Wenn jemand z. B. ständig mit Erinnerungen beschäftigt ist, wie er von jemandem schlecht behandelt wurde, wie einsam und missbraucht er sich in dieser Situation gefühlt hat, aktiviert er in seiner Umwelt den

Status des Opfers mit dem Anspruch, schonender und verständnisvoll behandelt zu werden. Sobald die Umwelt diesem Anspruchsverhalten nicht gerecht wird oder werden kann, wird sich der Betroffene gekränkt zurückziehen und riskiert dabei, sich völlig zu isolieren. Der Vorteil des sozialen Rückzugs liegt darin, dass er sich nicht mit der Destruktivität seiner Konzepte, letztlich mit seiner Opferhaltung, konfrontieren muss.

Ziel der Bearbeitung von Intrusionen ist, dass ihr Auftreten andere Lebensprozesse generell nicht mehr unterbrechen soll. D. h., während Intrusionen auftreten, soll der Patient lernen, das, was er gerade macht, fortzusetzen. Treten z. B. Intrusionen während des Therapiegespräches auf, soll der Patient weiterreden, Kontakt halten, ruhig bleiben, entspannt sein. Die Intrusionen können zwar in diesem Moment verbalisiert werden, sollen aber das momentane Geschehen (eben das Gespräch) *nicht unterbrechen* dürfen.

Die Kontinuität des Erlebens soll/muss aufrechterhalten werden, es soll kein neuerlicher Kontaktabbruch (durch die Intrusion) stattfinden dürfen! Gelingt das nicht, ist das zu respektieren und die Ursache zu explorieren.

Vermeidungsverhalten

Vermeidungsverhalten zählt zu den spezifischen Traumasymptomen. Vermieden werden Handlungen oder Situationen, aus denen aufgrund innerer oder äußerer Reize eine Gefahr oder eine Bedrohung antizipiert wird und der Organismus sich nicht (mehr) in der Lage fühlt, diese Situation erfolgreich zu meistern. Posttraumatische Vermeidung umfasst aktive Strategien, nämlich nicht über das Ereignis zu sprechen oder keine Gedanken und Gefühle in Bezug auf das Ereignis zuzulassen. Auch Orte und Menschen, die an das Trauma erinnern, werden vermieden. Manche Betroffene nehmen nur noch an wenigen oder gar keinen Aktivitäten mehr teil und ziehen sich immer mehr aus ihrem Umfeld zurück; das kann so weit gehen, dass sie sich schließlich völlig isolieren.

Vermeidung ist häufig die einzige Handlungs- und Bewältigungsmöglichkeit nach Traumatisierungen und schützt den Organismus vor weiterer Destabilisierung. Zu Beginn der Therapie würdigt der Therapeut diese Strategien der Bewältigung und exploriert, wieweit sie geholfen haben und zielführend sind. Die Patienten sollen nicht den Eindruck erhalten, sie hätten etwas falsch gemacht, jedoch erkennen viele bereits, dass die Bewältigungsversuche in Form der Vermeidung den Handlungsspielraum einschränken und Lebensqualität kosten. Langfristig gesehen halten Vermeidungsstrategien die Traumasymptomatik aufrecht und lassen sie chronifizieren, sodass sie einem Gesundungsprozess im Wege stehen. Vermeidung ist so lange notwendig und sinnvoll, solange sie der Stabilisierung des Betroffenen dient. Deshalb formuliert der Therapeut bereits in den ersten Therapiestunden die Gefahr der Generalisierung von Vermeidung und erarbeitet gemeinsam mit dem Patienten Möglichkeiten, die prätraumatischen Selbstanteile wieder anzusprechen und zu aktivieren.

Neben diesen aktiven Vermeidungsstrategien tritt posttraumatische Vermeidung auch als **Numbing** auf, einer spezifischen Form der nach innen gerichteten Vermeidung. Numbing bezeichnet einen Zustand, den man am ehesten mit emotionaler Betäubung oder auch Abgestumpftheit übersetzen könnte. Auch dies ist ein Vermeidungsmechanismus, der es dem Organismus ermöglicht, schmerzhafte Gefühle und Emotionen nicht wahrnehmen zu müssen. Numbing kann als eine Form der Dissoziation gesehen werden, die die Betroffenen »aktiv« einsetzen, um sich gefühllos zu machen. In der Therapie muss dies angesprochen und als Fähigkeit gewürdigt werden. Der Patient kann z. B. dahingehend unterstützt werden zu sagen: »Ich mache mich gefühllos, und das ist wunderbar, dass ich das kann.« Im Verlauf der Therapie soll er jedoch eine Bewusstheit dafür entwickeln. In der Stabilitätsphase erlernt der Patient mit seinen verschiedenen Gefühlen, auch mit den unerträglichen, (wieder) in Kontakt zu kommen und einen Umgang und eine Akzeptanz zu finden. Stets wird ein Teil der Arbeit aber wieder mit dem Explorieren des Symptoms »Numbing« befasst sein: Wie fühlt es sich an, nichts zu fühlen? Wie macht der Patient diesen Zustand? Kann er ihn sogar verstärken und so Bewegung in die starr gewordene Abwehr von Selbstwahrnehmung bringen?

Vermeidung hilft den schmerzhaften Gefühlen der Traumatisierung zu entfliehen und stellt im Verständnis der dialogischen Traumatherapie im Wesentlichen die übermächtige Nicht-Selbst-Repräsentanz dar. In der Therapie geht es wesentlich darum, diesen Anteil gleichwertig neben den der nicht traumatisierten Selbstanteile zu stellen, also Vermeidungsverhalten abzubauen bei gleichzeitigem Stärken nicht traumatisierter Anteile (Ressourcenarbeit).

Im Verständnis der Dialogischen Traumatherapie geht es bei der Vermeidung primär nicht darum, bestimmte Orte, Menschen und Aktivitäten zu vermeiden, sondern um die Vermeidung schmerzhafter Gefühle, die mit der traumatischen Situation verbunden sind.

Mit der Arbeit an den inneren Dialogen, d. h. in der Auseinandersetzung mit den eigenen Emotionen, brauchen dann auch keine Orte oder Aktivitäten mehr vermieden werden, sodass mit dem Beginn der Stabilitätsphase das Vermeidungsverhalten thematisiert und abgebaut wird. Zusammen mit dem Patienten wird erarbeitet, dass er sein früheres Leben (schnell) wieder aufnehmen kann, d. h., es gilt zu erarbeiten, welche Ressourcen der Patient hat, welchen Aktivitäten er vor dem Ereignis nachgegangen ist und ob er aufgrund der Konsequenzen des Ereignisses seine Gewohnheiten und Aktivitäten wieder aufgreifen kann oder ob er nach Alternativen suchen muss.

Wichtig ist, dabei immer an der Realität des Patienten zu arbeiten. So können Patienten aufgrund materieller/finanzieller/körperlicher Einschränkungen vorgeben, »nichts« unternehmen zu können (z. B. ihrem Hobby nachgehen, ausgehen, Freunde besuchen). Dem ist entgegenzusetzen, dass es darum geht, das Gefühl der Hilflosigkeit und Lähmung loszuwerden und in Aktion zu kommen. Dazu sind Möglichkeiten zu explorieren, die auch mit den gegenwärtigen Möglichkeiten des Patienten zu verwirklichen sind.

Übererregung

Übererregung entsteht u. a. vermutlich aus der Erwartung, dass die Bedrohung der traumatischen Situation jederzeit wieder auftreten kann. D. h., der Patient nimmt seine Umwelt als bedrohlich, aggressiv und böse wahr und verhält sich entsprechend ablehnend dieser Umwelt gegenüber, indem er weder sich, seine Gefühle und Bedürfnisse noch seine Kontakte zur Umwelt wahrnimmt. Er zieht sich infolgedessen aus den Beziehungen zurück, da er ja seine Bezugspersonen aversiv erlebt. Seine Umwelt wird dadurch zunehmend frustriert und reagiert in der Folge ebenso entsprechend ablehnend.

Symptome der Übererregung müssen erkannt und beobachtet werden, da sie als sehr belastend erlebt werden und neben der ungünstigen Beziehungsgestaltung auch weitere dysfunktionale Reaktionsketten, wie z. B dissoziative Symptome, auslösen können. Zudem wird die

Erregung, die während der traumatischen Situation aufgetreten ist, mitkonditioniert, d. h., Erinnerungen werden sowohl durch Situationen als auch durch Aufregung über die Situation ausgelöst. Erregungszustände haben zudem die Tendenz zu generalisieren. Ein reduziertes Erregungsniveau führt längerfristig zur Stabilisierung.

Die Patienten werden angehalten, ihre Aufmerksamkeit auf körperliche Empfindungen zu richten und sie erst phänomenologisch und ohne Wertung zu beschreiben. Auch hier unterstützt die Therapeutin, indem sie Fragen stellt (»Was passiert in Ihrem Körper?«) und ihre eigene Anmutung dem Patienten anbietet (»Haben Sie die Veränderungen Ihres Atems bemerkt?«). In einem nächsten Schritt wird es darum gehen, dieser Erregung einen Ausdruck zu geben (Geste, Körperbewegung, Ton usw.). Verschiedene Interventionen können zur Entlastung und damit Verringerung der Übererregung eingesetzt werden:

- Entspannungsübungen (Atemübung, Reise durch den Körper, sich bewegen) oder
- Ausagieren der Erregung über Bewegung, Gesten, Laute, Worte, aber auch über Sport oder andere Bewegungsaktivitäten (z. B. Spazierengehen)
- Realitätsbezug herstellen (Beschreibung des aktuellen Ortes, Wetter etc.)
- Strukturieren des Alltags, Tagesplan machen, wechseln zwischen Aktivitäts- und Ruhephasen
- Übungen zum direkten Ausdruck der Erregung: Schreien, Hauen, Treten. Ist die Erregung symbolisch an jemanden zu richten? Wie können Sie die Erregung verstärken?

Beispiel:

Der Patient steht unter großer Anspannung, die mit Entspannungstechniken nicht abbaubar ist. Er äußert vielmehr das Bedürfnis, die Anspannung ausagieren zu wollen, indem er mit dem Boxsack oder dem Tennisschläger arbeitet. Nach kurzer Zeit stoppt das Ganze, und er bemerkt, das würde ihm auch nicht helfen, außerdem tue ihm die Hand weh. Der Therapeut lässt ihn nicht darüber hinweggehen. Er exploriert, an welchem Punkt die Sorge auftaucht (nach einer verletzten Hand), an welchem Punkt die Angst auftaucht (er tut sich weh). Die Hypothese ist, dass er durch die Anspannung Ärger zurückhält. Der Therapeut motiviert ihn, diesen hypothetischen Ärger abzureagieren, indem er dabeibleibt, mit dem Tennisschläger auf den Würfel zu schlagen. Es hilft auch, den Ärger symbolisch gegen jemanden zu richten, das Schlagen mit Worten oder Sätzen zu unterstreichen. Geschieht das zu lange, bis der Patient ermüdet, dann wird sich ziemlich sicher die Entspannung einstellen.

Im nächsten Schritt wird die Entspannung mit seiner Situation in Verbindung gebracht. Die Frage des Therapeuten ist: »Können Sie akzeptieren, dass Sie entspannt und sicher sind, oder bauen Sie sich in Ihrer Fantasie eine Unsicherheit auf?« »Wie holen Sie jetzt eben Ihre Unsicherheit wieder in das Bewusstsein?« »Was passiert in Ihrem Denken, wenn Sie entspannt sind?«

Der Patient führt Verunsicherung herbei, damit er vorsichtig und wachsam sein kann, aber damit baut er das Erregungsniveau wieder auf. Den entspannten Zustand verbindet er mit Ohnmacht und Wehrlos-Sein, dann kommen Fantasien, dass er sich ausliefert.

Innere Unruhe

Viele Patienten berichten über eine innere Unruhe, Nervosität und Getriebensein, die sie nicht zur Ruhe kommen lässt. Der Zustand ist, ähnlich dem Hyperarousal, ein Zustand der inneren Anspannung; während bei Hyperarousal eine erhöhte Wachsamkeit gegenüber Reizen im Vordergrund steht, erleben Patienten eine innere Unruhe hinsichtlich Dingen, die sie erledigen müssen, und erschöpfen sich durch die Hektik und Hetze des Tages, obwohl kein objektiver Grund dafür ersichtlich ist.

Fallbeispiel:

Ein Patient, dessen Freundin bei einem Verkehrsunfall tödlich verunglückt ist, berichtet z. B., er könne nicht um seine Freundin trauern, obwohl er das Bedürfnis habe, weil er so viele Verpflichtungen habe und keine freie Zeit fände. Er wird angeregt, sich Zeitfenster einzurichten, um mit seiner Freundin Kontakt aufzunehmen.

Was befürchtet er, was passieren könnte, wenn er einen inneren Dialog mit der Freundin führt? Er wird in dem Vorsatz unterstützt, an sie zu denken, gemeinsame Erinnerungen zuzulassen, die Ohnmacht beim Unfall zu beschreiben.

Die Hypothese ist, dass er keine Akzeptanz für den Unfall und damit für das Leben hat und sich durch das Getriebensein von den realen Gegebenheiten distanzieren kann. In der therapeutischen Arbeit wird er letztendlich mit der Haltung »Wer bist du, um zu bestimmen, wie der Weg ist?« konfrontiert.

Dissoziation

Dissoziative Momente sind ebenfalls eine Bewältigungsstrategie, die aktiviert wird, wenn Gefühle und Erinnerungen, die mit dem traumatischen Ereignis verbunden sind, den Menschen zu überwältigen drohen. Die peritraumatische Dissoziation, also Dissoziation während des Ereignisses, hilft dem Organismus quasi »zu überleben«. Bekannte Phänomene sind hier Depersonalisation (man steht »neben sich«, so als würde das alles nicht mit einem selbst geschehen) und Derealisation (Realität verschwimmt, wie im Nebel sein). Im therapeutischen Kontext treten daher Dissoziationen häufig auf, gerade wenn der Patient mit dem Traumageschehen in Kontakt kommt.

Manche Patienten haben eine hohe Dissoziationsneigung und können sie auch im therapeutischen Setting nicht abstellen. Die Patienten brauchen Aufklärung darüber, dass Dissoziation eine Strategie ist, die die Symptomatik aufrechterhält und für die Bearbeitung der Traumafolgen wenig zielführend ist. Deshalb versuchen wir immer, ein Abgleiten in die Dissoziation möglichst wenig zuzulassen.

In der dialogischen Arbeit wird kontinuierlich der Hier-und-Jetzt-Charakter der Situation betont und von dem Dort und Damals getrennt. Wie im Kapitel »Sicherheit« ausführlich dargestellt, sollen die Patienten eine Unterscheidungskompetenz dafür entwickeln, was ist die aktuelle Wahrnehmung und was ist Vorstellung (z. B. jetzt sitze ich bei Frau X im Therapieraum, und wenn ich jetzt ängstlich werde, hat das mit der Erinnerung an das Ereignis zu tun).

Patienten können lernen, Anzeichen der Dissoziation zu erkennen und dem weiteren Verlauf gegenzusteuern, indem sie einen Realitätsbezug herstellen. Ein wichtiger Punkt ist zu lernen, Triggerreize zu erkennen, welche die Intrusionen auslösen. Zu Beginn der Therapie hilft dies den Patienten, eine Struktur und eine Orientierung in ihr Erleben zu bringen. Im Verlauf der Therapie werden die Patienten angeleitet, sich ihren Gefühlen zu stellen, damit die traumatisierten Selbstanteile immer weniger oft abgespalten werden müssen. Die Arbeit im Hier und Jetzt bewirkt, dass in der Dialogischen Traumatherapie dissoziatives Verhalten in der therapeutischen Situation sehr wenig vorkommt. Bevor die konfrontative Arbeit beginnen kann, müssen Dissoziationen erkannt und so mit dem Patienten bearbeitet werden. So steigt seine Chance, dem dissoziativen Prozess vorzubeugen oder ihn aus eigener Kraft abzustellen.

Folgende Anzeichen deuten auf Dissoziation hin:

- Der Patient starrt vor sich hin, ist nicht mehr im Kontakt.
- Der Patient berichtet, dass er »weit weg« sei.
- Der Patient berichtet, er könne dem Gespräch nicht mehr folgen, verstehe nichts mehr, könne sich nicht mehr konzentrieren.
- Der Patient reagiert nicht, wirkt in sich gekehrt.
- Der Patient spürt sich nicht mehr.

Erste Interventionsvorschläge zur Entlastung

- 5-4-3-2-1-Übung: (Nennen Sie fünf Dinge, die Sie sehen, vier Dinge, die Sie hören, drei Dinge, die Sie spüren, vier Dinge, die Sie sehen, drei Dinge, die Sie hören, zwei Dinge, die Sie spüren, usw. …).
- Grounding-Techniken aus der Körperpsychotherapie.
- Realitätsbezug herstellen und Vergangenheitscharakter der traumatischen Erfahrung betonen (z. B. Therapieraum beschreiben lassen), Wahrnehmung einfordern.
- Aktuelle therapeutische Sitzung: Schutz und Sicherheit in der gegenwärtigen Situation benennen. Gegenwärtiges wahrnehmen und benennen.
- Nach Auslösereizen für die Dissoziation suchen (Trigger).
- Patient mit seinem Namen ansprechen, evtl. laut ansprechen, konkrete Fragen stellen (welcher Tag ist heute, wie heißen Sie? usw.).
- Gerichteter Gefühlsausdruck, z. B. Schreien.

Spezialfall

Patienten, die nach dem Trauma in ein künstliches Koma gelegt wurden, erleben sich häufig in einer Parallelwelt, sie wissen nicht mehr, wo sie sind. Sie müssen auf die gegenwärtige Realität hingeführt werden (Wahrnehmungsübungen) und im Hier und Jetzt wieder Sicherheit erlangen. Das Festhängen in der Erinnerung bedeutet, dass sie noch nicht angekommen sind. Mit Wahrnehmungs- und Atemübungen werden die Patienten angeregt, ihre Angstzustände auszudrücken und in Bewegung und Ton umzusetzen. Sobald sie ihre Emotionen spüren, hört die Dissoziation auf.

Dysfunktionale Bewältigungsstrategien

Neben dem insgesamt als »Vermeidungsverhalten« beschriebenen und zu behandelnden Komplex dysfunktionaler Bewältigungsstrategien greifen betroffene Personen zur Bewältigung der Symptomatik manchmal auch zu Suchtmitteln, die nicht selten zu Missbrauch oder Abhängigkeit führen. Dazu zählen insbesondere Alkohol und Medikamente. Über die damit verbundenen Themen und Gefahren ist der Patient natürlich zu informieren.

Medikamente, insbesondere Psychopharmaka, sollen nicht eingenommen werden, wenn sie nicht in sorgfältiger Absprache von einem Psychiater, der mit dem Störungsbild vertraut ist, verschrieben werden.

10.2 Übungen der Dialogischen Traumatherapie

Die Dialogische Traumatherapie postuliert einen phasenhaften Ablauf und betont die dialogische Natur der Selbstprozesse. Das Vorgehen während der ganzen Therapie ist einem interaktionellen und dialogischen Konzept verpflichtet, um so traumabedingte Kontaktabbrüche zu identifizieren und aufzulösen, sodass wieder eine Kontinuität im Erleben des Betroffenen möglich wird und er seiner Selbstantworten fähig ist. In der Dialogischen Traumatherapie soll von Anfang an interaktionell gearbeitet werden, d.h., es werden Rollenspiele eingebaut, um Kontakt zu sich oder zu imaginierten anderen aufzunehmen. Die Erfahrung zeigt, dass traumatisierte Menschen eher Schwierigkeiten haben, sich zu strukturieren. D.h., eine strukturlose Sitzung überfordert sie eher. Um diese Schwierigkeit zu umschiffen, wird in der Sitzung erst einmal Struktur angeboten durch viel Nachfragen und Angebote. Allmählich sollte dann die Strukturierung abnehmen und eine annähernd prozessorientierte Sitzung möglich werden.

Im Folgenden werden einige spezielle Techniken der Dialogischen Traumatherapie vorgestellt, die grundsätzlich in jeder Phase der Therapie angewendet werden können. Zu Beginn der Therapie sollen jedoch Wahrnehmungsübungen und Übungen zur Selbst- und Bindungsunterstützung im Vordergrund stehen, die meistens ineinander übergehen bzw. aufeinander aufbauen. Distanzierungstechniken müssen erlernt werden, bevor sich der Patient den traumatischen Inhalten zuwenden kann, Aufbau der Konflikt- und Dialogfähigkeit und Training sozialer Fertigkeiten sollten im Mittelpunkt der Stabilitätsphase sein. Die »Leere-Stuhl-Technik« wird in allen Therapiephasen, vermehrt aber in der Konfrontationsphase, eingesetzt.

Und in jeder Phase: Therapeuten markieren kleine und kleinste Erfolge, auch wenn sie den Patienten selbstverständlich erscheinen, als gute Leistung. Damit bestätigen und bekräftigen sie verbal und explizit den Fortschritt der Patienten und ihren menschlichen Wert allgemein. Die Patienten werden dann ermuntert, sich diese Bestätigung auch selbst zu geben.

10.2.1 Awareness (Aufmerksamkeits- und Wahrnehmungsübungen)

Weil traumatisierte Menschen extreme Grenzverletzung erfahren haben, wird in der therapeutischen Arbeit deshalb sehr viel Gewicht auf die Schulung der Wahrnehmung gelegt: Die Frage »Was ist, was erleben Sie jetzt?« soll die Aufmerksamkeit auf das Wechselspiel von Innenwahrnehmung (Gefühle und Körperempfindungen, in Abgrenzung von Gedankenprozessen und deren Inhalten) und Außenwahrnehmung lenken (»Was sehen, denken, hören, tasten, riechen Sie jetzt?«). Der Patient wird ermutigt zu beschreiben, welches Gefühl er wahrnimmt, wo im Körper dieses Gefühl wahrgenommen wird, wie es zum Ausdruck gebracht werden kann, ob seine Qualität neben der üblichen Benennung (Trauer, Zorn etc.) auch im übertragenen Sinn, z. B. durch seine Anmutungsqualität (»es fühlt sich an, … wie eine schwarze Matte, die sich in meinem Bauch ausbreitet …« etwa, oder »… wie eine glühende rot-gelbe Flüssigkeit, wie geschmolzenes Erz in meiner Brust brodelt …«), ob ihm quasi eine Form, eine Farbe, eine Bewegung oder eine Konsistenz zugeschrieben werden kann. Das soll helfen, gegenwärtig Wahrgenommenes neu zu fassen und zum Ausdruck zu bringen.

Dabei ist es besonders wichtig, die Patienten in der eigenen Wahrnehmung zu bestärken und wertzuschätzen. Traumatisierte wissen oft nicht mehr, was sich »richtig oder falsch« anfühlt. Eine Bestätigung, dass die augenblickliche Wahrnehmung richtig ist, gibt den Patienten wieder Zutrauen zu sich und ihrer Wahrnehmung und führt letztlich zur Sicherheit. Wieder ein Gefühl für Sicherheit zu haben ist die Grundlage dafür, sich auf das Wagnis der Wahrnehmung der schmerzlichen Gefühle einzulassen. Die Entwicklung einer Bewusstheit und Aufmerksamkeit für sich und seine Umwelt (»Awareness«) stellt ein wesentliches Element dar, um die jedem Menschen eigenen Selbstheilungskräfte wieder in Verbindung zu bringen, wobei die ganzheitliche Betrachtung des Menschen die sensomotorische, emotionale und kognitive Ebene erfasst. Die Voraussetzung, Dinge und/oder Befindlichkeiten wahrzunehmen, ist (wieder) auf das zu achten, was uns umgibt und was in uns ist. Die im Folgenden beschriebenen, einfachen Übungen fokussieren die Aufmerksamkeit. Es geht nicht darum, die ganze Zeit aufmerksam zu sein, sondern zu erleben, dass die Konzentration auf etwas Bestimmtes zur Beruhigung führt. Übungen zur Körperwahrnehmung zielen darauf ab, körperliche Zustände zu benennen und zu differenzieren. Häufig haben die Patienten zwar eine Wahrnehmung wie z. B. Nervosität, können aber nicht benennen, wann, warum und wie sich der Zustand verändert, allenfalls können sie das Gegenteil wahrnehmen, nämlich nicht nervös zu sein. Die Differenzierung körperlicher Empfindungen ist Voraussetzung dafür, im nächsten Schritt zu lernen, wie körperliche Zustände verändert werden können. Ziel ist es, zwischen wahrnehmbarer Realität und imaginierten Inhalten (Intrusionen) in Form von Phantasien/Gedanken/Bildern zu unterscheiden. Diese Unterscheidung kann durch Übung geschärft werden. Sie ist bei der Behandlung von vielen psychischen Störungen bedeutsam, bei PTBS jedoch ganz zentral. Auf diese Art und Weise wird der Patient lernen, dass er seine körperlichen Zustände beeinflussen und über die Steuerung seiner Vorstellungsinhalte somit wieder kontrollieren kann.

Wahrnehmungsübungen sollen nicht nur einmalig, gewissermaßen zufällig, im Sitzungsablauf eingestreut, sondern regelmäßig wiederholt werden. Sie sollen auch stets im Sitzen oder Stehen durchgeführt werden, denn im Liegen kann die Regression verstärkt werden, was bei traumatisierten Menschen kontraindiziert ist.

Sehr wichtig ist es, den Patienten darauf vorzubereiten, wie wichtig und notwendig Wahrnehmungsübungen sind und dass der Therapeut ständig nachfragt. Er würde sich sonst beobachtet und bewertet vorkommen. Vielmehr muss er darüber aufgeklärt sein, dass Therapeuten sehr genau auf körperliche Empfindungen und Gefühle achten, weil sie annehmen, je mehr wir wahrnehmen, desto handlungsfähiger werden wir (Doubrawa, 2001).

10.2.2 Methoden der Selbst- und Bindungsunterstützung

Methoden der Selbst- und Bindungsunterstützung beinhalten alle Möglichkeiten, die geeignet sind, wieder zur Ruhe zu kommen, sich zu entspannen und ausreichend Stärke zu entwickeln bzw. wieder abzurufen, um den traumatischen Emotionen und Inhalten zu begegnen. Das Erlernen bzw. Abrufen verschiedener Techniken hängt sehr stark von den Erfahrungen und von der Art der Traumatisierung ab, bei interpersoneller Gewalttraumatisierung ist häufig ein starker Widerstand vorhanden, sich mit seinem Körpergefühl, insbesondere dem Gefühl der Stärke, wieder zu beschäftigen. Denn eigenes Erstarken impliziert wieder mögliche Kollisionen und wäre somit die Aufgabe der vermeintlich sicheren Unterwerfung. Zumindest zu Beginn der Therapie steht im Vordergrund, kleine Veränderungen in der Körperwahrnehmung und -haltung zu registrieren mit dem Ziel, für einen Moment Beruhigung und Ruhe zu erfahren. Auf eine umfassende und tiefe Entspannung sollte bei Traumatisierten verzichtet werden, da im entspannten Zustand zum einen die Bilder schnell zu bedrohlich werden, zum anderen die Patienten die Kontrolle behalten wollen und sie bei Entspannungsübungen befürchten, nichts mehr von eventuellen Gefahren mitzubekommen.

Der Patient sollte zunächst gefragt werden, welche Erfahrungen er mit Entspannung und Entspannungsübungen hat und welche Maßnahmen der Selbstregulierung er bereits einsetzt. Diese sollten hervorgehoben und unterstützt werden. Mögliche Übungen sind in Kapitel 14 zusammengestellt.

10.2.3 Arbeiten mit und an Emotionen (Distanzierungstechniken, Techniken der Affektregulation)

Techniken zur Verbesserung der Emotionskontrolle (bewältigungsorientierte Techniken) umfassen Strategien, die geeignet sind, die interpersonelle Kompetenz zu stärken und damit die Stabilisierung des Patienten zu unterstützen. Darunter sind alle Techniken zu verstehen, die eine Distanzierung von unangenehmen Erinnerungen, Gefühlen etc. erlauben. Diese Übungen scheinen auf den ersten Blick mit der Gestalt-Heuristik nicht vereinbar zu sein. Doch die Fähigkeit wieder zu entwickeln, sich von unerwünschten, das Erleben neu überschwemmenden Gefühlen abzugrenzen, ist letztlich eine Arbeit zur Verbesserung der Grenzen des Patienten. (Übungen dazu in Kapitel 14.3)

10.2.4 Vertrauensbildung und Bewegung

Als ein vermutlich wesentlicher Wirkfaktor der Dialogischen Traumatherapie wird die Auflösung der Agonie, die in der Traumatisierung konditioniert wurde, durch das dialogische Wagnis betrachtet. Indem der Patient im Dialog den Kontakt wieder aufnimmt und ihn mithilfe seiner wiedergewonnenen Ausdrucksmöglichkeiten dem Täter gegenüber weiterführt, kann er offene Gestalten zum Abschluss bringen. Traumatisierung bedeutet Passivität und Lähmung als letzte Rückzugsmöglichkeit, also das Steckenbleiben in der bedrohlichen Situation. Wenn der Betroffene die Agonie wahrnehmen und genau beleuchten kann, verliert sie ihren Schrecken, und er kann sich aus der Lähmung herausbewegen. Ihre potenziell proaktive Funktion kann wieder gesehen und geschätzt werden. Das Wiedererlangen der Response-Ability wird in der Dialogischen Therapie immer mit möglichst vielen und verschiedenen sensorischen Bereichen unterstützt: Der Ausdruck wird durch Stimme (Töne machen), Bewegungen (auch mithilfe von Decken, Kissen, Tennisschläger oder Boxhandschuhen) und schließlich durch Sprache gefördert. Wenn durch das Steckenbleiben in der traumatischen Situation Verhaltensabläufe einbahnig werden, d.h. der Patient nur noch auf alles, was er wahrnimmt, mit Schrecken, Angst und Panik reagiert, weil er nichts entgegenzusetzen vermag, so unterstützt ihn der Therapeut, aktiv zu werden und wieder etwas dagegenzuhalten, auch wenn es z.B. nur ein Ton ist. Die Auflösung der Agonie kann erfolgen, indem der Patient einen Ton oder eine Bewegung macht, und sei es nur, um die Agonie zum Ausdruck zu bringen.

Häufig brauchen traumatisierte Menschen direktive Anleitungen des Therapeuten, bevor sie in der Lage sind, ihre eigene Ausdrucksfähigkeit wiederzuerlangen, insbesondere der Täterrepräsentanz gegenüber. Voraussetzung für die therapeutische Arbeit sind minimale Vertrauensreflexe (die sich zu einer Vertrauensreaktion entwickeln), d. h., der Patient signalisiert durch seine Mitarbeit, dass er sich vom Therapeuten anleiten lässt und er darauf vertraut, dass die Anweisungen des Therapeuten zielführend sind. Auch hier muss ein sehr sensibles und stufenweises Vorgehen eingehalten werden, insbesondere auch, weil traumatisierte Menschen dazu neigen, sich abhängig zu machen, und damit die Gefahr besteht, ihre kreative Eigenständigkeit weiterhin im Verborgenen zu lassen und ihre Ausdrucksmöglichkeiten eben nicht zu fördern.

Die therapeutische Arbeit verläuft immer vom Direktiven zum Non-Direktiven, somit in der Regel von einer eher hoch-strukturierten (direktiven) zu einer niedrig-strukturierten (non-direktiven) Gestaltung der Sitzung. In der Anfangsphase der Therapie macht der Therapeut viele Vorschläge, mit Ende der Konfrontationsphase und spätestens in der Integration erfolgen keine Vorgaben mehr, und der Patient findet seine eigenen Sätze. Der Fokus liegt darauf, Sicherheit im eigenen Ausdruck zu gewinnen. Das phasenhafte Vorgehen zur Wiedergewinnung der Ausdrucksfähigkeit kann mit vertrauensbildenden Methoden unterstützt werden, da die Kombination der Methodik Bewegung in die Agonie bringt. (S. auch Kapitel 14.4)

10.2.5 Aufbau der Konflikt- und Dialogfähigkeit und Training sozialer Fertigkeiten

Soziale Kompetenzen sind eine grundlegende Fertigkeit, die die Kontaktaufnahme des Menschen mit seiner sozialen Umwelt möglich werden lässt. Der Mensch bewegt sich hierbei zwischen den Polen »Selbstverwirklichung« und »soziale Anpassung«. Soziale Kompetenz, im Verbund mit guten verbalen Fähigkeiten, ist ein wesentlicher protektiver Faktor für die Bewältigung traumatischer Erlebnisse. Daher liegt die Beziehungsfähigkeit und Kontaktgestaltung im Fokus der Dialogischen Traumatherapie. Von Anfang an ist es wichtig, dass der Patient derartige Kompetenzen verbessert, wenn sie nicht vorhanden oder diese durch die Traumatisierung beschädigt worden sind. Sie müssen entweder neu erlernt oder reaktiviert werden. Die Methoden, die dabei zum Einsatz kommen, sind Instruktionen, Modelllernen, praktische Übungen, z. T. mit Hilfestellungen seitens der Therapeutin, und Anerkennen und Bekräftigen des Geleisteten.

Dazu muss zuerst eine Problemsituation exploriert und daraus ein realistisches Übungsziel abgeleitet werden. Im Rollenspiel kann der Patient Situationen durchspielen und die Umsetzung für die Realsituation einüben. Umfassende Beispiele liefert das ATP (Assertiveness-Training-Programm von Ullrich & de Muynck, 1998).

10.2.6 Allgemeiner Kompetenzaufbau

Das Erlernen neuer Fertigkeiten fördert das Gefühl von Kompetenz und indirekt das Gefühl von Sicherheit. Wer seit dem traumatischen Ereignis von Ohnmachtsgefühlen geflutet wurde, richtet sich förmlich auf, wenn ihm wieder die Durchführung komplexer Aufgaben gelingt.

Dabei kann es sich um das Wiedererwerben bereits vorhandener Fähigkeiten oder um das Erlernen völlig neuer Fähigkeiten handeln. Besonders beeindruckt hat mich (W. B.) eine Situation in Pakistan nach dem Erdbeben und dem anschließenden Hochwasser in Battacola nahe Abottabad. Dort gab es verschiedene Angebote von Hilfsorganisationen für Kinder, Jugendliche und Erwachsene, die ihnen helfen sollten, die in der Regel multiplen Traumata zu bewältigen. Die behelfsmäßigen Zelte, in denen die Hilfen angeboten wurden, waren mehr oder weniger gut besucht. Nur vor einem Zelt gab es eine unglaubliche Traube von Menschen, die sich bemühten, Eingang in das Zelt zu finden. Und zwar quer durch alle Altersgruppen waren anwesend Schüler, Jugendliche, alte und junge Erwachsene, weiblich wie männlich. Was wurde da geboten? Ein Computerkurs mit praktischen Übungen an einigen längst ausgedienten PCs aus dem Westen.

Schnelle Erfolgsrückmeldung, rascher Lernfortschritt, soziale Anerkennung, Gruppenaktivität und das hohe Sozialprestige, einen Roboter kommandieren zu können. Good bye, Trauma?

Vielleicht nicht ganz, aber ein mächtiger Anschub, durch Kompetenzerwerb und Wertschätzung, hilft vor allem, in den Phasen der Traumatisierung eine Chronifizierung zu verhindern.

11. Reflexion und Rückfallprophylaxe

Aufgabe und Ziel der letzten Sitzung(en) ist es, das Erreichte zusammenzufassen und gemeinsam mit dem Patienten Strategien zu erarbeiten, den Therapieerfolg aufrechtzuerhalten und einem möglichen Rückfall vorzubeugen. Dies ist nicht damit gleichzusetzen, dem Patienten ein Bild völliger Symptomfreiheit zu vermitteln, sondern ihn einerseits zu sensibilisieren, dass ein Aufflackern einer Symptomatik zwar möglich ist (z. B. unter Stressbedingungen), dass er aber diesem Prozess nicht mehr hilflos ausgeliefert ist. Man erarbeitet gemeinsam, wie Belastungen erkannt werden können und welche Möglichkeiten dem Einzelnen zur Verfügung stehen, damit umzugehen. Es werden also die erlernten Möglichkeiten, auf Stress, Angst, Übererregung zu reagieren, noch einmal besprochen und erneut geankert. Die Fähigkeit des Menschen, sich selbst konstruktiv zu stützen und zu schützen, soll betont werden.

Die Reflexion beginnt mit einem Rückblick:

- Mit welchen Themen hat sich der Patient auseinandergesetzt?
- Welches Vermeidungsverhalten tritt nach wie vor regelmäßig auf?
- Ist der Patient in der Lage, eine innere Auseinandersetzung mit den Gefühlen von Ängsten, Schuld, Scham, Ohnmacht, psychische Lähmung zu führen?
- Wie steht es mit der aktuellen Stressbelastung? Hat diese Vermeidungscharakter? Wenn ja, was soll vermieden werden?
- Hat das traumatische Ereignis einen angemessenen Platz im Leben des Patienten bzw. in seinem Denken und Fühlen gefunden?
- Wie haben sich verschiedene Probleme entwickelt?
- Welche Strategien hat der Patient gelernt? → Wiederholung und Zusammenfassung
- Wie können Patienten das Gelernte abrufen (sich wieder daran erinnern, was geholfen hat) und wie können sie darauf aufbauen?
- Was würden sie jetzt anders machen, wenn sie noch einmal in eine ähnliche Situation kommen würden?

Rückfallprävention in folgenden Schritten:

Die Rückfallprävention beinhaltet im Wesentlichen zwei Schritte: Zum einen soll ein »Frühwarnsystem« durch Identifikation potenziell kritischer Situationen etabliert werden.

- Emotional einschneidende Erlebnisse, Stresssituationen, kritische Lebensereignisse
- Ähnliche Themen
- Interpersonale Konflikte und
- Sozialer Druck

können Auslöser für das (kurzfristige) Auftreten der Symptomatik sein.

Beispiel: Nach erfolgreicher Bearbeitung einer Gewalttraumatisierung droht zwei Jahre später plötzlich Arbeitslosigkeit. Dieser Stressor reaktiviert alte Symptome von der Gewalttraumatisierung.

Zum anderen soll eine prophylaktische Bewältigung potenzieller Rückfälle geübt werden, indem kritische Situationen möglichst umfassend antizipiert und erlernte Bewältigungsstrategien regelmäßig wiederholt werden.

Dennoch, die Realität läuft meistens anders ab, als man sich das vorgestellt hat, sodass ein genereller Umgang mit Überraschung geübt werden soll, d. h. sich immer wieder bewusst kritischen Aufgaben zu stellen und zu üben. Rückfälle sind kein Versagen der Patienten, sondern die Folge normaler Schwankungen des Befindens, denen gegenüber eine entspannte innere Haltung wünschenswert ist.

Was tun bei Rückfällen?

Rückfall ist kein Rückschlag! Vielmehr sollen Patienten darüber aufgeklärt werden, dass Schwankungen normal sind. Es wird immer schlechtere Tage geben, dies bedeutet aber nicht, dass jetzt alles wieder von vorne losgeht, sondern eben nur, dass es ein schlechter Tag ist. Die gelernten Strategien sind auch weiterhin wirksam, sie müssen nur angewendet werden. Das heißt auch, sich nicht am Therapieerfolg »auszuruhen«, sondern die Ziele weiter zu verfolgen und gelernte Konzepte bewusst einzusetzen.

- Aufbau eines funktionierenden Beziehungsnetzwerks, in dem Probleme angesprochen (und gelöst) werden können und in dem man Unterstützung erhält.
- Gestaltung einer (beruflichen) Perspektive, die Raum für die Entfaltung der vorhandenen Fertigkeiten bietet.

12. Indikatoren für den Therapieabschluss

Therapieziele und Indikatoren für den Therapieabschluss werden unter verschiedenen Gesichtspunkten diskutiert. Wir können uns Judith Herman (1993) anschließen, die sieben wichtige Kriterien für die »Auflösung des Traumas« beschreibt.

Demnach sollen sich die Symptome der PTBS in überschaubaren Grenzen halten.

Die Patienten sollen in der Lage sein, die mit der traumatischen Erinnerung verbundenen Gefühle zu ertragen, die Erinnerung zu kontrollieren, d. h. selber zu entscheiden, wann sie sich des Traumas erinnern wollen und wann nicht, und sie sollen eine zusammenhängende Geschichte ihres Traumas erzählen können, ohne dabei ihre Gefühle auszuschalten.

Die nächsten zwei Kriterien, nämlich dass ihr stark beschädigtes Selbstwertgefühl wiederhergestellt ist und sie den Kontakt zu allen wichtigen Bezugspersonen wieder aufgenommen haben, kann direkt in die Sprache der Dialogischen Traumatherapie übersetzt werden: Der Patient/die Patientin hat gelernt, seine/ihre prätraumatischen Selbstanteile wieder zu aktivieren, seine/ihre Selbstprozesse zu stärken und damit die Kontakt- und Beziehungsfähigkeit wiederherzustellen.

Und schließlich soll es gelungen sein, das Trauma in einem neu aufgebauten, eigenen Wertsystem zu integrieren (Herman, 1993, S. 304 f.). Die Auflösung der traumatischen Erfahrung wird nie möglich sein, doch das Trauma soll einen angemessenen Stellenwert im Leben der Betroffenen einnehmen, der es ihnen ermöglicht, Vertrauen zu haben, sich auf Beziehungen einzulassen und Zukunftsperspektiven aufzubauen.

13. Evaluation

Das hier vorgestellte Manual wurde im Rahmen eines umfassenden Forschungsprojektes an der Traumaambulanz (Psychotherapeutische Hochschulambulanz) der Ludwig-Maximilians-Universität überprüft. Die Zwischenauswertung der Daten an N = 42 Patienten zeigt vergleichbare Erfolgsraten mit verhaltenstherapeutischen und EMDR-Traumatherapien (vgl. Bradley, Greene, Russ, Dutra & Westen, 2005). Der Vergleich erfolgte mit den Daten von N = 51 Patienten der CPT-Gruppe (Cognitive Processing Therapy, König, Resick, Karl & Rosner, 2011).

Vorgehen und Stichprobe

Das beschriebene Manual zur Dialogischen Traumatherapie wird mit der CPT verglichen. Die Zuordnung der Patienten zu beiden Therapiegruppen erfolgt randomisiert. Die Entscheidung, statt einer Kontrollgruppe einen Vergleich mit einer weiteren Therapie durchzuführen, wurde zugunsten der Patienten getroffen, deren Traumatisierung (relativ) aktuell ist. Es schien uns nicht indiziert, akut traumatisierten Menschen ein Wartelistendesign zuzumuten, zumal Forschungsergebnisse eindeutig für frühe Interventionen sprechen (z. B. Ehlers & Clark, 2003; Krüsmann & Müller-Cyran, 2005).

Die Rekrutierung der Patienten erfolgte aus den regulären Anmeldungen in der Traumaambulanz. In einem telefonischen Screeninggespräch werden erste Informationen über Art und Schwere der Traumatisierung erhoben. Im nächsten Schritt werden Patienten mit einer Traumatisierung zu einem Erstgespräch und zu einem weiteren Diagnosegespräch eingeladen. Die Diagnostik wird mit dem computergestützten Interview DIA-X (Wittchen & Pfister, 1997) und einem umfassenden Fragebogenpaket durchgeführt. Wenn die Patienten PTBS als Hauptdiagnose erhalten und keine Ausschlusskriterien vorliegen, werden sie in die Studie aufgenommen.

Die Evaluation umfasst Prä-post-Messungen sowie eine Katamneseuntersuchung sechs Monate nach Therapieende. Ebenso ist eine 2-Jahres-Katamnese angelaufen.

Im Folgenden werden die Daten der ersten 42 Patienten vorgestellt, die im Rahmen der Studie mit der Dialogischen Traumatherapie behandelt wurden. Die Patienten waren zwischen 19 und 78 Jahre alt (im Mittel 37,9 ± 12,6 Jahre), 71,4 % waren weiblichen Geschlechts. Alle Patienten erfüllten die Kriterien einer PTBS mit einem durchschnittlichen Schweregrad von 30.1, was einer sehr schweren Symptomatik entspricht (gemessen mit der PDS, dt. Fassung von Ehlers et al., 1996). Das traumatische Ereignis lag im Mittel 22,8 Monate, also knapp zwei Jahre, zurück. Am häufigsten nannten die Patienten interpersonelle Gewalterfahrungen (N = 12), Unfälle und berufsbedingte Traumatisierungen (jeweils N = 10); die restlichen 10 Patienten nannten Verlusterleben, Miterleben einer Naturkatastrophe und medizinische Indikationen als traumatisches Ereignis. Jeweils neun der Patienten gaben infolge des traumatischen Ereignisses körperliche Einschränkungen bzw. weiterreichende Auswirkungen (wie Arbeitsplatzverlust, Arbeitsplatzveränderungen, Umschulungen) an, sechs der Patienten hatten sich mit den Implikationen eines Verlusterlebens auseinanderzusetzen. Lediglich 18 der Patienten hatten keine weiteren Auswirkungen infolge der Traumatisierung.

Nur bei 8 der 42 Patienten lagen keine weiteren Diagnosen vor. Bei den restlichen Patienten wurde mindestens eine komorbide Störung diagnostiziert; die häufigsten aus dem Bereich der Angst und affektiven Störungen. Die Gruppe der Patienten, die mit der CPT behandelt wurden, unterschieden sich hinsichtlich der aufgeführten Merkmale nicht wesentlich von der Gruppe, die die Dialogische Traumatherapie absolvierte.

Ergebnisse

Für die Zwischenauswertung lagen lediglich die Prä-post-Daten vor; die Katamneseuntersuchung konnte zu diesem Zeitpunkt noch nicht ausgewertet werden.

In beiden Therapieverfahren konnte sowohl die posttraumatische (gemessen am IES-R und PDS, siehe Kap. 2.1.5) als auch die allgemeine Symptomatik (gemessen am BSI, dt. Fassung Franke, 2000) signifikant reduziert werden.

Die Effektstärke (Cohen's d) betrug 1.69 (Dialogische Traumatherapie) und 1.52 (CPT) für die PDS und 2.29 für den Gesamtwert des IES-R für beide Therapieverfahren. Der bzw. beide Werte sind als sehr hoch zu bezeichnen und liegen im Bereich der in Metaanalysen gefundenen Ergebnisse für kognitiv-behaviorale Therapien. In der Metaanalyse von Bradley et al. (2005) werden Werte (Cohen's d) von 1.65 für kognitive Verfahren und 1.43 für EMDR dargestellt. Die Effektstärke kann dahingehend interpretiert werden, dass die Wirksamkeit der hier vorgestellten Dialogischen Traumatherapie in Bezug auf Symptomreduktion im Bereich der Wirksamkeit kognitiver Verfahren einzuordnen ist.

Für den BSI wurden für beide Therapieverfahren Effektstärken von 1.03 (Dialogische Traumatherapie) bzw. 1.08 (CPT) erreicht.

Im Bereich interpersonaler Probleme (gemessen mit dem Inventory of Interpersonal Problems – Circumplex Version [IIP-C], Horowitz, Strauß & Kordy, 2000), Leistungsfähigkeit und Selbstwert (gemessen mit den FSKN, Deusinger, 1986) werden ebenfalls mit beiden Therapieverfahren signifikante Verbesserungen erzielt, wobei die Dialogische Traumatherapie der CPT überlegen zu sein scheint.

Eine endgültige Diskussion der Ergebnisse erfolgt mit der Endauswertung der Studiendaten und der Interpretation der Katamneseuntersuchung. Dann erst wird sich zeigen, ob sich die Vorteile der Dialogischen Traumatherapie in den störungsunspezifischen Variablen bestätigen und ob sie auch über die Zeit stabil bleiben.

Zum Abgabetermin des vorliegenden Manuskriptes wurde die Studie abgeschlossen und mit der Endauswertung von N = 51 Patienten pro Therapiegruppe begonnen. Für diese Patienten liegen Daten zu den 3 Meßzeitpunkten vor. Die Veröffentlichungen der Studie werden voraussichtlich Ende 2012 bzw. 2013 vorliegen.

14. Hilfreiche Übungen und Techniken in der Traumatherapie

Zur schnelleren Orientierung werden im folgenden Kapitel Übungen zusammengestellt, die aus gestalt- und verhaltenstherapeutischen Lehrbüchern als hilfreiche Maßnahmen in der Traumatherapie bekannt sind. Eine Auflistung geeigneter Übungen ohne Kontext kann zu einer eklektischen Abfolge verführen. Wir empfehlen, jeweils nur diejenigen Übungen anzuwenden, mit denen der Therapeut bereits Erfahrungen hat. In den einzelnen Kapiteln zu den Therapiephasen sind Hinweise, welche Übungen wir jeweils anwenden.

14.1 Awareness (Aufmerksamkeit- und Wahrnehmungsübungen)

Achtsamkeit (Mindfulness): Unter Achtsamkeit versteht man in gestalttherapeutischer Manier die »nicht identikative Begleitung dessen, was ist«. Der Patient wird angeleitet, Gefühle, Gedanken und Empfindungen wahrzunehmen, sie zu erleben und zu benennen, ohne eine Bewertung vorzunehmen. Die Frage »Was ist gerade?« steht damit im Gegensatz zur Frage »Wie fühlt sich das an?« Wir beginnen die Sitzungen meistens mit Übungen zur Achtsamkeit, indem wir die Patienten anleiten, zunächst ihre Körperhaltung wahrzunehmen. Der Therapeut stellt dazu Fragen wie z. B. »Welche Stellen des Körpers berühren die Sitzfläche des Sessels? Haben die Füße Kontakt zum Boden? Welche Bewegungen macht der Körper beim Atmen (Brustkorb, Nasenflügel, Bauch) usw.?« Im nächsten Schritt kann man dann dazu übergehen nachzufragen, ob der Patient bequem sitzt, ob er etwas an seiner Haltung verändern möchte, vielleicht möchte er ein Kissen nehmen oder erst einmal durchatmen.

Die Aufmerksamkeit lenken und die Wahrnehmung schulen: Der Patient wird angeleitet, zunächst seine Aufmerksamkeit auf bestimmte

Wahrnehmungsinhalte, wie z.B. auf seine Hände, zu lenken, um ihn dann genau beschreiben zu lassen, wie sich diese anfühlen. Viele Patienten sind nicht gewohnt, sich ausführlich mit Details zu beschäftigen, und brauchen dabei Anregungen vom Therapeuten, z.B. »fühlt sich die Hand kalt an oder warm, wie fühlt sich die Unterlage an, auf der die Hände liegen, wie fühlt sich der Handrücken an« etc. Es kann auch sehr hilfreich sein, wenn der Therapeut die Übungen mitmacht, dies senkt die Hemmschwelle beim Patienten und er fühlt sich u.U. weniger unwohl bzw. vorgeführt.

Danach kann er die Aufmerksamkeit auf die ihn umgebenden Dinge und Geräusche lenken. Hier kann man explorieren, was der Patient wahrnimmt (auch Töne, Geräusche etc.) und feststellen, auf welche Dinge er selbst seine eigene Aufmerksamkeit richtet und welche er nicht wahrnimmt oder beachtet. Die Erfahrung soll sein, dass man die eigene Aufmerksamkeit gezielt lenken, Dinge ausklammern oder vorrangig fokussieren (z.B. mögliche Triggerreize) kann. Gleichzeitig lassen sich auch positive Dinge wie Ressourcen erkennen und verankern.

Grounding (Erdungsübungen): Diese Übungen sind geeignet, gleichsam (wieder) festen Boden, »festen Halt« zu gewinnen. Der Patient wird zum Atmen angeleitet und instruiert, den sicheren Boden zu spüren, den Atem durch den Körper fließen zu lassen, wenn möglich bis in den Boden hinein, der Halt und Sicherheit gibt – diesem Gefühl einige Augenblicke lang nachspüren, bis sich der Patient ruhiger und entspannter fühlt. Genauso gut kann man den »Halt gebenden Stuhl, die feste Lehne« usw. als Halt und Sicherheit gebende Objekte fokussieren. Der Patient soll lernen, sein Grounding zu verbessern bzw. dies während nachfolgenden Übungen einzusetzen, d.h., er soll seinen »Stand«, seine Haltung verbessern, um z.B. in der Konfrontation dem Täter mit Haltung und Würde begegnen zu können.

Grounding-Übung im Sitzen, Anleitung für die Patienten:

Setzen Sie sich auf einen Stuhl mit gerader Rückenlehne, die Füße parallel und flach am Boden, die Arme hängen an der Seite einfach runter. Prüfen Sie die gerade Ausrichtung der Beine, indem Sie die Linie vom zweiten Zeh herauf durch die Mitte des Knöchels, die Mitte des Knies zur Hüftgelenkpfanne jedes Beines verfolgen.

Lassen Sie nun die Aufmerksamkeit den Rücken und die Vorderseite hinaufwandern. Lassen Sie die Wirbelsäule sich langziehen. Stellen Sie sich vor, wie der Kopf leicht wie ein Luftballon auf Ihrer Wirbelsäule sitzt. Drehen Sie Ihren Kopf vorsichtig von links nach rechts und spüren Sie dem nach. Gehen Sie mit der Aufmerksamkeit in Ihre Füße. Wie liegen diese auf dem Boden? Bewegen Sie Ihre Zehen und lassen Sie die Unterseite der Füße sich ganz flach auf den Boden legen.

Geben Sie nun Druck in den linken (rechten) Fuß und beobachten Sie, wie der Druck durch die Wade, das Knie, den Oberschenkel durch die Hüfte in den Rücken wandert. Vielleicht können Sie ihn im Schultergürtel oder im Nacken spüren. Lassen Sie wieder los und ruhen Sie aus. Geben Sie noch mal Druck in den linken (rechten) Fuß und stemmen Sie sich ein bisschen in den Boden hinein und drücken Sie dabei die Sitzbeine in den Stuhl. Nun können Sie das rechte (linke) Bein leicht heben und nach links und rechts schwingen. Beobachten Sie, was in Ihrem Körper passiert, und stellen Sie den rechten (linken) Fuß wieder parallel zu Boden.

Wiederholen Sie nun die Übung mit dem anderen Bein.

Stützen Sie nun die Hände auf die Knie und drücken Sie sich mit den Füßen und Händen ab und kommen Sie in den Stand. Lassen Sie dabei den Kopf nach vorne fallen. Nun gehen Sie ein paar Schritte im Raum und spüren Sie Ihren Füßen nach.

Aufrechte Haltung (»Stehen wie ein Pfahl«, Übung aus Qigong), »Zu-sich-Stehen«: Diese Übung fördert es zu erleben, dass eine aufrechte, gefestigte Haltung Sicherheit und Selbstvertrauen bewirkt. Sie kann unterstützt werden durch eine der Gesten des alten griechischen Mysterientheaters: »zu sich stehen«. Man steht aufrecht, hebt Arme und Hände, rechts und links gleichzeitig, bis über den Kopf und senkt sie dann langsam an den beiden Körperseiten herab, die Handflächen nach unten, parallel zu Boden führend, um sie dann ausgestreckt am Oberschenkel zur Ruhe kommen zu lassen – die Hände nach wie vor mit den Flächen nach unten etwa im rechten Winkel abstellend.

Anleitung für den Patienten:

Stellen Sie sich möglichst gerade hin (möglichst ohne Schuhe) und legen Sie die Hände auf den Bauch (Unterbauch). Dann schließen Sie wenn möglich die Augen und atmen gleichmäßig. (Der Therapeut muss explorieren, ob der Patient bereits sicher genug ist, die Augen zu schließen. Ansonsten wird er angeleitet, einen Punkt im Raum zu fixieren, um sich nicht ablenken zu lassen.) Wenn sich der Atem beruhigt hat, krallen Sie sich mit dem nächsten Einatmen mit den Zehen am Boden fest, beim Ausatmen lassen Sie wieder locker.

Danach führt der Therapeut die Aufmerksamkeit durch den Körper, vom Kopf bis zu den Füßen, und fragt nach: »Wie fühlt sich das an? Haben Sie den Eindruck, Sie stehen sicher und stabil? Oder gibt es irgendwo im Körper Verspannungen? Möchten Sie die Haltung noch einmal verändern?«

- »Gehen Sie mit Ihrer Aufmerksamkeit zu den Handflächen, die auf Ihrem Bauch liegen, bleiben Sie mit Ihrer Aufmerksamkeit dort und stellen Sie sich vor, dass Sie mit jedem Atemzug Energie in Ihrem Bauch sammeln. Bleiben Sie dort für die Dauer von 20 Atemzügen.«
- »Gehen Sie dann mit Ihrer Aufmerksamkeit zu Ihrem Scheitel (höchster Punkt am Kopf) und stellen Sie sich vor, mit jedem Atemzug (›himmlische‹) Energie aufzunehmen und bis zum Bauch durch den Körper strömen zu lassen. Nehmen Sie ebenfalls wieder 20 Atemzüge.«
- »Gehen Sie dann mit Ihrer Aufmerksamkeit zu den Fußsohlen und stellen Sie sich vor, mit jedem Atemzug Energie aus der Erde aufzunehmen und bis zum Bauch durch den Körper strömen zu lassen und die Energie dort zu sammeln. Nehmen Sie ebenfalls wieder 20 Atemzüge.«
- »Stellen Sie sich dann für die nächsten Atemzüge vor, dass Energie durch Ihren ganzen Körper fließt. Nehmen Sie 20 Atemzüge.«
- »Gehen Sie zum Abschluss mit Ihrer Aufmerksamkeit noch einmal durch den ganzen Körper – vom Kopf über die Schultern, Rücken, Brustkorb, Bauch, Becken, Beine bis zu den Füßen. Wie fühlt sich das jetzt an?«
- »Lenken Sie Ihre Aufmerksamkeit langsam wieder nach außen,

nehmen Sie die Geräusche und Gerüche der Umgebung wahr und öffnen Sie dann die Augen.«

(zitiert aus Engel, 2005)

Die Zahl der Atemzüge kann variiert werden, die Phasen sollten jedoch gleich lang sein. Sollten irgendwelche Missempfindungen auftreten, wird die Übung abgebrochen. Viele Menschen sind nicht gewohnt, tief zu atmen, und ihnen wird schnell schwindelig; man kann dann anregen, weniger tief einzuatmen.

Übungen zur Realitätskontrolle

Übungen zur Realitätskontrolle gehören ebenfalls zu den Wahrnehmungsübungen und zielen darauf ab, sich im Hier und Jetzt zu verankern und dissoziative oder überflutende Zustände (Intrusionen) zu unterbrechen. Sie werden mit Handlungen verknüpft, sodass die Patienten aktiv ins Tun kommen. Damit gelingt es oft leichter, sich zu distanzieren, als mit eher passiven Aufmerksamkeitsübungen. Die Patienten werden dabei angeleitet, bei überflutenden Erinnerungen eine Aktivität aufzunehmen und automatisierte Abläufe zu kommentieren. Das kann z. B. sein, sich eine Tasse Tee zu kochen oder ein Glas Wasser zu trinken. Der Patient sagt dann laut zu sich: »Ich gehe zum Kühlschrank, öffne ihn, nehme eine Wasserflasche heraus. Mit der anderen Hand öffne ich den Schrank, ich nehme ein Glas, stelle es am Tisch ab, usw.« Nach wenigen Sätzen sind die Patienten so weit in der Realität angekommen, dass die unerträglichen Erinnerungen, zumindest für einen (kurzen) Zeitraum, in den Hintergrund treten und der Patient wieder Kontrolle über seine Emotionen erlangen kann.

14.2 Methoden der Selbst- und Bindungsunterstützung

Zur Erklärung für die Patienten:

Entspannung ist das Gleichgewicht von Ruhe- und Aktivitätsphasen. Entspannung ist die dabei mögliche Balance, die man im Idealzustand als Wohlgefühl erlebt. Das Gegenteil von Entspannung ist Anspannung. Andauernde Belastungen und Überforderungen können längerfristig zu Überanstrengung und allgemeiner Einschränkung des Wohlbefindens führen. Diesen Zustand bezeichnen wir auch als Belastungsstress. Stress ist ein uraltes Programm unserer Gene. Wir verhalten uns heute noch ähnlich unseren Vorfahren und vielen anderen Säugetieren. Sinn der Stressreaktion ist ursprünglich die Lebenserhaltung durch einen reflexhaften Angriffs- und Fluchtmechanismus. Wenn Gefahr droht, kommt es zu einer immensen Kraftentfaltung und -bereitstellung. Kommt Anspannung, verbunden mit Daueranstrengung, übermäßigen Belastungen und Ärgernissen zusammen, kommt es oft zu Belastungsstress. Dieser Stress sollte wieder abgebaut werden, da der Stressmechanismus auf Bewegung hin programmiert ist. Erst danach benötigt der Körper eine Erholungsphase. Stresshormone können z.B. folgende Auswirkungen auf den Körper haben: Beschleunigung der Herzfrequenz, Schwitzen und Zittern, ein flaues Gefühl im Magen, Konzentrationsprobleme und Schlafstörungen.

Durch verschiedene Entspannungsmethoden und Körperwahrnehmungsübungen können wir wieder lernen, die natürlichen Signale unseres Körpers richtig zu deuten. Wir wissen, dass der Körper regelmäßiges Essen, Trinken und Schlaf benötigt. Ebenso braucht er regelmäßige Pausen, Erholung und Entspannung. Ein ausgewogenes Gleichgewicht von Anspannung und Entspannung ist gesund. Zur Stressbewältigung werden häufig Entspannungsmethoden eingesetzt, die durch regelmäßiges Einüben erlernt werden.

Selbstunterstützung durch Atemübungen

Stress und Aufregung sind meist von schnellerem und flacherem Atem begleitet. Bewusstes ruhiges und langsames Atmen kann Anspannungszustände lösen und Ruhe und mehr Kontrolle über Gedanken und Gefühle bringen. Es kommt wieder Sauerstoff und Energie in den Körper. Gut ist es, die Atemübungen im Sitzen und in regelmäßigen Abständen zu machen. Beim Liegen besteht die Gefahr, müde zu werden und evtl. einzuschlafen. Zu Beginn der Übung wird der Patient instruiert, nichts zu verändern, sondern lediglich seine Atmung wahrzunehmen (»Sie haben jetzt nichts zu tun, außer einzuatmen und auszuatmen«). Er soll lernen, gleichmäßig, ruhig und möglichst natürlich zu atmen. Am besten atmet man durch die Nase ein und bei leicht geöffnetem Mund wieder aus.

Bei starker Erregung oder Angst wird häufig oberflächlich geatmet. Um die Atmung ruhiger werden zu lassen, ist es hilfreich, als Übung die eigene Hand auf den Bauch zu legen, in den Bauch hineinzuatmen und zu spüren, wie sich die Hand beim Einatmen hebt, beim Ausatmen senkt. Diese Übung einige Minuten lang durchführen, bis der Patient einen Rhythmus zwischen Ein- und Ausatmen gefunden hat, der ihm angenehm ist und ihn beruhigt.

Anleitung einer Atemübung

Setzen Sie sich in einer entspannten Haltung auf Ihren Stuhl, die Füße etwas auseinander, fest auf dem Boden, die Hände auf den Oberschenkeln, den Rücken gegen die Stuhllehne, die Augen leicht geschlossen. Balancieren Sie Ihren Kopf leicht auf dem Körper aus, bis er in einer bequemen Lage ist. Richten Sie nun Ihre Aufmerksamkeit auf das, was ich Ihnen erzählen werde.

Legen Sie nun Ihre rechte Hand leicht auf den Bauch, in Höhe des Nabels, und die linke Hand auf die Brust. Atmen Sie langsam und seien Sie mit Ihrer Aufmerksamkeit ganz bei der Atmung, atmen Sie durch die Nase ein und auch wieder durch den Mund aus. Beobachten Sie dabei, wie sich beim Atmen Brust und Bauch heben und senken …

Versuchen Sie nun, immer mehr gleichmäßig zu atmen, versuchen Sie genauso lange auszuatmen, wie Sie einatmen. (Eine gleichmäßige Atmung kann man erreichen, indem man beim Ein- und Ausatmen gleichmäßig von 1 bis 4 zählt.) Zählen Sie beim Einatmen bis 4 (z. B. ein-at-men-4), und wieder ausatmen (z. B. aus-at-men-4). Das Zählen kann auch mit einer Handbewegung verstärkt werden (z. B. den Arm zu heben und zu senken oder sich vorzustellen, ein Lift fährt nach oben und wieder nach unten). Bevor man zum Ausatmen übergeht, verlangsamt man den Atemfluss und hält für 2 Sekunden inne, dann lässt man den Atem langsam ausströmen und zählt wieder bis 4 (der Arm wird dabei gesenkt). Vor dem nächsten Einatmen wird der Atem wiederum für 2 Sekunden angehalten (Anleitung aus Qigong).

Anker

Denken Sie nun beim Einatmen das Wort »ein« und beim Ausatmen das Wort »aus«. Die Gedanken »ein« und »aus« begleiten den Atem in Ihrem eigenen Tempo. Sprechen Sie nun innerlich den Satz in Ihrem eigenen Atemrhythmus »Ich atme ganz ruhig aus«.

Stellen Sie sich vor, wie sich eine Weide im Wind bei jedem Ihrer Atemzüge leicht hin und her bewegt. Beginnen Sie nun zu zählen: beim Einatmen eins, Ausatmen zwei, Ein-drei, Aus-vier, Ein-fünf, Aus-sechs usw. bis 10. Kehren Sie wieder zu dem Satz zurück: »Ich atme ganz ruhig aus.« Dieser Satz hilft Ihnen dabei, andere, vielleicht störende Gedanken in den Hintergrund treten zu lassen.

Richten Sie nun Ihre Aufmerksamkeit wieder darauf, wie die Atemluft durch die Nase streicht. Genießen Sie nun die Ruhe, die Sie durch diese Übung vielleicht heute schon selbst erzeugen konnten. Je häufiger Sie üben, auch tagsüber in Ihren alltäglichen Situationen, umso wirksamer wird diese Übung im Lauf der Zeit werden. Kommen Sie nun langsam mit Ihren Gedanken wieder in den Raum zurück, nehmen Sie drei tiefe Atemzüge …

Fallbeispiel zur Instruktion der Körperwahrnehmung und Atmung

Therapeut: Wie fühlen Sie sich gerade? Was spüren Sie?

Patient: Neutral, nichts Besonderes, das Bein kribbelt etwas.

Therapeut: Wie fühlt sich das an, wenn Sie nichts Besonderes fühlen?

Patient: Neutral eben, die Hände sind kalt, das Bein ist eingeschlafen.

Therapeut: Möchten Sie etwas verändern?

Patient: Das Bein ausstrecken (streckt das Bein aus).

Therapeut: Wie fühlt sich das an?

Patient: Ich bin sehr angespannt.

Therapeut: Ich schlage Ihnen vor, nehmen Sie sich Zeit, in Gedanken durch den Körper zu gehen … – wo sind Sie angespannt?

Patient: Druck im Kopf, das Bein kribbelt, Druck in der Magengegend.

Therapeut: Wie fühlt sich das an?

Patient: Unangenehm.

Therapeut: Was können Sie dagegen tun?

Patient: Weiß nicht, ich glaube nichts …

Therapeut: macht den Vorschlag zu atmen: (gleichmäßig ein- und ausatmen, beobachten, wie sich der Brustkorb und die Bauchdecke heben und senken, beobachten, ob er sonst etwas wahrnimmt, weist darauf hin, während der Übung nicht zu sprechen, unangenehme Körperempfindungen kommen und gehen lassen, aber nicht dabei zu verweilen).

Therapeut: Wie geht es Ihnen? Was passiert gerade?

Patient: Meine Beine kribbeln, ich habe Kopfschmerzen.

Therapeut: Wie machen Sie das?

(macht darauf aufmerksam, dass der Patient nicht über seine Atmung spricht, sondern über Körpersensationen an der Peripherie; der Th. erklärt Zusammenhang zwischen Atmung und Nervosität; er macht den Vorschlag, die Atmung zu intensivieren, die Luft nach dem Einatmen anzuhalten)

Merken Sie Unterschiede?

Patient: Es macht mir Angst, wenn ich die Luft anhalte, bekomme ich Angst.

Therapeut: (Erklärung) Das ist es, was Sie auch draußen machen, wenn Sie Angst bekommen, halten Sie die Luft an. Ich möchte Ihnen vorschlagen, auf den Druck zu achten und zu spüren, während Sie die Luft anhalten.

Patient: Ist sehr unangenehm, weil ich das Herz höre, das höre ich sonst nicht.

Therapeut: (Erklärung: Das Herz schlägt schneller, weil es Luft braucht; wenn man Angst bekommt, kann man versuchen zu atmen und sich vorzustellen, beim Einatmen das Herz und die Brust anschwellen zu lassen und beim Ausatmen wieder loszulassen, dabei sehr lange und langsam auszuatmen und sich vorzustellen, wie ein Luftballon zu sein, der vorher aufgeblasen wurde und dem man jetzt die Luft rauslässt).

Der Unterschied zwischen Einatmen – Luft anhalten – Ausatmen muss spürbar sein. Am besten legt man sich eine Rhythmik zurecht (z. B. Arm heben beim Einatmen, senken beim Ausatmen, dabei mitzählen), damit gleich bleibende Längen gelernt werden können. Die Atemübung soll täglich mehrmals geübt werden in Situationen, in denen man nicht nervös ist. In Angstsituationen kann man sich dann die Übung in Erinnerung rufen und wieder gleichmäßig zu atmen anfangen.

In der Übung wurde deutlich, dass der Therapeut sehr genau nachfragt, immer wieder die Frage stellt, wie sich etwas anfühlt. Im Verlauf der Übung hört er sich die Berichte über das Selbsterleben der Patienten an und lässt sich weniger von den »Geschichten« des Patienten leiten, sondern er geht behutsam-direktiv vor und arbeitet handlungsanweisend. Der Therapeut bietet für die auftretenden Sensationen Erklärungen an. Die im Trauma erfahrene Stresssituation ist chronifiziert, deshalb ist die Atmung ein Mittel, um dem Stress entgegenzuwirken und zu reduzieren, den Körper wieder wahrzunehmen und zu lernen, sich zu fühlen.

Patienten mit Missbrauchserfahrung haben häufig eine extrem geringe Körperwahrnehmung. Hier empfiehlt sich, zunächst das Grounding zu forcieren, und dann erst mit Atemübungen zu beginnen.

Entspannungsübungen

Hierbei sind grundsätzlich alle Methoden einsetzbar, die der Patient entweder selber oder der Therapeut ausreichend beherrscht, um sie dem Patienten beizubringen (z. B. PME, Yogaübungen). Entspannungsübungen können jedoch die Symptome verstärken. Hierbei ist also darauf zu achten, was man seinem Patienten anbieten möchte/kann. Bei sehr instabilen Personen kann Entspannung kontraindiziert sein, besonders bei suizidalen Patienten.

Reise durch den Körper

Die Reise durch den Körper beginnt bei den Füßen, alle Körperregionen werden einzeln aufgerufen und die Aufmerksamkeit darauf gerichtet, konstatierend wahrzunehmen, ohne Veränderungsversuche einzusetzen. Eine Schwierigkeit dabei kann sein, dass Schmerzen körperlicher und seelischer Art dadurch erst wahrgenommen werden – dann gilt die Empfehlung, auch die ungewünschten Empfindungen zuzulassen. Nachhaltig bringt aber die Beachtung des Körpers Erleichterung dadurch, dass er überhaupt in seinen Facetten durch innere Wahrnehmung zur Kenntnis genommen wird. Die Übung wird am besten im Sitzen durchgeführt, der Patient sollte sich eine Sitzposition suchen, die ihm angenehm ist. Die Sitzposition, die Position in der Mitte, erlaubt eine kürzere Transferleistung in Alltagssituationen als die Liegeposition.

Anleitung für die Patienten:

Der Therapeut spricht langsam und mit gedämpfter Stimme.

> Setzen Sie sich nun in einer entspannten Haltung auf einen Stuhl. Lockern Sie Gürtel, Rock- oder Hosenbund. Stellen Sie die Füße fest auf den Boden, etwa hüftbreit auseinander, und legen Sie Ihre Hände rechts und links auf die Oberschenkel. Setzen Sie sich aufrecht in den Stuhl und spüren Sie, wie Ihr Gesäß Gewicht auf den Stuhl ausübt. Lehnen Sie den Rücken leicht gegen die Lehne, balancieren Sie Ihren Kopf auf dem Körper aus und schließen Sie nun allmählich Ihre Augen. (Falls Ihnen das Schließen der Augen noch nicht möglich sein sollte, so suchen Sie sich einen Punkt vor sich auf dem Boden, den Sie so lange fixieren, bis Ihnen die Augen wie von selbst zufallen.)
>
> Nehmen Sie sich so ein wenig Zeit, sich so lange zurechtzurücken, bis Sie vorerst einigermaßen bequem sitzen. Falls Sie während der Übung verstärkt Speichelfluss, Magen-Darm-Geräusche, Kribbeln oder andere körperliche Reaktionen wahrnehmen, ist das ganz in Ordnung und ein gutes Zeichen dafür, dass Ihr Körper auf Entspannung reagiert.
>
> Lassen Sie nun Ihre Gedanken wandern, wohin sie im Moment wandern wollen … ohne bewusst Einfluss auf die Gedanken zu nehmen … Das, was da ist, darf sein. Vielleicht sind Sie noch mit der Situation beschäftigt, aus der Sie gerade kommen … vielleicht sind Sie auch ganz woanders gedanklich unterwegs … Für Sie gibt es gerade nichts anderes zu tun, als hier zu sitzen. Und während Sie Ihren Gedanken noch etwas Zeit lassen zu wandern … können Sie gleichzeitig spüren, wie fest Sie auf dem Stuhl sitzen … Sie können verschiedene Geräusche in diesem Raum oder außerhalb wahrnehmen und meine Stimme hören … Während Sie Verschiedenes spüren und hören, können Sie vielleicht jetzt auch irgendwas riechen …, oder sogar schmecken …, oder bestimmte Bilder vor Ihrem inneren Auge sehen …, die mit der momentanen Situation verbunden sind. Nehmen Sie die Sinneseindrücke wahr, aber halten Sie sie nicht fest.
>
> Gehen Sie nun mit Ihrer Aufmerksamkeit zu Ihrem Körper. Manchmal ist es hilfreich, sich vorzustellen, auf einem kleinen Boot den Fluss des Blutstroms entlang (oder eine kleine Kugel durch die Adern rollen zu lassen) vom Kopf bis zu den Füßen hinabzugleiten.

Beginnen Sie beim Gesicht ... versuchen Sie, soweit es Ihnen heute und in dieser Haltung möglich ist, Ihre Stirn zu lockern ... glatt werden zu lassen ... zu entspannen ... sodass alle unnötigen Falten aus Ihrer Stirn verschwinden können ... Lassen Sie die Augenbrauen sinken ... die Augen leicht geschlossen ... Öffnen Sie nun leicht Ihren Mund ... lassen Sie Ihre Lippen voll und weich werden ... die Zähne auseinander ... sodass die gesamte Kiefermuskulatur sich lockern kann ... und der Unterkiefer nach unten hängt ... die Zunge breit, bequem und locker im Mund ... Durch die Lockerung Ihrer Mund- und Kiefermuskeln können sich auch Ihre Wangenmuskeln entspannen ... und die Wangen ganz weich werden ... Lassen Sie nun die Entspannung des Gesichts, so wie es Ihnen heute möglich ist, sich auf die übrige Kopfhaut ausdehnen ... und lockern Sie ganz bewusst, auf Ihre eigene Art und Weise, die Kopfhaut .../...

Wandern Sie nun weiter zum Hals ... Nacken ... und zu den Schultern ... Bewegen Sie zunächst Ihren Kopf wie in Zeitlupe, ganz sanft hin und her ... in kleinen Bewegungen von rechts nach links ... und prüfen Sie dabei, in welcher Haltung Ihr Kopf die bestmögliche Entspannung für Ihre Hals- und Nackenmuskeln erreichen kann ... Lassen Sie nun für eine gewisse Zeit Ihren Kopf in einer für Sie entspannten Position .../...

Setzen Sie Ihre Reise durch den Körper nun zu den Schultern fort. Versuchen Sie, Ihre Schultern immer noch ein paar Millimeter nach unten ... und hinten ... und außen ... sinken zu lassen ... Überprüfen Sie dabei nochmals, in welcher Körperhaltung Sie bei entspannten Schultern auch eine größtmögliche Lockerung Ihrer Hals- und Nackenmuskeln erreichen .../...

Beobachten Sie nun Ihre Atmung ... Wie sich beim Einatmen Ihre Brust hebt ... und welche Muskeln sich dabei anspannen ... und den Unterschied zum Ausatmen. Vielleicht können Sie die Atmung bis in den Bauch hinein spüren ... und dabei gleichzeitig auch Ihre Bauchdecke lockern ... bis sie ganz weich wird .../... Achten Sie darauf, ob Sie Ihren Atem auch bis in den Rücken hinein spüren ... und eine feine Atemmitbewegung Ihrer Wirbelsäule wahrnehmen können ... Ändern Sie auch hier ganz sanft und behutsam Ihre Körperhaltung ... bis Sie die Ihnen heute mögliche Entspannung erreichen, die Entspannung von Brust ... Bauch ... und Rücken ... Möglicherweise können Sie Ihre Atembewegung bis zum Gesäß ... zum Unterleib ... vielleicht sogar bis zu den Füßen ... und in den Händen ... spüren .../...

Lenken Sie nun Ihre Aufmerksamkeit zu Ihrem Gesäß und Ihrem Unterleib ... Beobachten Sie, ob Sie Ihre Gesäßhälften eher zusammenhalten ... und ob Sie die Gesäßmuskeln bewusst loslassen ... und lockern können ... und wie sich das auf den übrigen Unterleib auswirkt .../...

Wandern Sie nun weiter zu den Oberschenkeln ... Beobachten Sie, welche Muskeln Sie dort lockern können ... an den Unterschenkeln ... den Füßen ... bis zu den Zehenspitzen ... Beobachten Sie, ob Sie hier durch Veränderungen der Haltung ... oder durch bewusstes Loslassen der einzelnen Muskelgruppen ... heute schon einen entspannteren Zustand erreichen können .../...

Vielleicht können Sie ein Kribbeln, einen Temperaturunterschied oder ein Schwindelgefühl wahrnehmen, das sind gute Zeichen dafür, dass die Entspannung wirkt.

Entspannungs-Anker

Suchen Sie sich nun ein Wort oder ein Symbol (z.B. Knopf), das Sie immer an den entspannten Zustand erinnert, den Sie heute erlebt haben oder den Sie bei zukünftigen Übungen erleben wollen.

Nehmen Sie sich nun noch ein wenig persönliche Zeit, Ihre Muskelgruppen vom Kopf bis zu den Füßen nochmals selbst auf Entspannung zu überprüfen und alles, was Ihnen heute schon möglich ist, noch ein wenig zu lockern .../... Machen Sie jetzt selbst noch einmal diese Reise durch Ihren Körper – vom Kopf bis zu den Zehenspitzen.

Kommen Sie nun langsam wieder mit Ihren Gedanken zurück in diesen Raum, atmen Sie tief durch, strecken Sie sich kräftig, so wie am Morgen im Bett (die Stimme des Therapeuten wird lauter), spannen Sie alle Muskeln Ihres Körpers noch einmal an und lassen Sie diese dann wieder locker, schütteln Sie die Arme aus, die Beine, bewegen Sie den Kopf hin und her, öffnen Sie die Augen und gehen Sie einige Schritte im Raum umher und beobachten Sie Ihre Körperhaltung und die Nachwirkung dieser Übung.

Progressive Muskelentspannung (PME) nach Jacobson

Eine sehr effektive Entspannungsübung ist die PME. Es handelt sich um ein Verfahren, bei dem durch die willentliche und bewusste An- und Entspannung bestimmter Muskelgruppen Verspannungen wahrgenommen werden können, um diese dann zu entspannen (Hamm, 1993). Schließlich soll ein Zustand tiefer Entspannung des ganzen Körpers erreicht werden. Dabei werden einzelne Muskelpartien in einer bestimmten Reihenfolge angespannt, die Muskelspannung wird kurz gehalten, und anschließend wird die Spannung gelöst. Die Wahrnehmung liegt dabei auf dem Wechsel zwischen Anspannung und Entspannung und auf den Empfindungen, die mit diesen unterschiedlichen Zuständen einhergehen. Da die Übung eine aktive Mitarbeit der Patienten erfordert, scheint sie uns für traumatisierte Menschen besonders geeignet zu sein, da sie weniger schnell abdriften können. Wir nehmen die Übung in der Sitzung auf Tonband (MP3-Player) auf und geben die Aufzeichnung den Patienten mit, damit sie zu Hause üben können, oder empfehlen, eine entsprechende CD im Handel zu erwerben (z. B. bei CIP-Medien oder als Download bei Krankenkassen, z. B. www.tk.de/tk/gesunder-ruecken/entspannung-und-entlastung/jacobson).

Wir empfehlen den Patienten, täglich mindestens 10–20 Minuten zu üben. Mit der Zeit kann das Erregungsniveau gesenkt und die Übung kann sehr schnell bei körperlicher Unruhe oder Erregung eingesetzt werden. Erfahrungsgemäß sind die Übungen auch bei Schlafstörungen sehr hilfreich. Hier empfiehlt sich, im Bett zu üben, nicht selten passiert es, dass man dabei einschläft. Manche Menschen sind jedoch sehr ungeduldig und erwarten sofort große Effekte: Es gilt, die Patienten darüber aufzuklären, dass sich nur mit regelmäßiger Übung über die Zeit ein Erfolg einstellen wird. Im Folgenden wird ein kurzer Überblick über die Übungen gegeben:

Basisprogramm der Progressiven Muskelentspannung nach Jacobson

- Einführungsanleitung s. o. (Reise durch den Körper), Atmung beobachten, von unten beginnen, die Übung im Sitzen durchführen (S = Spannung, E = Entspannung).
- Zehen »zur Faust ballen«; S/E.
- Zehen spreizen; S/E.

- Zehen Richtung Knie ziehen, d. h., den Winkel zwischen Fußrücken und Schienbein verkleinern; S/E.
- Fersen leicht vom Boden abheben, S/E der Unterschenkelmuskulatur.
- Fersen nach dem S/E-Prinzip fest gegen die Unterlage drücken.
- Beine strecken, etwa handbreit vom Boden abheben, S/E der Oberschenkelmuskulatur.
- Waden nach dem S/E-Prinzip fest gegen die Unterlage drücken.
- S/E der Gesäßmuskulatur und Beckenbodenmuskulatur (Schließmuskeln von After und Blase).
- Bauch nach dem S/E-Prinzip vorwölben (zu einem Ballon »aufblasen«).
- Brust nach dem S/E-Prinzip weit machen (Einatmen und Vorwölbung halten).
- Schultern nach dem S/E-Prinzip nach Richtung Brustbein und/oder Richtung Ohren ziehen.
- Schulterblätter nach dem S/E-Prinzip nach hinten zusammenspannen.
- Unterarm abwinkeln, Finger zur Faust ballen; S/E.
- Arme ausstrecken, Finger spreizen; S/E.
- Bizeps nach dem S/E-Prinzip anspannen/entspannen.
- Zugleich möglichst alle Kopf- und Gesichtsmuskeln (inklusive Kopfhaut; Mund; Grimassen schneiden) nach dem S/E-Prinzip anspannen/entspannen.
- Abschließend möglichst alle Muskeln nach dem S/E-Prinzip anspannen/entspannen.
- Zwei Minuten die Totalentspannung genießen; drei tiefe Atemzüge nehmen, langsam in den Alltag »zurückkommen«.

(zitiert aus: www.50plus.at/therapie/progressive-muskelentspannung.htm)

14.3 Arbeiten mit und an Emotionen

Distanzierungstechniken

Bildschirmtechnik: Sie wurde von Putnam (1989) für die Traumabearbeitung entwickelt und von Reddemann (2001, 2004) als Konfrontationstechnik ausgebaut und beschrieben. Wir verwenden die Bildschirmtechnik als Methode zur Distanzierung und Prozesskontrolle. Mit einer imaginären Fernbedienung kann der Patient Bilder oder Filme verändern und Einfluss auf den Ablauf nehmen, indem er Bilder vergrößert oder verkleinert, die Farben ändert oder den Film anhält. Der Patient erfährt dabei, dass er die auftretenden traumatischen Inhalte beeinflussen kann. Er muss nicht länger von den Erinnerungen überflutet werden, sondern kann seine Grenzen aufzeigen und lernen zu bestimmen, in welchem Ausmaß er sich der Erinnerung stellen möchte. Die Bildschirmtechnik sollte im Rahmen der Stabilitätsphase an positiven Ereignissen eingeübt werden, um Patienten damit vertraut zu machen.

Tresorübung: In der Vorstellung kann alles Belastende (Bilder, innere Filme, alles Unangenehme) für einen gewissen Zeitraum symbolisch in einen fest verschlossenen Tresor eingesperrt werden. Bei Bildern kann auch hilfreich sein, eine Fotografie zu machen und diese in den Tresor zu legen. Es kann geübt werden, den Tresor mit den »eingeschlossenen« Bildern, Gefühlen etc. die Woche über im Therapieraum zu lassen und beim Auftreten belastender Inhalte während der Woche auf den Tresor zu verweisen. Meistens gelingt es nicht, Dinge auf Dauer im Tresor zu verwahren: Die Patienten müssen angeleitet werden, es immer wieder zu versuchen. In der Regel werden sie die Erfahrung machen, dass es zunächst für kürzere Zeiträume gelingt. Dies ist immerhin eine Verbesserung und zeigt den Patienten, dass sie die zunächst als unkontrollierbar erlebte Gefühle und Gedanken jetzt besser kontrollieren können. Im Verlauf der Auseinandersetzung mit den traumatischen Inhalten realisieren die meisten Patienten, dass das Ereignis ein Teil ihres Erlebens ist und nicht auf Dauer im Tresor bleiben kann. Vielmehr erfahren sie, dysfunktionale und traumaassoziierte Gedanken und Gefühle von Gedanken und Gefühlen der Verarbeitung zu unterscheiden.

Die nachfolgend beschriebenen Übungen zur Erarbeitung von Grenzen und zum Emotionsausdruck gehören zum Repertoire humanistischer Therapieverfahren und werden hier in der Weise eingesetzt, wie sie sich in der Arbeit mit traumatisierten Menschen bewährt haben.

Aufmerksamkeits*um*fokussierung: Diese Übungen zielen darauf ab, starke negative Emotionen abzuwenden und Dissoziation zu unterbrechen (z. B. Eiswürfel in die Hand nehmen, laute Musik hören, Gummiband am Handgelenk schnippen lassen, etwas Scharfes/Saures essen, mit therapeutischer Knetmasse modellieren etc.). Insbesondere in der Literatur zum Skillstraining bei Borderline sind umfassende »Notfall-Koffer« aufgelistet. Dabei muss jede Patientin für sich herausfinden, welche Methoden für sie hilfreich und effektiv sind.

Übung zum Gefühlsausdruck: Viele Patienten sind nicht gewohnt, sich überhaupt wieder jemandem deutlich mitzuteilen oder laut zu werden. Übungen zum Gefühlsausdruck beginnen mit leichten Modulationen in den Atemtechniken. Patienten werden angeregt, laut auszuatmen bzw. beim Ausatmen einen Ton zu machen und laut zu werden. Manchen ist es auch in der Therapiesitzung peinlich, laut zu sein oder zu schreien. Sie können angeregt werden, im Wald oder im Auto erst einmal für sich ihre Stimme auszuprobieren. Ein expressiver Ausdruck ist für viele Patienten erst nach vielen Anläufen möglich. Für manche Patienten ist es leichter, wenn der Therapeut mitmacht.

Übung »Nein-Sagen«: Patient und Therapeut sagen abwechselnd »Nein« und überbieten sich dabei gegenseitig. Einer fängt leise an, sagt »Nein«, der andere antwortet mit »Nein«, wird dabei aber ein bisschen lauter usw. Der Therapeut achtet darauf, dass der Patient nicht (immer) »verliert«.

Variante: Patient und Therapeut wechseln sich ab, indem einer »Ja« sagt und der andere mit »Nein« antwortet, auch bei dieser Übung darf es laut werden.

Regulation von Nähe und Distanz

Der Patient stellt sich in großem Abstand vor dem Therapeuten auf und beginnt dann langsam auf den Therapeuten zuzugehen. Er schaut ihm dabei in die Augen. In einem Abstand, der ihm angenehm ist, bleibt er stehen. Der Therapeut fragt den Patienten, wie er gemerkt hat, dass es ihm zu nah wird, wo in seinem Körper er das gemerkt hat, wie sich das anfühlt. Durch das Aufeinanderzugehen werden die eigenen persönlichen Grenzen sichtbar und spürbar. Der Patient soll eigene Grenzen wahrnehmen und sensibilisiert werden, auf körperliche Signale zu achten und diese wertzuschätzen, er soll auf seine Intuition achten und Ausdruck für sein Erleben finden.

Die Übung kann folgendermaßen variiert werden: Der Therapeut geht auf den Patienten zu. Im ersten Schritt gibt der Patient Anweisungen, wie nahe der Therapeut zu ihm kommen darf. Der Therapeut exploriert auch hier wieder, woran der Patient den »richtigen« Abstand festmacht, wie er sich dabei fühlt, wo im Körper er etwas spürt, wo evtl. Veränderungen auftreten usw. In einem weiteren Schritt bewegt sich der Therapeut, der Patient muss »stopp« sagen, wenn ihm der Therapeut zu nahe kommt. Diese Übung muss sehr vorsichtig und nur nach genauer Absprache durchgeführt werden. Sie ist eine sehr gute Möglichkeit, eigene Grenzen wahrzunehmen und sein Gegenüber »in Schranken« zu weisen. Dabei achtet der Therapeut gut auf den Ausdruck, die Lautstärke und die Haltung des Patienten und unterstützt den Patienten in einem adäquaten sicheren Auftreten. Häufig reagieren Patienten sehr spät. Hier kann der Therapeut ansprechen, ob es sich um ein generelles Muster handelt und der Patient sein Gegenüber viel zu nahe kommen lässt. Oder sie reagieren zu einem Zeitpunkt, den sie sich im Kopf vorgestellt haben, mit Körperempfindungen hat dies oft wenig zu tun. Durch eine Wiederholung mit Vor- und Zurückgehen kann die Grenze ausgelotet werden. Die Patienten können somit ihr Verhaltensrepertoire erweitern. Sie erfahren, dass eine »echte Begegnung« stattfindet, die sie stärkt und das Selbstwertgefühl erhöht. Die Übung ermöglicht, verschiedene Dimensionen der Wahrnehmung (Körpersignale, Sprache, Gestik und Mimik) zu deuten. Darüber hinaus kann gezeigt werden, dass jeder Mensch eine eigene Hemisphäre um sich herum hat und braucht. Sie verleiht Sicherheit.

14.4 Vertrauensbildung und Bewegung

Vertrauensbildende Methoden: Zur Vorbereitung auf Desensibilisierung und Affektregulation werden sog. vertrauensbildende Methoden erlernt, bei denen der Patient angeleitet wird, Wahrnehmungsfolgeaufgaben zu leisten. Traumatisierte minimalisieren ihren Selbstausdruck. Die Wahrnehmung wird daher zuerst benannt, in Bilder übersetzt und in einer weiteren Stufe in Gesten und Tönen zum Ausdruck gebracht. Nach Möglichkeit sollte dann ein Adressat für den Ausdruck vorgestellt werden, an den die Gefühlsbotschaft gerichtet wird. D. h., diese Aufgaben soll der Patient ausführen, während er sich die Täterrepräsentanz vorstellt. Als Aufgaben sind geeignet:

- Laut ausatmen und dazu übergehen, einen Ton zu machen
- Einfache Bewegungsfolgen mit den Händen erst nach Anweisung des Therapeuten und später eigene Bewegungen kreieren
- Verschiedene Stellen im Raum anvisieren und die Augen wandern lassen
- Wortbedeutungen finden

Fallbeispiele:

Die Patientin beschreibt ein Bild, in dem traumatisierende Erfahrungen der Vergangenheit wie ein Stein im Bauch liegen und von einer Eisenplatte zugedeckt werden und eigentlich keiner Bearbeitung zugänglich sind.

Die Hypothese ist, dass der Stein die Emotionen kristallisiert. In der therapeutischen Arbeit wird die Patientin angeregt, sich mit dem Stein zu identifizieren und ihm Energie zuzuführen. Sie soll zum Stein hinatmen und ihn laut werden lassen, also der Respiration einen Ton geben. Es ist anzunehmen, dass die Wut, z. B. auf die Erlebnisse des Krieges, unterdrückt wird. Über den Ton kommt die Patientin in Kontakt mit dem Gefühl; dieses Gefühl muss einen Ausdruck finden, d. h., der Ton wird zuerst per se zum Ausdruck gebracht und im weiteren Verlauf in eine Wortbedeutung überführt. Die Patientin lernt so ganz nebenbei, sich wieder auszudrücken, sich zu zeigen, wieder in Beziehung zu treten.

Ein anderer Patient, der überfallen und ausgeraubt wurde, kann über den Überfall sprechen, wird aber im Verlauf immer leiser und findet schließlich keine Worte mehr. Er zieht sich aus dem Kontakt zurück und schaut zu Boden. Die Therapeutin regt an, ein kleines Kissen gegen die Wand zu werfen und dabei jedes Mal laut auszuatmen. Der Patient ist einverstanden, zunächst sind die Versuche sehr zögerlich, mit jedem Durchgang schleudert er jedoch das Kissen heftiger, ebenso wird der Ton lauter. Schließlich fühlt er seine Kraft und Lebendigkeit. Er kommt in Kontakt mit seiner Wut auf den Täter und kann die Wut sehr gezielt adressieren.

14.5 Grübeln

Bei vielen Patienten kreisen die Gedanken beständig um das Trauma oder um damit verbundene Veränderungen. Dieses Grübeln wird als sehr belastend empfunden, weil es den Patienten kaum zur Ruhe kommen lässt.

Zeitfenster: Als erste Hilfe kann der Patient dahingehend instruiert werden, Zeitfenster für die Beschäftigung mit der Erinnerung einzurichten. Dazu werden in der Vorbereitung Zeiträume festgelegt (z. B. täglich nach dem Mittagessen gegen 13 Uhr nehme ich mir 15 Minuten lang Zeit), in denen sich der Patient ausschließlich mit der Erinnerung (den immer wiederkehrenden Gedanken) beschäftigt. Hilfreich ist es, das Zeitfenster genau zu definieren und den Ort festzulegen, an dem gegrübelt wird (z. B. Sorgenstuhl, Grübelstuhl, Einrichten einer Erinnerungsecke), also ein Ort, an den man sich bewusst begibt, um nachzudenken und zu grübeln. Es empfiehlt sich, eine Weckuhr mitzunehmen, um sicher die geplante Zeit einhalten zu können und/oder gegebenenfalls Dissoziationen zu stoppen. Zum festgelegten Zeitpunkt begibt sich der Patient zum Grübelstuhl bzw. in die Grübelecke und darf allen Gedanken nachgehen. Sobald die festgelegte Zeit abgelaufen ist, verlässt er den Platz und wendet sich wieder anderen Tätigkeiten zu, die er normalerweise zu tun hat.

Wenn dysfunktionale Gedanken außerhalb der Grübelzeiten auftreten, kann der Patient versuchen, diese zu verweisen (»mit euch beschäftige ich mich wieder um X Uhr«), er kann die Gedanken auch aufschreiben, um sicher zu sein, nichts zu vergessen. Dies ist oft nützlich, um die Gedanken wirklich loslassen zu können mit der Absicht, sie später wieder aufzugreifen. Auch hier gilt, den Patienten zu vermitteln, dass eine Veränderung nicht sofort und auch nicht immer erfolgt, mit einiger Übung jedoch eine deutliche Entlastung stattfinden kann. Die Zeitfenster-Übung fördert auch inzidentell Awareness für Denken und Fühlen. Dies kann durch die folgende Übung weiterentwickelt werden.

Selbstwahrnehmung im Prozess des Grübelns: Versuchen Sie sich im Grübeln zu beobachten, ohne gegen das Grübeln anzugehen, dabei vor allem den gefühlten Zustand wahrzunehmen. Grübeln schafft zwar ein schlechtes Gefühl, aber ein schlechtes Gefühl schafft auch Grübeln (Bidirektionalität von Fühlen und Denken). Anregung: Sich schlecht fühlen lassen, ohne seine Ursachen (grübelnd) zu suchen. Stattdessen das schlechte Gefühl ausdrücken und das symbolische Gegenüber für den Ausdruck finden. Wer sein Gefühl frei ausdrücken kann, braucht nicht über die Ursachen des Gefühls zu grübeln. Wer sein schlechtes Gefühl wahrnimmt, ist in diesem Augenblick »bei sich« und in der Gegenwart. Wer grübelt, tut dies zwar in der Gegenwart, steckt aber mit seinem Bewusstsein in Zukunft oder Vergangenheit, ist also mit seiner Aufmerksamkeit nicht »bei sich«.

14.6 Schlafhygiene

Der Mensch braucht ein Gefühl von Sicherheit, um ruhig schlafen zu können. Nach einer Traumatisierung befindet sich der Organismus meist in einem Zustand erhöhter Wachsamkeit, der dem Zustand des Schlafes widerspricht. Schlaf braucht damit also ein ruhiges und erholsames Umfeld.

Der Vollständigkeit halber werden hier die allgemein bekannten Hilfen zur Verbesserung des Schlafverhaltens nochmals aufgeführt. Im Fall traumabedingter Schlafstörungen greifen diese Hilfen leider nur bedingt, da viele Betroffene ja Angst vor dem Schlaf haben, weil sie dann ungeschützt sind und die Traumata real (Überfälle, Naturkatastrophen) oder intrapsychisch (Albträume) zuschlagen könnten.

Traumabedingte Schlafstörungen werden nachhaltig vermutlich nur über eine erfolgreiche Bearbeitung der traumabedingten existenziellen Verunsicherung auflösbar sein. Dennoch, hier die Empfehlungen zur »Schlafhygiene«:

Folgende Hinweise sind bei Schlafschwierigkeiten nützlich:

1. Anregende Substanzen vor dem Schlafengehen vermeiden
   Koffeinhaltige Getränke, anregende Tees, späte Mahlzeiten können Ursachen von Schlafproblemen sein; für manche Menschen kann es sinnvoll sein, schon ab Mittag auf Kaffee, Tee oder Colagetränke zu verzichten.
   Beruhigende Tees hingegen können entspannend wirken.

2. Zu viel Aufregung am Abend
   Aufregende Fernsehabende, schwere (Haus-)Arbeiten, ein kompliziertes Buch, aufwühlende Telefongespräche oder Streitgespräche sollten am Abend vermieden werden.
   Grübeleien, Übungen, die Erinnerungen hervorrufen, oder Nachdenken über den Schlaf wühlen auf und lassen nicht zur Ruhe kommen. Alternative Strategien oder Rituale können sein:
   - Entspannungsübungen durchführen
   - beruhigende Musik hören, lesen, meditieren
   - ein warmes Bad nehmen
   - ein eigenes Schlafritual entwickeln
   - sogenannte Grübelzeiten bzw. einen Sorgenstuhl einrichten

3. Zu wenig Bewegung
   Regelmäßige sportliche Übungen reduzieren Stresshormone, verringern Muskelverspannungen, bauen Ärger ab und wirken sich damit positiv auf den Schlaf aus. Intensiver Sport am Abend sollte jedoch vermieden werden.
   - Regelmäßige sportliche Betätigung tagsüber fördert das Schlafvermögen. Das kann auch ein Spaziergang sein.
   - Tägliche Bewegung an der frischen Luft sollte unbedingt zum Tagesplan gehören.
   - Manche Menschen profitieren sehr von einem Spaziergang vor dem Schlafengehen.

4. Unregelmäßige Schlafzeiten
   - Manche Menschen reagieren sehr sensibel auf unregelmäßige Schlafzeiten. Es ist besser, einen regelmäßigen Wach-Schlaf-Rhythmus einzuhalten.

- Manche Menschen schlafen tagsüber, weil sie nachts schlecht geschlafen haben und erschöpft sind; am Abend sind sie dann möglicherweise nicht ausreichend müde.
- Schlafzeiten einhalten: Möglichst immer zur gleichen Zeit ins Bett gehen und gleich lange schlafen. Traumatisierte Menschen fühlen sich ständig erschöpft und gehen daher früher zu Bett. Oft sind sie noch nicht wirklich müde, sodass sie nicht einschlafen können.
- Ein Nickerchen tagsüber von ungefähr 20 Minuten wirkt erholsam; länger sollte man tagsüber allerdings nicht schlafen.

5. Schlafhemmende Faktoren
   Möglicherweise sind Faktoren, die sich leicht beheben lassen, Ursache für Schlafstörungen: z. B. hat die Matratze den richtigen Härtegrad, stimmt die Raumtemperatur, ist es zu hell im Raum oder zu laut (schnarcht der Partner)?

   Beratung und Anschaffung einer geeigneten Matratze, Kopfkissen kann hilfreich sein, die Raumtemperatur sollte unter 20 °C sein, man kann den Raum abdunkeln und Ohropax verwenden.

6. Das Bett sollte ein Ort der Ruhe und Erholung sein

- Manche Menschen können nicht schlafen, weil sie noch nicht abschalten können. Sie denken darüber nach, was am nächsten Tag zu erledigen ist, machen sich Sorgen, beschäftigen sich mit Problemen.
- Es empfiehlt sich, vor dem Zubettgehen den Tag abzuschließen, sich Notizen zu machen, was am nächsten Tag zu tun ist. Unerledigte Angelegenheiten sollen noch einmal überdacht werden, ob im Augenblick noch etwas erledigt werden kann, was meistens nicht zutrifft.
- Man sollte erst ins Bett gehen, wenn man ausreichend müde ist. Wenn man (trotzdem) nicht einschlafen kann, sollte man wieder aufstehen und andere Sachen (leichte Hausarbeit, Musik hören etc.) erledigen.
- Die meisten Menschen werden feststellen, dass sie auch nach einer »schlaflosen« Nacht den nächsten Tag bewältigt haben, wahrscheinlich mit Einschränkungen, aber die Katastrophenfantasien haben sich nicht bewahrheitet. Dies verschafft meistens eine große Erleichterung.

- Symbolisches Abgeben der Verantwortung an eine imaginäre Instanz (religiöser Bezug, Seelen der Vorfahren, das Universum …).
- Man sollte sich nicht zum Schlafen zwingen.

Schlafmittel sollten nur nach ärztlicher Absprache eingenommen werden.

14.7 Angsterleben

Angst bezeichnet einen emotionalen Zustand mit subjektivem Erleben von Furcht oder einem verwandten Gefühl (Schrecken). Sie wird (meist) als unangenehm empfunden, von subjektiv wahrgenommenem körperlichen Unwohlsein begleitet und richtet sich auf die Zukunft (antizipatorisch). (Normale) Angst entsteht in Situationen, die als bedrohlich wahrgenommen werden, worauf der Organismus mit Aktivierung körperlicher Funktionen reagiert.

Angst macht sich auf körperlicher, psychischer und Verhaltensebene bemerkbar. Auf körperlicher Ebene treten Reaktionen wie Herzrasen, Übelkeit, Schweißausbrüche, Muskelverkrampfungen auf; auf psychischer Ebene zeigt sich die Angst als subjektiv empfundener Spannungszustand mit dem Gefühl der Entfremdung oder Gedanken, die Kontrolle zu verlieren oder verrückt zu werden. Auf der verhaltensbezogenen Ebene bewirkt die Angst, dass wir die Fähigkeit zu handeln und uns auszudrücken verlieren.

Bei pathologischer Angst ist die Angstreaktion der Situation nicht angemessen oder unbegründet, die Betroffenen können ihre Angst nicht erklären und haben keine oder keine ausreichenden Möglichkeiten, die Angst zu reduzieren oder zu bewältigen. Die Angstzustände führen in der Regel zu einer massiven Beeinträchtigung. Angst tritt in unterschiedlicher Form und Intensität auf. **Phobische Angst** tritt in der Regel situationsbedingt auf und führt häufig zu einer dauerhaften Vermeidung bestimmter Situationen.

Bei **Panikattacken** tritt das Angsterleben ohne situative Anbindung, manchmal aus bedrohlichen Vorstellungen heraus, manchmal aber auch scheinbar spontan, ohne jeden erkennbaren Grund auf. Die Angst ist unvermeidbar, unkontrollierbar, von existenzieller Bedrohlichkeit. Panikattacken werden begleitet von Realitätsverlust und Hyperventilation. Hyperventilation tritt dann auf, wenn durch eine gesteigerte Atemtätigkeit (zu tiefes und zu schnelles Atmen) – meistens durch Angst, Stress und große psychische Belastungen ausgelöst – zuviel CO_2 abgeatmet wird. Maßnahmen zur Beendigung von Panikattacken bestehen darin, die Realitätswahrnehmung zu fördern, Stressfaktoren zu beseitigen und Betroffene zu beruhigen und evtl. die eigene Atemluft »rückatmen zu lassen«, z. B. durch eine Plastiktüte.

Häufig haben Menschen schon Angst, wenn sie nur an bestimmte Situationen denken, wir sprechen dann von **Erwartungsangst.**

Der natürliche Verlauf einer Angstreaktion gleicht einem »umgekehrten U«, die Angst steigt kontinuierlich bis zu einem Scheitelpunkt an, nachdem sie ihren Höhepunkt erreicht hat, fällt sie wieder gleichmäßig ab. Wenn Vermeidungsstrategien eingesetzt werden, erreicht der Angstpegel keinen Höhepunkt, die Angst sinkt schnell wieder ab. Durch die Vermeidung erfahren die Betroffenen jedoch nicht, dass der Angstpegel nicht unendlich steigt, sondern einen Höhepunkt erreicht und dann wieder abfällt. Und sie erfahren vor allem nicht, dass der Zustand nicht lebensbedrohlich und aushaltbar ist. Im Gegensatz zu phobischer Angst oder Panik baut sich Erwartungsangst langsamer auf, bleibt aber lange auf dem Höhepunkt stehen und fällt nur langsam wieder ab.

14.8 Diagnostische Kriterien der PTBS

Posttraumatische Belastungsstörung ist die Folge körperlicher und/oder seelischer Stressfaktoren und gilt als extreme Reaktion auf eine extreme Situation. Das Erscheinungsbild traumatischer Folgen zeigt sich in den drei Hauptsymptomgruppen der Intrusion/Wiedererleben, der Vermeidung/Betäubung und des Hyperarousals (Übererregung). Die diagnostischen Kriterien der PTBS werden nachfolgend gemäß DSM-IV wiedergegeben (APA, 1996, S. 419 f.):

A. Die Person wurde mit einem traumatischen Ereignis konfrontiert, bei dem die beiden folgenden Kriterien vorhanden waren:

1. Die Person erlebte, beobachtete oder war mit einem oder mehreren Ereignissen konfrontiert, die tatsächlichen oder drohenden Tod oder ernsthafte Verletzung oder eine Gefahr der körper-

lichen Unversehrtheit der eigenen Person oder anderer Personen beinhalteten.

2. Die Reaktion der Person umfasste intensive Furcht, Hilflosigkeit oder Entsetzen.

B. Das traumatische Ereignis wird beharrlich auf mindestens eine der folgenden Weisen wiedererlebt:

1. Wiederkehrende und eindringliche belastende Erinnerungen an das Ereignis, die Bilder, Gedanken oder Wahrnehmungen umfassen können.
2. Wiederkehrende, belastende Träume von dem Ereignis.
3. Handeln und Fühlen, als ob das traumatische Ereignis wiederkehrt (beinhaltet das Gefühl, das Ereignis wiederzuerleben, Illusionen, Halluzinationen und dissoziative Flashback-Episoden, einschließlich solcher, die beim Aufwachen oder bei Intoxikationen auftreten).
4. Intensive psychische Belastung bei der Konfrontation mit internalen oder externalen Hinweisreizen, die einen Aspekt des traumatischen Ereignisses symbolisieren oder an Aspekte desselben erinnern.
5. Körperliche Reaktionen bei der Konfrontation mit internalen oder externalen Hinweisreizen, die einen Aspekt des traumatischen Ereignisses symbolisieren oder an Aspekte desselben erinnern.

C. Anhaltende Vermeidung von Reizen, die mit dem Trauma verbunden sind, oder eine Abflachung der allgemeinen Reagibilität (vor dem Trauma nicht vorhanden). Mindestens drei der folgenden Symptome liegen vor:

1. Bewusstes Vermeiden von Gedanken, Gefühlen und Gesprächen, die mit dem Trauma in Verbindung stehen.
2. Bewusstes Vermeiden von Aktivitäten, Orten oder Menschen, die Erinnerungen an das Trauma wachrufen.
3. Unfähigkeit, einen wichtigen Aspekt des Traumas zu erinnern.
4. Deutlich vermindertes Interesse oder verminderte Teilnahme an Aktivitäten.
5. Gefühl der Losgelöstheit oder Entfremdung von anderen.
6. Eingeschränkte Bandbreite des Affekts (z. B. Unfähigkeit, zärtliche Gefühle zu empfinden).

7. Gefühl einer eingeschränkten Zukunft (z. B. erwartet nicht, Karriere, Ehe, Kinder oder ein normal langes Leben zu haben).

D. **Anhaltende Symptome erhöhten Arousals (vor dem Trauma nicht vorhanden). Mindestens zwei der folgenden Symptome liegen vor:**
   1. Schwierigkeiten, ein- oder durchzuschlafen,
   2. Reizbarkeit oder Wutausbrüche,
   3. Konzentrationsschwierigkeiten,
   4. Übermäßige Wachsamkeit (Hypervigilanz),
   5. Übertriebene Schreckreaktion.

E. **Das Störungsbild** (Symptome unter Kriterium B, C und D) **dauert länger als 1 Monat.**

F. Das Störungsbild **verursacht in klinisch bedeutsamer Weise Leiden oder Beeinträchtigungen** in sozialen, beruflichen oder anderen wichtigen Funktionsbereichen.

Epilog

… Die Therapiestunde empfinde ich aus heutiger Sicht als »großes seelisches Ereignis«.

Es war sehr schmerzhaft, aber auch befreiend.

Das Empfinden, die zwei Menschen »heranzuholen« und »nah zu haben«, gibt mir das Gefühl von Trost und Stabilität.

Das, was Sie mit mir praktizierten, war gut und genial zugleich.

Ich frage mich, warum in der Therapie vorher so etwas nie versucht wurde.

Natürlich sind noch viele Fragen offen und ungeklärt.

Wo und was sind diese zwei Menschen für mich?

Sind es überhaupt noch Menschen?

Kann es sein, dass sie Teil meines Bewusstseins sind?

Wie kann es weitergehen?

Was kann ich tun?

Mit freundlichen Grüßen,

T. M.

Literatur

Alonso, J., Angermeyer, M. C., Bernert, S., Bruffaerts, R., Brugha, T. S., Bryson, H., de Girolamo, G. et al. (2004). Prevalence of mental disorders in Europe: results from the European Study of the Epidemiology of Mental Disorders (ESEMeD) project. Acta Psychiatrica Scandinavica, Suppl. (420), 21 – 27.

APA (American Psychiatric Association) (1996). Diagnostisches und statistisches Manual psychischer Störungen. DSM-IV (4. Aufl.). Dt. Bearb. v. Saß, H., Wittchen, H.-U. & Zaudig, M. Göttingen: Hogrefe, Verlag für Psychologie.

Birbaumer, N. & Schmidt, R. F. (1999). Biologische Psychologie. Berlin: Springer.

Bisson, J. I. Psychological treatments for chronic post-traumatic stress disorder. Systematic review and meta-analysis. British Journal of Psychiatry. 2007; 190:97 – 104.

Blanchard, E., Hickling, E., Taylor, A., Loss, W. & Geraldi, R. (1994). Psychological morbidity associated with motor vehicle accidents. Behaviour Research and Therapy, 32, 283 – 290.

Blanchard, E. B., Hickling, E. J., Malta, L. S. et al. (2003). Prediction of response to psychological treatment among motor vehicle accident survivors with PTBS. Behavior Therapy, 34, 351 – 363.

Bradley, R., Greene, J., Russ, E., Dutra, L. & Westen, D. (2005). A multidimensional meta-analysis of psychotherapy for PTSD. American Journal of Psychiatry, 162, 214 – 227.

Breslau, N., Kessler, R., Chilcoat, H., Schultz, L., Davis, G. & Andreski, P. (1998). Trauma and posttraumatic stress disorder in the community. The 1996 Detroit area survey of trauma. Archives of General Psychiatry, 55, 626 – 632.

Brewin, C. R., Andrews, B. & Valentine, J. D. (2000). Meta-analysis of risk factors for posttraumatic stress disorder in trauma-exposed adults. Journal of Consulting and Clinical Psychology, 68 (5), 748 – 766.

Brewin, C. R., Andrews, B., Rose, S. & Kirk, M. (1999). Acute stress disorder and posttraumatic stress disorder in victims of violent crime. American Journal of Psychiatry, 156 (3), 360 – 366.

Buber, M. (1983). Ich und Du. 11. Aufl. Heidelberg: Lambert Schneider.

Butollo, W. (1997). Traumatherapie. Die Bewältigung schwerer posttraumatischer Störungen. München: CIP-Medien.

Butollo, W. (2000). Die Angst ist eine Kraft: Über die konstruktive Bewältigung von Alltagsängsten. 2. Aufl. Weinheim: Beltz.

Butollo, W. & Hagl, M. (2003). Trauma, Selbst und Therapie. Bern: Hans Huber.

Butollo, W., Hagl, M. & Krüsmann, M. (1999). Kreativität und Destruktion posttraumatischer Bewältigung. München: Pfeiffer.

Butollo, W., Karl, R., König, J., & Hagl, M. (2014). Dialogical exposure in a Gestalt-based treatment for posttraumatic stress disorder. Gestalt Review, 18.2 (2014).

Butollo, W., Karl, R., König, J. & Rosner, R. (2016). A Randomized Controlled Clinical Trial of Dialogical Exposure Therapy versus Cognitive Processing Therapy for Adult Outpatients Suffering from PTSD after Type I Trauma in Adulthood. Psychother. Psychosom. 85:16–26 (DOI: 10.1159/000440726).

Butollo, W., Krüsmann, M. & Hagl, M. (1998). Leben nach dem Trauma. Über den therapeutischen Umgang mit dem Entsetzen. München: Pfeiffer.

Butollo, W., Rosner, R. & Wentzel, A. (1999). Integrative Psychotherapie bei Angststörungen. Bern: Huber.

Cardena, E. & Spiegel, D. (1993). Dissociative reactions to the Bay Area earthquake. American Journal of Psychiatry, 150, 474–478.

Davidson, J. R., Hughes, D., Blazer, D. G. & George, L. K. (1991). Posttraumatic stress disorder in community: An epidemiological study. Psychological Medicine, 21, 713–721.

Davidson, R. T. & Foa, E. B. (1993). Posttraumatic Stress Disorder: DSM-IV and beyond. Washington, DC: American Psychiatric Press.

Deering, C. G., Glover, S. G., Ready, D., Eddleman, H. C. & Alarcon, R. D. (1996). Unique patterns of comorbidity in Posttraumatic Stress Disorder from different sources of trauma. Comprehensive Psychiatry, 37, 336–346.

Doubrawa, Erhard (2001). Die gestalttherapeutische Intervention, Gestaltkritik.

Ehlers, A. (1999). Posttraumatische Belastungsstörungen. Göttingen: Hogrefe.

Ehlers, A. & Clark, D. M. (2003). Early Psychological Interventions for Adult Survivors of trauma: A Review. Journal of Biological Psychiatry, 53, 817–826.

Ehlers, A., Mayou, R. A. & Bryant, B. (1998). Psychological predictors of chronic posttraumatic stress disorder after motor vehicle accidents. Journal of Abnormal Psychology, 107 (3), 508–519.

Ehlers, A., Steil, R., Winter, H. & Foa, E. B. (1996). Deutsche Version zur Posttraumatischen Diagnose-Skala nach den Kriterien für das DSM-IV. Jena: Universität Jena.

Ehring, T. (2014). Aktuelle Entwicklungen in der Therapie der Posttraumatischen Belastungsstörung. 16. Jahrestagung DeGPT, Hamburg.

Engel, S. (2005). QiGong-Übungsbuch. München: BLV.

Flatten, G., Gast, U., Hofmann, A., Knaevelsrud, Ch., Lampe, A., Liebermann, P., Maercker, A., Reddemann, L. & Wöller, W. (2011): S3 – Leitlinie Posttraumatische Belastungsstörung. Trauma & Gewalt (3), 202–210.

Flückiger, Ch. & Wüsten, G. (2008). Ressourcenaktivierung – Ein Manual für die Praxis. Bern: Huber.

Foa, E. B., Riggs, D.S., Dancu, C. V. & Rothbaum, B. O. (1993). Reliability and validity of a brief instrument for assessing posttraumatic stress disorder. Journal of Traumatic Stress, 6 *(4)*, 459–473.

Foa, E.B., Steketee, G. & Rothbaum, B.O. (1989). Behavioral/cognitive conceptualizations of post-traumatic stress disorder. Behavior Therapy 20, 155 – 176.

Franke, G.H. (2000). Brief Symptom Inventory von Derogatis – Kurzform der SCL-90-R. Weinheim: Beltz.

Grace, M.C., Green, B.L., Lindy, J.D. & Leonard, A.C. (1993). The Buffalo Creek disaster: A 14-year follow-up. In: J.P. Wilson & B. Raphael (Hrsg.), International handbook of traumatic stress syndromes, 441 – 449. New York: Plenum Press.

Grawe, K. & Grawe-Gerber, M. (1999). Ressourcenaktivierung – Ein primäres Wirkprinzip der Psychotherapie. Psychotherapeut (2).

Greenberg, L.S., Rice, L.N. & Elliott, R. (1993). Emotionale Veränderung fördern. Grundlagen einer prozeß- und erlebensorientierten Therapie. Paderborn: Junfermann.

Hamm, A. (1993). Progressive Muskelentspannung. In: Petermann & Vaitl (Hrsg.), Entspannungsverfahren (S. 143 – 164).Weinheim: Beltz.

Hartmann-Kottek, L. (2004). Gestalttherapie. Berlin: Springer.

Herman, J.L. (1993). Narben der Gewalt. München: Kindler.

Hille, K. (2002). Gestalttherapie und Trauma. In: Sachsse, Özkan, Streeck-Fischer (Hrsg.) (2002). Traumatherapie – Was ist erfolgreich?

Hiller, W., Zaudig, M., Mombour, W. (1995). IDCL – Internationale Diagnosen-Checklisten für ICD-10 und DSM-IV (Manual und 32 Checklisten nach ICD-10 als Bestandteil des Gesamtpakets der ICD-10-Checklisten der WHO). Bern: Huber.

Horowitz, L.M., Rosenberg, S.E., Baer, B.A., Ureno, G. & Villasenor, V.S. (1988). Inventory of Interpersonal Problems: Psychometric properties and Clinical Applications. Journal of Consulting and Clinical Psychology, 56, 885 – 892

Horowitz, M., Wilner, N. & Alvarez, W. (1979). Impact of Event Scale: A measurement of subjective Stress. Psychosomatic Medicine, 41 (3), 209 – 218.

Kapfhammer, H.P., Dobmeier, P., Ehrentraut, H.B. & Rothenhäusler, H.-B. (2001). Trauma und Dissoziation – eine neurobiologische Perspektive. Psychotherapie in Psychiatrie, Psychotherapeutischer Medizin und Klinischer Psychologie, 6, 114 – 129.

Kessler, R.C., Sonnega, A., Bromet, E., Hughes, M. & Nelson, C.B. (1995). Posttraumatic stress disorder in the National Comorbidity Survey. Archives of General Psychiatry, 52 (12), 1048 – 1060.

König, J., Resick, P., Karl, R. & Rosner, R. (2011). Posttraumatische Belastungsstörung. Ein Manual zur Cognitive Processing Therapy. Göttingen: Hogrefe.

Krüsmann, M. & Müller-Cyran, A. (2005). Trauma und frühe Interventionen. München: Pfeiffer.

LeDoux, J.E. (1998). Im Netz der Gefühle. Wie Emotionen entstehen. München: Carl Hauser.

Maercker, A. (2009). Posttraumatische Belastungsstörungen. Springer.

Maercker, A. & Schützwohl, M. (1998). Erfassung von psychischen Belastungsfol-

gen: Die Impact of Event Skala – revidierte Version (IES-R). Diagnostica, 44 (3), 130–141.
Malt, U. F. (1993). Traumatischer Stress. In: U. Schnyder & J.-D. Sauvant (Hrsg.), Kriseninterventíon in der Psychiatrie. Bern: Huber, 121–135.
Moreno, J. L. (1959). Gruppenpsychotherapie und Psychodrama. Stuttgart: Thieme.
Perkonigg, A., Kessler, R. C., Storz, S. & Wittchen, H. U. (2001). Traumatic events in the Community. Acta Psychiatrica Scandinavica, 101, 46–59.
Perls, F., Hefferlein, R. & Goodman, P. (1979). Gestalt-Therapie, Lebensfreude und Persönlichkeitsentfaltung. Stuttgart: Klett-Cotta.
Perls, L. (1989). Leben an der Grenze. Köln: EHP.
Polster, E. & Polster, M. (2001). Gestalttherapie: Theorie und Praxis der integrativen Gestalttherapie. Wuppertal: Hammer.
Reddemann, L. (2004). Psychodynamisch imaginative Traumatherapie. Das Manual. Stuttgart: Klett-Cotta.
Reddemann, L. (2001). Imagination als heilsame Kraft. Zur Behandlung von Traumafolgen mit ressourcenorientierten Verfahren. Stuttgart: Klett-Cotta.
Schock, K., Rosner, R., Wenk-Ansohn, M. & Knaevelsrud, C. (2010). Retraumatisierung – Annäherung an eine Begriffsbestimmung. Psychotherapie Psychosomatik Medizinische Psychologie 60 (7), 243–249.
Schützwohl, M. & Maercker, A. (1999). Effects of varying diagnostic criteria for Posttraumatic Stress Disorder are endorsing the concept of partial PTSD. Journal of Traumatic Stress, 12, 155–165.
Shalev, A. Y., Peri, T., Canetti, L. & Schreiber, S. (1996). Predictors of PTSD in injured trauma survivors: A prospective study. American Journal of Psychiatry, 153, 219–225.
Spinazzola, J., Blaustein, M. & van der Kolk, B. (2005). Posttraumatic Stress Disorder. Treatment Outcome Research: The Study of Unrepresentative Samples? Journal of Traumatic Stress 18 (5), 425–436.
Terr, L. C. (1991). Childhood Traumas: An outline and overview. American Journal of Psychiatry, 148 (1), 10–20.
Ullrich, R. & de Muynck, R. (1998). ATP, Anleitung für den Therapeuten. Stuttgart: Klett-Cotta.
Ullrich, R. & de Muynck, R. (2006). ATP2, Einübung von Selbstvertrauen, Grundkurs. Stuttgart: Klett-Cotta.
Weiss, D. S. & Marmar, C. R. (1997). The Impact of Event Scale-Revised. In: J. P. Wilson & T. M. Keane (Eds.), Assessing psychological trauma and PTSD (pp. 399–411). New York: Guilford Press.
Weiss, D. S., Marmar, C. R., Schlenger, W. E., Fairbank, J. A., Jordan, B. K., Hough, R. L. & Kulka, R. A. (1992). The prevalence of lifetime and partial Post-traumatic Stress Disorder in Vietnam veterans. Journal of Traumatic Stress, 5, 365–376.
WHO (Weltgesundheitsorganisation) (1993). Internationale Klassifikation psy-

chischer Störungen. ICD-10 Kapitel V (F) (2. korr. Aufl.; übersetzt und herausg. v. Dilling, H., Mombour, W. & Schmidt, M. H.). Bern: Hans Huber.

Wittchen, H.-U., Zaudig, M. & Fydrich, T. (1997). SKID – Strukturiertes Klinisches Interview für DSM-IV. Göttingen: Hogrefe.

Wittchen, H.-U. & Pfister, H. (Hrsg.) (1997). DIA-X-Interview. Instruktionsmaterial zur Durchführung von DIA-X-Interviews. Frankfurt: Swets & Zeitlinger.

Yehuda, R., McFarlane, A. C. & Shalev, A. Y. (1998). Predicting the development of posttraumatic stress disorder from the acute response to a traumatic event. Biological Psychiatry, 152 (12), 1705–1713.

Yontef, G. M. (1999). Awareness, Dialog, Prozess. Wege zu einer relationalen Gestalttherapie. Köln: EHP.